台大医院临床路径——医师篇

台湾大学医学院附属医院　编著

主 编

林 芳 郁

副主编

蔡 克 嵩

执行编辑

王 明 钜

编辑委员

王颜和　石崇良　朱清林　江伯伦　江清泉
余宏政　李伯皇　林明慧　林隆光　林肇堂
林慧玲　邱显清　胡芳蓉　胡海国　范守仁
孙维仁　张慈惠　许权振　陈明丰　黄嗣棻
黄甄彦　杨友仕　戴玉慈　谭庆鼎

（依姓氏笔画，由左至右排序）

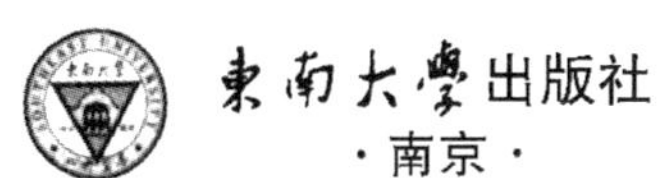

东南大学出版社
·南京·

图书在版编目(CIP)数据

台大医院临床路径.医师篇 / 林芳郁主编. —南京：东南大学出版社,2012.2

ISBN 978-7-5641-3282-8

Ⅰ.①台… Ⅱ.①林… Ⅲ.①医院—管理—台湾省—文集 ②常见病—诊疗 Ⅳ.①R197.32-53 ②R4

中国版本图书馆 CIP 数据核字(2012)第 015080 号

江苏省版权局著作权合同登记图字:10-2011-341

台大医院临床路径——医师篇

出版发行	东南大学出版社
社　　址	南京市四牌楼 2 号
出 版 人	江建中
邮　　编	210096
印　　刷	江苏凤凰扬州鑫华印刷有限公司
开　　本	880 mm×1230 mm　1/16
印　　张	22.75
字　　数	666 千字
书　　号	ISBN 978-7-5641-3282-8
版　　次	2012 年 2 月第 1 版　2012 年 2 月第 1 次印刷
印　　数	1—5 000
定　　价	120.00 元

* 凡因印装质量问题,可直接向读者服务部调换。电话:025-83792328。

台湾大学医学院附属医院(台大医院)简介

创建于1895年,1898年迁至现址(现称为西址);当时为木造建筑,1912年开始进行整建,于1921年完工,是当时东南亚最大型、最现代化的医院。1991年新大楼(现称东址)整建完成,现有员工六千余人,病床两千四百余张,每日门诊服务量逾八千人次。台大医院还设有新竹分院、竹东分院、金山分院、云林分院及北护分院。台大医院在肝炎、器官移植、癌症诊断治疗及生医光电上的先锋研究成就,获得国际社会的肯定而享负盛名。2010年获得JCIA国际医院认证。

重大事件及医疗成就节选(1999-2010)

2010: JCI(Joint Commission International)国际医院评鉴,荣获认证通过。
成功完成台湾首例高阶单孔微创腹腔镜脾脏切除手术。

2009: 发表具国际突破性的血癌病人新诊断技术,可准确评估急性骨髓性白血病病患治疗的效果与存活率。
亚洲首例顽固型癫痫患儿,植入儿童型迷走神经刺激器,术后患儿情况获得大幅改善。
发表亚洲唯一无框架深脑部刺激技术(DBS)治疗帕金森症患者,可以缩短手术时间3~4小时,手术准确率提高约46%。
发表以使用钕雅各(Nd:YAG)激光治疗复发性角膜糜烂,有85%的成功率治愈大范围复发性角膜糜烂。
完成"单孔微创胃恶性肿瘤切除手术",伤口只有2 cm,使肿瘤及衰弱患者术后恢复迅速且良好。
成功研发碘-123标记的MIBG,并自行生产氟-18标记的F-DOPA,可协助神经母细胞瘤的早期诊断与追踪,有效提升存活率。

2008: 帕金森症暨动作障碍中心荣获2008年美国国家帕金森基金会(NPF)认证,成为"国际杰出优良帕金森中心"。
以叶克膜(ECMO)支持117天,成功拯救溺水呼吸衰竭病人,为全球使用ECMO最长案例。
完成全世界第一个庞贝症新生儿筛检模式。
完成亚洲首例借由胚胎着床前基因诊断技术,正确选择出非地中海型贫血又具同型人类白细胞抗原(HLA)的胚胎,植入母体后成功怀孕,并顺利产下女婴。
成功完成无心换心手术,病患在全心脏摘除下,以叶克膜在无心脏状态下维持生命长达16天后,成功完成心脏移植手术。

2007: 应邀到越南协助完成首例越南成人活体肝脏移植。
完成台湾首例,成功地利用双腔式心脏移植手术同时解决上腔静脉病变与严重心脏衰竭。

2006：发表全球首度使用“钾钛磷激光”进行内视镜鼻咽切除术，治疗复发性鼻咽癌患者。

完成国际上第一个 C 型肝炎干扰素治疗适药性检测“药物基因体”研究与药物疗效检测等。

完成台湾首例“免切除脾脏之血型不相容肾移植手术”。

完成台湾首例“胸主动脉支架置放手术”。

2004：承接全球最大“HPV－008 子宫颈癌疫苗”临床试验。

2003：完成全球首例以异体迷你干细胞移植术成功治疗鼻咽癌病例。

完成亚洲首例 10 kg 以下幼儿亲属肾脏移植。

完成台湾首例肠道引流式胰、肾同时移植。

2002：完成台湾首例肺叶移植。

2001：独创鼻咽癌疗法——鼻咽癌 KHP 疗法，为全球治愈率最高的疗法。

完成世界首例皮肤干细胞移植到眼角膜。

完成世界首例以近红外线脑血管测定仪测量胸交感神经切除前后脑血管浓度。

2000：完成亚洲最小心脏移植病例。

1999：完成全球首例脐带造血干细胞移植治疗黏多醣宝宝。

发表亚洲首例微电极定位治疗帕金森症手术。

序1

《礼记 · 学记篇》:“独学而无友,则孤陋而寡闻。”今欣闻东南大学出版社拟在中国内地推广台大医院过去几年对于临床路径的著作与经验,个人深感荣耀与欣慰。如果能借此为海峡两岸的人民以及医疗单位、学术团体打开一扇窗,展现眼前的将是智慧的无限延伸,让人雀跃与充满期待。

台湾自 1995 年开办全民健康保险,在当时的环境算是世界的先驱之一。台大医院为了持续提升医疗品质,同时在善用医疗资源的前提下,追求更好的医疗成效,也在同一年率先推动临床路径。十多年来,我们看到了相当的成效,也学习到更多管理式医疗的概念。更重要的是:同仁们在繁忙之余,还努力用心的将系统性规范、表单、经验、做法汇集成三本书,与同业分享。这是非常不容易的,也充分展现了台大医院的核心价值,就是要借由团队合作来创新与提供高品质与人性化医疗,树立医界典范的使命。这三本书分别是:《台大医院临床路径——医师篇》、《台大医院临床路径——护理篇》和《台大医院临床路径——病人篇》。自 2004 年这三本书陆续出版以来,深获台湾医界好评,也成为许多学术团体交流和学习的重要参考。美国哲学家和教育家约翰 · 杜威(John. Dewey)说过:“教学必须从学习者已有的经验开始。”彼得 · 杜拉克(Peter. Drucker)也说:“管理是一种实践,其本质不在于‘知’而在于‘行’。”我个人相信,这次台大医院能将临床路径一书推广到中国内地医界,绝对是另一个学习交流阶段的开始。期盼彼此能相互学习,泽惠病人。

台大医院院长
陈明丰 谨志
2011 年 5 月

序2

医疗技术是一个医院赖以生存的根本。现代医疗科技的发展日新月异，使得临床医护人员过多关注新技术的使用，而忽略了医疗资源的有限性，医疗费用的急速上涨已成为世界性的问题，再加上医保的给付方式逐渐转向总额预算、按病种支付，控制医疗成本和提升医疗质量已成为现代医院管理的两大课题。为解决这两个问题，许多医疗机构纷纷采取临床路径的策略，在某个范围内将医疗护理的流程标准化，以对医疗系统作整体的管理，达到提升医疗质量与有效控制医疗成本的目的，进而增强医疗机构的竞争力。

临床路径的概念最早起源于 20 世纪 70 年代早期，历经了 20 多年的临床实践后逐步完善起来。其是指依据医学证据或专家意见，以系统化的方式所建立的指引，用以帮助医护人员和病人，在某些特别的临床状况下，选择适当的医疗护理方式。具体到临床护理路径，是针对特定的病人群体，以时间为横轴，以各理想护理措施为纵轴，制成一个日程计划表，护理人员有预见性地进行护理工作，病人也主动参与护理过程，形成护患双方相互促进的护理工作模式。但是临床路径并非是唯一的、不可违反的医疗方式，医护人员应视每位病患病情的不同，选择合适的检查或治疗措施，也要注意到个体差异性，给予每位患者适当的个别护理。另外，临床路径是建立在现有的医学证据之上，因此如果有更新的医学证据出现时，临床路径也需要随时更新。

在欧美医疗先进的国家，临床路径的发展已行之多年，应用层面十分广泛，其在提升医疗质量和控制医疗成本的效益上已被医疗界广泛接受。临床路径除协助医护人员和患者在面临医疗决策时做出最好的选择，也有助于保险机构进行有效的医疗成本控管。

我国在深化医药卫生体制改革的过程中，推进公立医院改革试点是一项重要的工作。作为公立医院改革试点工作的重要任务之一，临床路径管理是兼顾医疗质量管理和效率管理的现代医疗管理重要手段，是我国医院管理的一次新浪潮，它直接关系到能否让群众切实看得到、摸得着、感受得到医改带来的实惠。临床路径管理是公立医院改革的核心内容，有利于降低医疗费用，提高医疗质量，确保医疗安全，树立行业新风，改善医患关系，适应人民群众看病就医的需求。

我国除了需要吸取国外过去发展临床路径的经验，更要着力于中文临床路径的建立与推广，这也是本书出版的重要目的之一。借由本书的出版，提供给医疗护理界分享，同时也期待各界专家、学者不吝赐教。

上海交通大学医学院附属瑞金医院院长

朱正纲

序3

有人问，临床路径是医疗？还是管理？的确，这听起来是一个问题，也曾经遇到很多同样的声音，实践的结果说，它（临床路径）既是“医疗”又是“管理”！

称其为“医疗”，是因为临床路径的设计和制定，其本身就是医疗学术交流和疾病处置方式的制定过程，它不仅要汇集医院内专业人员的经验，又要借鉴院外同道的临床经验，归集相关资料，也是一个循证的过程。

称其为“管理”，其缘由是来自于实施临床路径中一系列的活动属性。首先，它是目标管理，强调的是提升医疗质量、降低医疗成本；其次，又是流程管理，强调的是标准、规范和程序；其三，突出了以病人为中心的团队合作，有效地整合了跨部门的合作，是医疗照护的良好模式；其四，有效地进行差异化控制和管理，这也让病患得到最适的医疗照护。

卫生部倡导的临床路径实施是一项有利于病患、有利于医疗、有利于社会（医院实施临床路径的外部性）的重大举措。我们在学习贯彻、执行实施之中，也遇到过众多的挑战和困难，一方面要消除质疑、转换思维、引导行为，另一方面还要梳理流程、协调合作、建立标准。过程很辛苦，收获很丰富。

他山之石，可以攻玉，经验之所以带来价值，在于可以分享。台大医院临床路径系列丛书的出版，正是出于这一目的。借鉴他人成功经验的同时，请您及您的团队一定要结合本院、本地区的情况加以调整，更好地推动临床路径的开展、实施，为广大病患带来更多福祉，以为序。

上海交通大学医学院附属瑞金医院

副院长　**袁克俭**

2011 年

台大医院临床路径——简体版

策划人

袁克俭　陈宏勋

《台大医院临床路径——医师篇》校审专家成员

（依姓氏笔画，自上而下排序）

汪志明　上海复旦大学附属华山医院

张　堪　上海市卫生局科教处

周　华　上海中医药大学附属医院

袁克俭　上海交通大学医学院附属瑞金医院

谭申生　上海交通大学附属第六人民医院

鸣谢文

历经4个多月,《台大医院临床路径——医师篇》简体版的校审工作顺利完成,此期间得到了上海市卫生局科教处、上海交通大学医学院附属瑞金医院、上海交通大学医学院附属第六人民医院、上海复旦大学附属华山医院、上海中医药大学附属曙光医院等院领导的支持和医界同仁的鼎力协助,在此表示由衷的感谢!

更要对积极参与校阅工作的各医院的医生、药师、营养师、护理师等同仁表示由衷的谢意。在校阅过程中,两岸医界在文字的用法上有诸多不同,众多的词汇都需经过反复推敲,以确保准确表达词语的原意。所有参与校阅者的严谨认真的态度,才使我们拥有更强的信心来完成本书的出版工作。

感谢上海交大昂立管理咨询有限公司为引进本书所做的贡献,正是该公司的积极协调,令本书版权得以顺利转让,使本书得以在大陆地区出版发行。

感谢东南大学出版社及常凤阁老师,正是他们一如既往的支持,持续不懈的耐心,让本书得以出版。

特别鸣谢台湾大学医学院附属医院国际医疗中心谭庆鼎执行长、王莉华简任秘书的协调沟通,使我们快速得到本书的授权。感谢台大医院陈明丰院长在百忙之中拨冗为本书作序,其对《礼记·学记篇》“独学而无友,则孤陋而寡闻”的引用也令我们倍感鼓舞。

最后,我们也要对未来的读者表示谢意,谢谢你们对本书的关注,也感谢未来对本书提出的意见和指教!

感谢不仅来自于我们,也来自所有读到本书、使用本书的人!

策划人:袁克俭、陈宏勋

《台大医院临床路径——医师篇》作者群

外科部　李伯皇主任

1. 痔疮肛门瘘管切除术
   梁金铜医师、林本仁医师
   陈彩技护理长、谢秀祝护理长
   林文药师
2. 阑尾切除术(单纯型)
   梁金铜医师、黄约翰医师
   谢秀祝护理长、王秋玲护理长
   林文药师
3. 阑尾切除术(复杂型)
   梁金铜医师、黄约翰医师
   谢秀祝护理长、王秋玲护理长
   林文药师
4. 腹腔镜胆囊切除术
   赖逸儒医师、袁瑞晃医师
   罗素燕护理师、李筱玲护理长、赵育玲护理长
   何丽月药师
5. 甲状腺切除术
   赖逸儒医师、陈坤源医师
   谢淑华护理师、王秋玲护理长、邹郅郁代理护理长、李筱玲护理长
   何丽月药师
6. 股及腹股沟疝气修补术(成人)
   何明志医师、林本仁医师
   邹郅郁代理护理长、李筱玲护理长、谢秀祝护理长
   何丽月药师
7. 股及腹股沟疝气修补术(小儿)
   林文熙医师
   林宜蓉护理长、张筱玉护理师
   何丽月药师
8. 乳癌乳房切除并腋窝淋巴清除术(单、双侧)
   黄俊升医师
   王秋玲护理长、陈晓萍代理护理长
   何丽月药师

9. 心房/心室中膈缺损修补术(ASD/VSD)
陈益祥医师、黄书健医师
宋宁娟护理长、王春月护理师、唐琦敏护理长、吴纪御护理长
林文药师
10. 冠状动脉绕道手术(CABG)
许荣彬医师
陈淑美护理师、唐琦敏护理长、宋宁娟护理长
林文药师
11. 肾脏移植
蔡孟昆医师、李志元医师
卢羽芳护理师、李筱玲护理长、萧臻护理师
林文药师
12. 肝动脉栓塞术
胡瑞恒医师、何明志医师
周美霞护理师、李筱玲护理长、李秀桂护理师、赵育玲护理长
何丽月药师
13. 肝脏部分切除术
胡瑞恒医师、何明志医师
林佳玉护理师、李筱玲护理长、杨沛洁护理师、刘美春护理师
林文药师
14. 血液透析之动静脉瘘管手术
王水深医师、吴毅晖医师
宋宁娟护理长
林文药师
15. 腹式胆囊切除术
何明志医师
李筱玲护理长、赵育玲护理长
林文药师
16. 胃部分切除与空肠吻合术
林明灿医师、赖逸儒医师
陈素真护理师、王秋玲护理长
林文药师
17. 腹腔镜乙状结肠切除术
梁金铜医师、黄约翰医师
陈彩技护理长、谢秀祝护理长
何丽月药师
18. 其他全胃切除术
林明灿医师、赖逸儒医师
陈素真护理师、王秋玲护理长
林文药师

19. 胆总管探查取石术
    袁瑞晃医师、胡瑞恒医师
    高惠如护理师、王秋玲护理长、罗素燕护理师、李筱玲护理长
    林文药师
20. 交感神经截断术
    赖达明医师
    郭芳黎护理长、赵育玲护理长、蔡纹苓督导长
    何丽月药师
21. 自发性气胸手术
    徐绍勋医师
    吴纪御护理长
    何丽月药师
22. 腹腔镜脾脏切除术
    赖逸儒医师
    陈淑娟护理师、王秋玲护理长
    林文药师
23. 静脉曲张手术
    简雄飞医师
    邓筱珍护理长
    何丽月药师
24. 腹腔镜肾脏切除术
    赖逸儒医师、李志元医师
    余美娟护理师、李筱玲护理长
    何丽月药师
25. 腹壁疝气修补术
    何承懋医师、杨卿尧医师
    张玉萍护理师、李筱玲护理长
    林文药师

内科部　林肇堂主任、陈明丰主任

1. 心脏电气生理检查/心脏起搏器植入术/电气烧灼术
   赖凌平医师
   姜远萍护理长、王惠敏护理师
   林文药师
2. 经皮冠状动脉扩张术
   赵嘉伦医师
   孙佩勤护理长、林静玲护理师
   林文药师

小儿部　江伯伦主任

1. 经由心导管修补心房中膈缺损术
   王主科医师
   林芳如护理长、范秀丽护理长、宋宁娟护理长
   何丽月药师

妇产部　杨友仕主任

1. 顺产
   李建南医师
   张锦姝护理长、张桂玲护理长、陈燕铃护理师
   林文药师
2. 剖宫产
   李建南医师
   张锦姝护理长、张桂玲护理长、陈燕铃护理师
   何丽月药师
3. 子宫肌瘤切除术
   童宝玲医师
   林淑娥护理长、黄琬玲护理师、王淑慧护理师
   何丽月药师
4. 全子宫切除术
   陈祈安医师
   林淑娥护理长、黄琬玲护理师、王淑慧护理师
   何丽月药师
5. 宫外孕
   严孟禄医师
   林淑娥护理长、黄琬玲护理师、王淑慧护理师
   何丽月药师
6. 卵巢切除
   连义隆医师
   林淑娥护理长、黄琬玲护理师、王淑慧护理师
   何丽月药师
7. 腹腔镜子宫切除术
   严孟禄医师
   林淑娥护理长、黄琬玲护理师、王淑慧护理师
   何丽月药师
8. 腹腔镜卵巢切除术
   吴明义医师
   林淑娥护理长、黄琬玲护理师、王淑慧护理师
   何丽月药师

9. 腹腔镜宫外孕

赵光汉医师

林淑娥护理长、黄琬玲护理师、王淑慧护理师

林文药师

骨科部　江清泉主任

1. 骨科疾患

1.1　肱骨闭合性骨折切开复位术（>17 岁）

林晋医师、王贞棣医师、杨荣森医师

黄淑敏护理师、吴佳燕护理长、杨丽花护理长

林文药师

1.2　股骨颈（粗隆）闭合性骨折切开复位术（>17 岁）

林晋医师、王贞棣医师、杨荣森医师

王慧萍护理师、吴佳燕护理长、杨丽花护理长

林文药师

1.3　全股关节置换术（双侧）

林晋医师、王贞棣医师、杨荣森医师

王慧萍护理师、吴佳燕护理长、游淑娟护理师、杨丽花护理长

林文药师

1.4　全膝关节置换术/全髋关节置换术

林晋医师、王贞棣医师、杨荣森医师

黄淑敏护理师、王慧萍护理师、吴佳燕护理长、游淑娟护理师、杨丽花护理长

林文药师

泌尿部　余宏政主任

1. 经尿道前列腺切除术

王硕盟医师、黄昭渊医师

蔡淑丽护理长、张筱玉护理师、江明珍护理师、羊梅茹护理师、蔡素碧护理长

林文药师

2. 体外震波碎石术

王硕盟医师、黄昭渊医师

蔡淑丽护理长、张筱玉护理师

林文药师

3. 输尿管镜碎石及取石术

王硕盟医师、黄昭渊医师

蔡淑丽护理长、张筱玉护理师

林文药师

4. 腹腔镜肾上腺切除术

黄昭渊医师

张筱玉护理师、林秀樱护理师、蔡淑丽护理长

林文药师

耳鼻喉部　许权振主任

1. 鼻中隔鼻道成形术
   叶德辉医师
   陈秀珠护理长
   林文药师
2. 颚扁桃体摘除术
   谭庆鼎医师
   陈秀珠护理长
   林文药师
3. 喉直达镜声带或会厌软骨肿瘤切除术
   谭庆鼎医师
   陈秀珠护理长
   林文药师
4. 内视镜功能鼻窦手术(双侧)
   刘嘉铭医师、许明哲医师
   花宝钰护理师、陈秀珠护理长
   林文药师

眼科部　林隆光主任、胡芳蓉主任

1. 晶状体囊内外摘除术并晶状体植入术
   黄振宇医师
   张玉娟护理长、巫小凤护理师、陈淑容护理长
   林文药师
2. 青光眼小梁切除术
   王清泓医师、廖述朗医师
   张玉娟护理长、李惠屏护理师、陈淑容护理长
   林文药师
3. 斜视
   廖述朗医师
   张玉娟护理长、顾荣龄护理师、陈淑容护理长
   林文药师
4. 甲状腺眼疾眼窝减压术
   廖述朗医师
   张玉娟护理长、吕静惠护理师、魏丽英护理师
   林文药师

精神医学部　胡海国主任

1. 忧郁症

　曾美智医师

　余春娣护理长

　何丽月药师

皮肤部　邱显清主任

1. 蜂窝组织炎

　邱政伟医师

　范淑珍护理长、陈瑞仪护理长、李瑞苗护理长

　何丽月药师

2. 带状疱疹（V1）

　邱政伟医师

　范淑珍护理长、陈瑞仪护理长、李瑞苗护理长

　林文药师

康复部　王颜和主任

1. 脊髓损伤患者神经性膀胱并发尿路感染

　王颜和医师

　张美英护理长

　林文药师

麻醉部　孙维仁主任、范守仁主任

1. 植入性中央静脉装置（Port-A）门诊手术

　孙维仁医师、黄启祥医师、林至芃医师

　张淑华护理长、黄金莲前副主任、邱佩卿护理师、林家玉护理师、周素娟护理师

　林文药师

台大医院临床路径
（医师篇）

总目录

台大医院外科部

临床路径医师篇目录

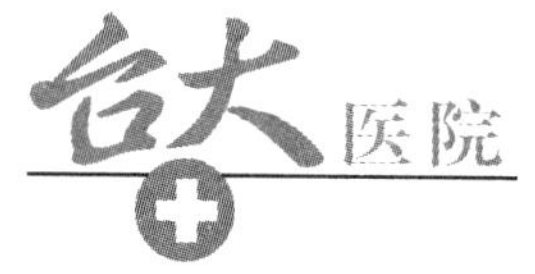

台湾大学医学院附属医院

临床路径收案标准

病历号　　　　　　　　　　姓名　　　　　　　　　　床号　　　　　　　　　　第 1 页

〈痔切除术/瘘管切除术或瘘管切开术　标准〉

纳入标准:

- □ 女性或男性,年龄≥18 岁
- □ 诊断为痔或肛门瘘

排除标准:

- □ 女性或男性,年龄<18 岁
- □ 孕产期及哺乳期妇女
- □ 血流动力学不稳定
- □ 过去 3 个月心电图异常或心肌梗死
- □ 胸片异常或肺功能不全
- □ 血小板计数少于 100×10^{9}/L
- □ 凝血酶原时间比正常值延长超过 2 秒钟
- □ 同期有其他手术
- □ 有明显的并存症或慢性疾病既往史或现病史,对护理产生影响
- □ 复杂型痔或肛门瘘
- □ 血液透析状态

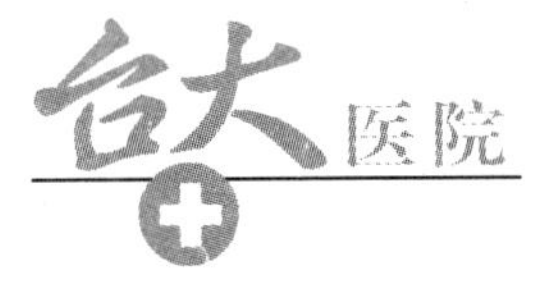

台湾大学医学院附属医院

痔疮肛门瘘管切除术医嘱单

病历号　　　　　　　　　　　　姓名　　　　　　　　　　　　床号　　　　　　　　　　　　第 2 页

性别	男　女	年龄		过敏记录		自费　医保

开始日期	停止日期	(长期)	(临时)	医嘱	医师盖章	护士签字
				〈痔/瘘管切除术或瘘管切开术,入院医嘱〉		/
				主管医生:主治医师________/住院医生________		/
				诊断:□ 痔/□ 肛门瘘		/
				药物过敏:		/
				常规测量体温、脉搏、呼吸、血压		/
				患者耐受活动量		/
				低渣饮食		/
				□ 心电图		/
				□ 胸片		/
				□ 血常规,血小板,凝血酶原时间,活化部分凝血活酶时间		/
				□ 总胆红素,谷草转氨酶,尿素氮,肝酐,钠,钾,氯,餐前及餐后血糖		/
				□ 其他:____________________		/
				适应证:____________________		/
				麻醉科医生术前访视		/
						/
						/
						/
						/
						/
						/
						/
						/
						/
						/
						/
						/

使用方法:(1) 无盖章或签字的医嘱无效。(2) 长期医嘱由粗线边缘,临时医嘱由细线边缘起写,务求端正。
(3) 临时医嘱要写明时间。(4) 停药的医嘱必须重新写明。(5) 长期医嘱每周重整一次。

注　意:(1) 限用原子笔用力书写。(2) 除非附有处方签,勿用此医嘱单。　　夹存病历

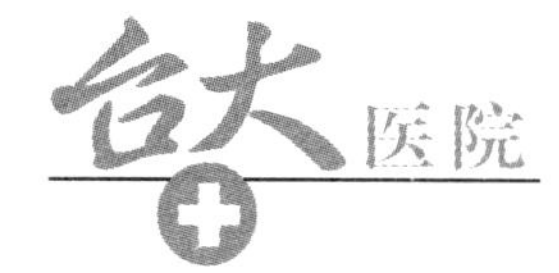

台湾大学医学院附属医院

痔疮肛门瘘管切除术医嘱单

病历号　　　　　　　　　　姓名　　　　　　　　　　床号　　　　　　　　　　第 3 页

性别	男　女	年龄		过敏记录		自费　医保

开始日期	停止日期	(长期)	(临时)	医嘱	医师盖章	护士签字
				〈痔/瘘管切除术或瘘管切开术,术前医嘱〉		/
				凌晨起禁食		/
				麻醉基本资料及麻醉同意书签字		/
				手术同意书、检验标本收集同意书签字		/
				术前用药:		/
				比沙可啶片(5 mg/片),3 片,口服,立即执行;2 片,口服,入院后 2 小时		/
				比沙可啶栓剂(10 mg/片),2 片,直肠给药,术日晨 6:00		/
				2.5% 葡萄糖 0.45% 氯化钠(500 ml/瓶),500 ml 静滴		/
				预防性的抗生素带入手术室:		/
				□ 头孢唑啉(1 000 mg/瓶)1 瓶		/
				□ 其他:________		/
				适应证:________		/
				手术室内皮肤准备		/
				静脉置管		/
				手术部位标记及佩戴手术手圈		/
				患者入手术室带入病历和□ 外院资料		/
				□ 其他:________		/
				□ 其他:________		/
				适应证:________		/
						/
						/
						/
						/
						/
						/
						/

使用方法:(1) 无盖章或签字的医嘱无效。(2) 长期医嘱由粗线边缘,临时医嘱由细线边缘起写,务求端正。(3) 临时医嘱要写明时间。(4) 停药的医嘱必须重新写明。(5) 长期医嘱每周重整一次。

注　意:(1) 限用原子笔用力书写。(2) 除非附有处方签,勿用此医嘱单。　　夹存病历

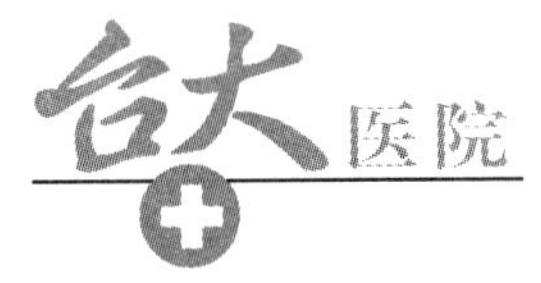

台湾大学医学院附属医院

痔疮肛门瘘管切除术医嘱单

病历号　　　　　　　　　　姓名　　　　　　　　　　床号　　　　　　　　　　第 4 页

性别	男　女	年龄		过敏记录		自费　医保

开始日期	停止日期	(长期)	(临时)	医嘱	医师盖章	护士签字
				〈痔/瘘管切除术或瘘管切开术，术后医嘱〉		/
		术后即刻、术后 1 小时各测一次体温、脉搏、呼吸和血压，之后病房常规测量				/
		活动：☐ 病人耐受☐ 若脊髓麻醉则平卧 8 小时				/
		病人耐受则普食				/
		☐ 盐酸哌替啶注射液(50 mg/ml/安瓿) 50 mg 肌内注射每 6 小时一次 长期医嘱				/
		☐ 布托啡诺鼻喷剂(25 mg/2.5 ml/瓶) 2 喷，qd(自费)				/
		萘普生(250 mg/片)1 片 qid 口服				/
		头孢氨苄(250 mg/片)1 片 qid 口服				/
		碘附水溶液(100 ml/瓶)1 瓶(自费)				/
		其他：(医师得依病人病情更改上列药物)				/
		________________				/
		适应证：________________				/
		若尿潴留则长期留置尿管				/
						/
						/
						/
						/
						/
						/
						/
						/
						/
						/
						/
						/
						/

使用方法：(1) 无盖章或签字的医嘱无效。(2) 长期医嘱由粗线边缘，临时医嘱由细线边缘起写，务求端正。(3) 临时医嘱要写明时间。(4) 停药的医嘱必须重新写明。(5) 长期医嘱每周重整一次。

注　意：(1) 限用原子笔用力书写。(2) 除非附有处方签，勿用此医嘱单。　夹存病历

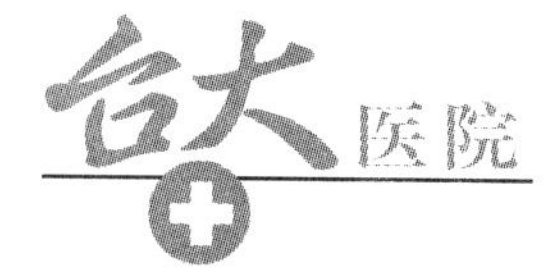

台湾大学医学院附属医院

痔疮肛门瘘管切除术医嘱单

病历号　　　　　　姓名　　　　　　床号　　　　　　第5页

性别	男　女		年龄		过敏记录		自费　医保	
开始日期	停止日期	(长期)	(临时)	医嘱			医师盖章	护士签字
				〈痔/瘘管切除术或瘘管切开术,出院医嘱〉				/
				可予以出院,由医生________提议				/
				门诊预约单:____年____月____日,由医生________				/
				萘普生(250 mg/片)1片 qid 口服 连续3天				/
				头孢氨苄(250 mg/支)1支 qid 口服 连续3天				/
				氧化镁(250 mg/片)1片 qid 口服 连续3天				/
				其他:(医师得依病人病情更改上列药物)				/
				____________________				/
				适应证:________________________				/
				出院状态:				/
				□ 是□ 否　出院日病人生命体征稳定,正常体温≤37.5℃				/
				□ 是□ 否　膀胱及肠道功能恢复,已自行解尿,可正常饮食				/
				□ 是□ 否　病人可自行活动,可忍受伤口的疼痛				/
				□ 是□ 否　病人宣教包括:				/
				沐浴及个人卫生				/
				饮食指导				/
				门诊随访				/
				若有不正常疼痛、发烧应立即回院诊疗				/
								/
								/
								/
								/
								/
								/
								/
								/

使用方法:(1) 无盖章或签字的医嘱无效。(2) 长期医嘱由粗线边缘,临时医嘱由细线边缘起写,务求端正。(3) 临时医嘱要写明时间。(4) 停药的医嘱必须重新写明。(5) 长期医嘱每周重整一次。

注　意:(1) 限用原子笔用力书写。(2) 除非附有处方签,勿用此医嘱单。　　夹存病历

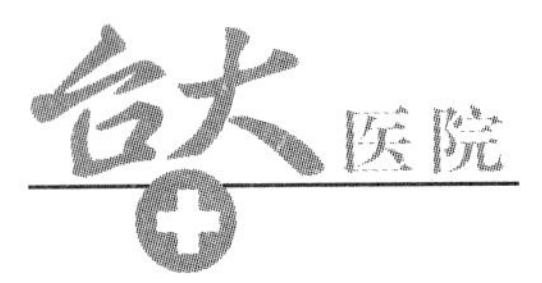

台湾大学医学院附属医院

临床路径收案标准

病历号　　　　姓名　　　　床号　　　　第 1 页

〈单纯型阑尾切除术　标准〉

纳入标准：

- □ 年龄 18 ~ 75 岁
- □ 无严重系统性疾病
- □ 血流动力学状态稳定
- □ 血小板不少于 $10 \times 10^9/L$
- □ 凝血酶原时间比正常值延长少于 2 秒钟
- □ 心电图及胸片正常

排除标准：

- □ 孕妇
- □ 血流动力学状态不稳定
- □ 同期有其他手术
- □ 阑尾炎伴癌变
- □ 阑尾根部坏死和(或)盲肠部分切除术
- □ 其他腹内并发症会影响阑尾切除术的进程

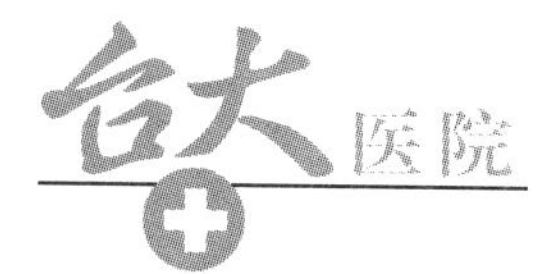

台湾大学医学院附属医院

阑尾切除术(单纯型)医嘱单

病历号　　　　　　　　　　　　姓名　　　　　　　　　　　床号　　　　　　　　　　　第 2 页

性别	男　女	年龄		过敏记录		自费　医保

开始日期	停止日期	(长期)	(临时)	医嘱	医师盖章	护士签字
				〈**单纯型阑尾切除术,入院医嘱**〉		/
				主管医师:主治医师________/住院医师________		/
				诊断:☐ 股疝/☐ 腹股沟疝		/
				药物过敏:		/
				常规测量体温、脉搏、呼吸和血压		/
				活动:病人耐受		/
				☐ 心电图		/
				☐ 胸片		/
				☐ 腹部平片		/
				☐ 尿检		/
				☐ 血细胞计数,白细胞+分类计数		/
				☐ 淀粉酶		/
				☐ 谷草转氨酶,尿素氮,肌酐,钠,钾,钙,餐前及餐后血糖		/
				☐ 凝血酶原时间/活化部分凝血活酶时间		/
				☐ 其他:________________		/
				适应证:________________		/
				麻醉科医师术前访视		/
						/
						/
						/
						/
						/
						/
						/
						/
						/
						/
						/

使用方法:(1) 无盖章或签字的医嘱无效。(2) 长期医嘱由粗线边缘,临时医嘱由细线边缘起写,务求端正。(3) 临时医嘱要写明时间。(4) 停药的医嘱必须重新写明。(5) 长期医嘱每周重整一次。

注　　意:(1) 限用原子笔用力书写。(2) 除非附有处方签,勿用此医嘱单。　　夹存病历

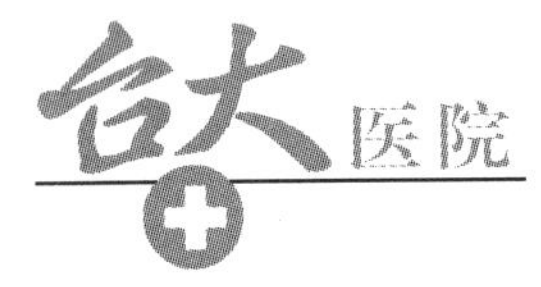

台湾大学医学院附属医院

阑尾切除术(单纯型)医嘱单

病历号　　　　姓名　　　　床号　　　　

性别	男　女	年龄		过敏记录		自费　医保

开始日期	停止日期	(长期)	(临时) 医嘱	医师盖章	护士签字
			〈单纯型阑尾切除术,术前医嘱〉		/
			凌晨起禁食		/
			麻醉基本资料及麻醉同意书签字		/
			手术同意书、检验标本收集同意书签字		/
			2.5% 葡萄糖 0.45% 氯化钠 500 ml(500 ml/瓶)静滴,开始时间____		/
			将预防性抗生素带至手术室:		/
			一般病人庆大霉素(80 mg/2 ml/瓶)1 瓶		/
			下列二选一□ 甲硝唑(500 mg/100 ml/袋)1 袋		/
			□ 克林霉素(300 mg/2 ml/瓶)1 瓶		/
			孕妇及小儿		/
			□ 成人:头孢唑啉 1 000 mg 静脉点滴(1 000 mg/瓶)		/
			□ 小儿:头孢唑啉(1 000 mg/瓶)____mg(30 mg/kg 体重)静脉点滴		/
			□ 其他:________________		/
			适应证:________________		/
					/
					/
					/
					/
					/
					/
					/
					/
					/
					/
					/
					/
					/
					/

使用方法:(1) 无盖章或签字的医嘱无效。(2) 长期医嘱由粗线边缘,临时医嘱由细线边缘起写,务求端正。(3) 临时医嘱要写明时间。(4) 停药的医嘱必须重新写明。(5) 长期医嘱每周重整一次。

注　意:(1) 限用原子笔用力书写。(2) 除非附有处方签,勿用此医嘱单。　　夹存病历

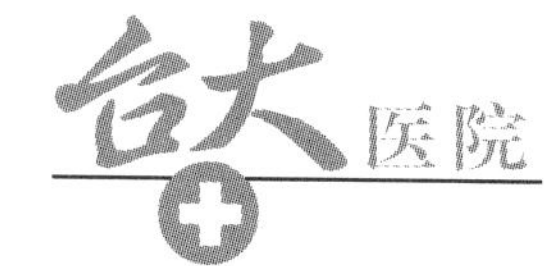

台湾大学医学院附属医院

阑尾切除术(单纯型)医嘱单

病历号　　　　　　　　　　　姓名　　　　　　　　　　　床号　　　　　　　　　　　第4页

性别	男　女	年龄		过敏记录		自费　医保

开始日期	停止日期	(长期)	(临时) 医嘱	医师盖章	护士签字
			〈**单纯型阑尾切除术,术后医嘱**〉		/
			体温、脉搏、呼吸、血压:术后即刻、术后1小时各测1次,之后常规测量		/
			活动:患者耐受		/
			□ 试验性饮水　□ 患者耐受的流质饮食		/
			□ 盐酸哌替啶注射液(50 mg/ml/安瓿) 50 mg q6h 必要时肌内注射		/
			□ 布托啡诺鼻喷剂(25 mg/2.5 ml/瓶)2 喷,qd(自费)		/
			静脉输液: 台大5号(400 ml/瓶)800 ml +2.5%葡萄糖0.45%氯化钠(500 ml/瓶)500 ml +乳酸钠林格(500 ml/瓶)500 ml qd 静脉滴注		/ / / /
			一般病人:庆大霉素注射液(80 mg/2 ml/瓶) 80 mg st 静脉滴注(>30 分钟)		/ /
			下列二选一　□ 甲硝唑注射液(500 mg/100 ml/袋) 500 mg st 静脉滴注(>1 小时)		/ /
			□ 克林霉素注射液(300 mg/2 ml/安瓿) 300 mg st 静脉滴注(>10~60 分钟)		/ /
			孕妇及小儿		/
			□ 成人:头孢唑啉(1 000 mg/瓶) 1 000 mg st 静脉滴注		/
			□ 小儿:头孢唑啉(1 000 mg/瓶) ____mg(30 mg/kg 体重) st 静脉滴注		/
			□ 其他:________________		/
			适应证:____________________		/
					/
					/
					/
					/
					/
					/
					/

使用方法:(1) 无盖章或签字的医嘱无效。(2) 长期医嘱由粗线边缘,临时医嘱由细线边缘起写,务求端正。
(3) 临时医嘱要写明时间。(4) 停药的医嘱必须重新写明。(5) 长期医嘱每周重整一次。
注　意:(1) 限用原子笔用力书写。(2) 除非附有处方签,勿用此医嘱单。　　　　夹存病历

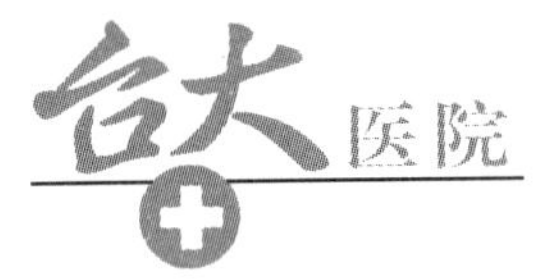

台湾大学医学院附属医院

阑尾切除术(单纯型)医嘱单

病历号　　　　姓名　　　　床号　　　　第 5 页

性别	男　女	年龄		过敏记录		自费　医保

开始日期	停止日期	(长期)	(临时)　医嘱	医师盖章	护士签字
			〈单纯型阑尾切除术,术后 1 天医嘱〉		/
			体温、脉搏、呼吸、血压常规测量		/
			□ 流质饮食　□ 患者耐受软食		/
			静脉输液:		/
			台大 5 号(400 ml/瓶)400 ml + 乳酸钠林格注射液(500 ml/瓶)		/
			500 ml qd 静脉滴注		/
			□ 对乙酰氨基酚(500 mg/片)1 片 qid 口服		/
			□ 小儿　对乙酰氨基酚(80 mg/片)____mg(10 mg/kg 体重)qid 口服		/
			西甲硅油 (40 mg/片)1 片 qid 口服		/
			□ 其他:________________		/
			适应证:____________________		/
					/
					/
					/
					/
					/
					/
					/
					/
					/
					/
					/
					/
					/
					/
					/
					/

使用方法:(1) 无盖章或签字的医嘱无效。(2) 长期医嘱由粗线边缘,临时医嘱由细线边缘起写,务求端正。(3) 临时医嘱要写明时间。(4) 停药的医嘱必须重新写明。(5) 长期医嘱每周重整一次。

注　　意:(1) 限用原子笔用力书写。(2) 除非附有处方签,勿用此医嘱单。　　夹存病历

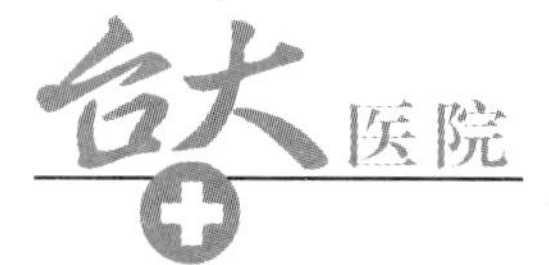

台湾大学医学院附属医院

阑尾切除术(单纯型)医嘱单

病历号　　　　　　　　姓名　　　　　　　　床号　　　　　　　　第 6 页

性别	男　女	年龄		过敏记录		自费　医保

开始日期	停止日期	(长期)	(临时) 医嘱	医师盖章	护士签字
			〈单纯型阑尾切除术,出院医嘱〉		/
			可以出院,由医师________提议		/
			门诊预约单:____年____月____日,由医师.________		/
			出院用药:		/
			□ 对乙酰氨基酚(500 mg/片)1 片 qid 口服 连续 3 天		/
			□ 小儿　对乙酰氨基酚(80 mg/片)____mg(10 mg/kg 体重)qid		/
			口服 连续 3 天		/
			西甲硅油(40 mg/片)1 片 qid 口服 连续 3 天		/
			□ 其他:________________		/
			适应证:____________________		/
			出院状态:		/
			□ 是□ 否　伤口干净无感染,有感染也可在门诊治疗		/
			□ 是□ 否　身体状况可居家疗养		/
			□ 是□ 否　开始正常饮食		/
					/
					/
					/
					/
					/
					/
					/
					/
					/
					/
					/
					/
					/

使用方法:(1) 无盖章或签字的医嘱无效。(2) 长期医嘱由粗线边缘,临时医嘱由细线边缘起写,务求端正。(3) 临时医嘱要写明时间。(4) 停药的医嘱必须重新写明。(5) 长期医嘱每周重整一次。

注　意:(1) 限用原子笔用力书写。(2) 除非附有处方签,勿用此医嘱单。　　夹存病历

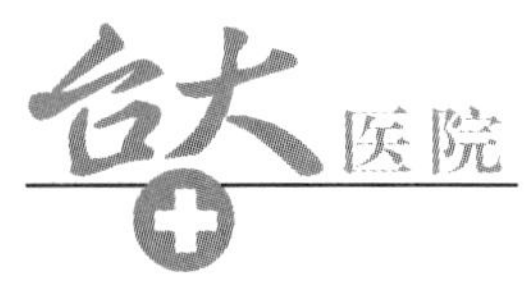

台湾大学医学院附属医院

临床路径收案标准

病历号　　　　姓名　　　　床号　　　　第 1 页

〈复杂型阑尾切除术　标准〉

纳入标准：

- □ 年龄 18 ~78 岁
- □ 无严重系统性疾病
- □ 血流动力学状态稳定
- □ 血小板计数不少于 $100 \times 10^9/L$
- □ 凝血酶原时间比正常值延长少于 2 秒钟
- □ 正常心电图和胸片

排除标准：

- □ 孕妇
- □ 血流动力学不稳定
- □ 同期有其他手术
- □ 阑尾炎伴癌变
- □ 阑尾根部坏死和(或)盲肠局部切除术
- □ 存在其他会影响阑尾切除进程的腹内并发症

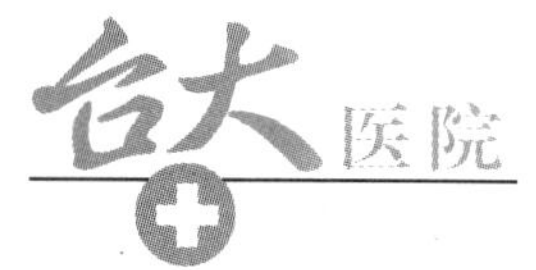

台湾大学医学院附属医院

阑尾切除术(复杂型)医嘱单

病历号　　　　姓名　　　　床号　　　　第2页

性别	男　女	年龄		过敏记录		自费　医保

开始日期	停止日期	(长期)	(临时)	医嘱	医师盖章	护士签字
				〈复杂型阑尾切除术,入院医嘱〉		/
		主管医生:主治医师________/住院医师________				/
		诊断:☐ 股疝/☐ 腹股沟疝				/
		药物过敏:				/
		常规测量体温、脉搏、呼吸、血压				/
		活动:病人耐受量				/
			☐ 心电图			/
			☐ 胸片			/
			☐ 腹部平片			/
			☐ 尿检			/
			☐ 血细胞计数,白细胞计数及分类			/
			☐ 淀粉酶			/
			☐ 谷草转氨酶,尿素氮,肌酐,钠,钾,钙,餐前或餐后血糖			/
			凝血酶原时间/活化部分凝血活酶时间			/
			☐ 其他:____________________			/
			适应证:________________________			/
			麻醉科医师术前访视			/
						/
						/
						/
						/
						/
						/
						/
						/
						/
						/

使用方法:(1) 无盖章或签字的医嘱无效。(2) 长期医嘱由粗线边缘,临时医嘱由细线边缘起写,务求端正。(3) 临时医嘱要写明时间。(4) 停药的医嘱必须重新写明。(5) 长期医嘱每周重整一次。

注　意:(1) 限用原子笔用力书写。(2) 除非附有处方签,勿用此医嘱单。　　夹存病历

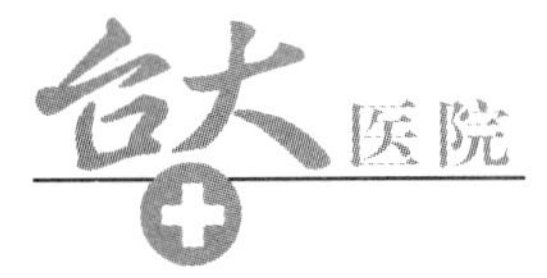

台湾大学医学院附属医院

阑尾切除术(复杂型)医嘱单

病历号　　　　　　　　姓名　　　　　　　　床号　　　　　　　　第 3 页

性别	男　女	年龄		过敏记录		自费　医保

开始日期	停止日期	(长期)	(临时) 医嘱	医师盖章	护士签字
			〈**复杂型阑尾切除术,术前医嘱**〉		/
			凌晨起禁食		/
			麻醉基本资料及麻醉同意书签字		/
			手术同意书、检验标本收集同意书签字		/
			2.5% 葡萄糖 0.45% 氯化钠(500 ml/瓶) 500 ml 静脉滴注 开始时间____		/
			携预防性抗生素至手术室:		/
			一般病人庆大霉素注射液(80 mg/2 ml/瓶) 80 mg 静脉滴注(>30 分钟)		/
					/
			下列二选一 □ 甲硝唑注射液(500 mg/100 ml/袋) 500 mg 静脉滴注(>1 小时)		/
					/
			□ 克林霉素注射液(300 mg/2 ml/瓶) 300 mg 静脉滴注(>10 ~60 分钟)		/
					/
			孕妇及小儿		/
			□ 成人:头孢唑啉(1 000 mg/瓶) 1 000 mg 静脉滴注		/
			□ 小儿:头孢唑啉(1 000 mg/瓶) ____mg(30 mg/kg 体重) 静脉滴注		/
			□ 其他:________________		/
			适应证:____________________		/
					/
					/
					/
					/
					/
					/
					/
					/
					/

使用方法:(1) 无盖章或签字的医嘱无效。(2) 长期医嘱由粗线边缘,临时医嘱由细线边缘起写,务求端正。(3) 临时医嘱要写明时间。(4) 停药的医嘱必须重新写明。(5) 长期医嘱每周重整一次。

注　意:(1) 限用原子笔用力书写。(2) 除非附有处方签,勿用此医嘱单。　　夹存病历

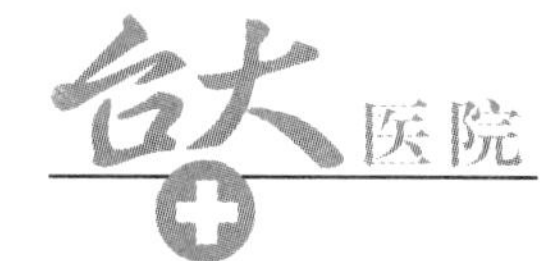

台湾大学医学院附属医院

阑尾切除术(复杂型)医嘱单

病历号　　　　姓名　　　　床号　　　　第4页

性别	男　女	年龄		过敏记录		自费　医保	
开始日期	停止日期	(长期)	(临时)	医嘱		医师盖章	护士签字
				〈复杂型阑尾切除术,术后医嘱〉			/
				体温、脉搏、呼吸、血压:术后即刻、术后1小时各测1次,之后常规测量			/
				活动:病人耐受			/
				禁食			/
				□ 盐酸哌替啶注射液(50 mg/ml/安瓿) 50 mg q6h 必要时肌内注射			/
				□ 布托啡诺鼻喷剂 2 喷,q3~4h 必要时用,长期医嘱(自费)			/ /
				静脉输液: 台大5号(400 ml/瓶)800 ml +2.5%葡萄糖 0.45%氯化钠(500 ml/瓶) 500 ml + 乳酸钠林格(500 ml/瓶) 500 ml qd 静脉滴注			/ / / /
				一般病人庆大霉素注射液(80 mg/2 ml/瓶)80 mg q12h 静脉滴注(>30 分钟)			/ /
				下列二选一　□ 甲硝唑注射液(500 mg/100 ml/袋) 500 mg q8h 静脉滴注(>1 小时)			/ /
				□ 克林霉素注射液(300 mg/2 ml/瓶) 300 mg q8h 静脉滴注(>10~60 分钟)			/ /
				孕妇及小儿			/
				□ 成人:头孢唑啉(1 000 mg/瓶) 1 000 mg q8h 静脉滴注			/
				□ 小儿:头孢唑啉(1 000 mg/瓶) ____mg(30 mg/kg 体重)q8h 静脉滴注			/
				□ 其他:________________			/
				适应证:____________________			/
							/
							/
							/
							/
							/

使用方法:(1) 无盖章或签字的医嘱无效。(2) 长期医嘱由粗线边缘,临时医嘱由细线边缘起写,务求端正。(3) 临时医嘱要写明时间。(4) 停药的医嘱必须重新写明。(5) 长期医嘱每周重整一次。

注　意:(1) 限用原子笔用力书写。(2) 除非附有处方签,勿用此医嘱单。　　夹存病历

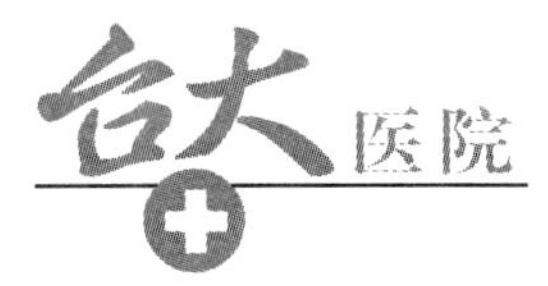

台湾大学医学院附属医院

阑尾切除术(复杂型)医嘱单

病历号　　　　　　　　姓名　　　　　　　　床号　　　　　　　　第 5 页

性别	男　女	年龄		过敏记录		自费　医保

开始日期	停止日期	(长期)	(临时) 医嘱	医师盖章	护士签字
			〈复杂型阑尾切除术,术后 1 天医嘱〉		/
			常规测量体温、脉搏、呼吸、血压		/
			□ 禁食　□ 试验性饮水　□ 病人耐受的流质饮食		/
			□ 盐酸哌替啶注射液(50 mg/ml/安瓿) 50 mg q6h 必要时用,肌内注射		/
			□ 布托啡诺鼻喷剂(25 mg/2.5 ml/瓶) 2 喷,q3 ~4h 必要时用(自费)		/
					/
			静脉输液: 台大 5 号(400 ml/瓶)800 ml +2.5% 葡萄糖 0.45% 氯化钠(500 ml/瓶) 500 ml + 乳酸钠林格(500 ml/瓶) 500 ml qd 静脉滴注		/
					/
					/
					/
			一般病人庆大霉素注射液(80 mg/2 ml/瓶)80 mg q12h 静脉滴注(>30 分钟)		/
					/
			下列二选一　□ 甲硝唑注射液(500 mg/100 ml/袋) 500 mg q8h 静脉滴注(>1 小时)		/
					/
			□ 克林霉素注射液(300 mg/2 ml/瓶) 300 mg st 静脉滴注 (>10 ~60 分钟)		/
					/
			孕妇及小儿		/
			□ 成人:头孢唑啉(1 000 mg/瓶) 1 000 mg q8h 静脉滴注		/
			□ 小儿:头孢唑啉(1 000 mg/瓶) ____mg(30 mg/kg 体重)q8h 静脉滴注		/
			□ 其他:____________________		/
			适应证:________________________		/
					/
					/
					/
					/

使用方法:(1) 无盖章或签字的医嘱无效。(2) 长期医嘱由粗线边缘,临时医嘱由细线边缘起写,务求端正。(3) 临时医嘱要写明时间。(4) 停药的医嘱必须重新写明。(5) 长期医嘱每周重整一次。

注　意:(1) 限用原子笔用力书写。(2) 除非附有处方签,勿用此医嘱单。　　夹存病历

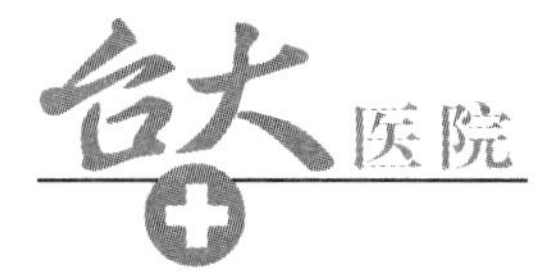

台湾大学医学院附属医院

阑尾切除术(复杂型)医嘱单

病历号　　　　　　　　　　　　姓名　　　　　　　　　　　　床号　　　　　　　　　　　　第 6 页

性别	男　女		年龄	过敏记录	自费　医保	
开始日期	停止日期	(长期)	(临时)	医　嘱	医师盖章	护士签字
				〈复杂型阑尾切除术,术后第 2 天医嘱〉		/
				常规测量体温、脉搏、呼吸、血压		/
				□ 试验性饮水　□ 流质饮食　□ 病人耐受的软食		/
				静脉输液:		/
				台大 5 号(400 ml/瓶)400 ml + 乳酸钠林格(500 ml/瓶)500 ml qd		/
				静脉滴注		/
				□ 对乙酰氨基酚(500 mg/片) 500 mg qid 口服		/
				□ 小儿　对乙酰氨基酚(80 mg/片) ____mg(10 mg/kg 体重)qid 口服		/
				西甲硅油 (40 mg/片)1 片 qid 口服		/
				□ 其他:________________		/
				适应证:____________________		/
						/
						/
						/
						/
						/
						/
						/
						/
						/
						/
						/
						/
						/
						/
						/

使用方法:(1) 无盖章或签字的医嘱无效。(2) 长期医嘱由粗线边缘,临时医嘱由细线边缘起写,务求端正。
(3) 临时医嘱要写明时间。(4) 停药的医嘱必须重新写明。(5) 长期医嘱每周重整一次。

注　　意:(1) 限用原子笔用力书写。(2) 除非附有处方签,勿用此医嘱单。　　　　夹存病历

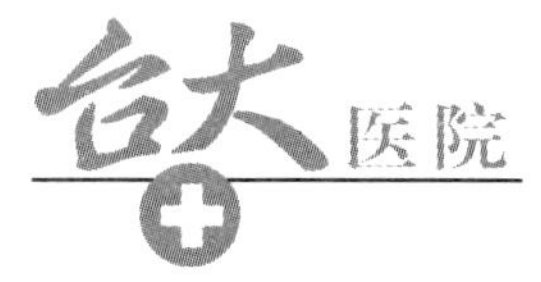

台湾大学医学院附属医院

阑尾切除术(复杂型)医嘱单

病历号　　　　　　姓名　　　　　　床号　　　　　　第7页

性别	男　女	年龄		过敏记录		自费　医保

开始日期	停止日期	(长期)	(临时)　医　嘱	医师盖章	护士签字
			〈**复杂型阑尾切除术,术后__天医嘱**〉		/
			常规测量体温、脉搏、呼吸、血压		/
			□ 软食　□ 病人耐受的普食		/
			□ 对乙酰氨基酚 (500 mg/片)1 片 qid 口服		/
			小儿　对乙酰氨基酚(80 mg/片)____mg(10 mg/kg 体重) qid 口服		/
			西甲硅油 (40 mg/片)1 片 qid 口服		/
			□ 其他:______________________		/
			适应证:____________________________		/
					/
					/
					/
					/
					/
					/
					/
					/
					/
					/
					/
					/
					/
					/
					/
					/
					/
					/
					/
					/

使用方法:(1) 无盖章或签字的医嘱无效。(2) 长期医嘱由粗线边缘,临时医嘱由细线边缘起写,务求端正。
(3) 临时医嘱要写明时间。(4) 停药的医嘱必须重新写明。(5) 长期医嘱每周重整一次。

注　意:(1) 限用原子笔用力书写。(2) 除非附有处方签,勿用此医嘱单。　　夹存病历

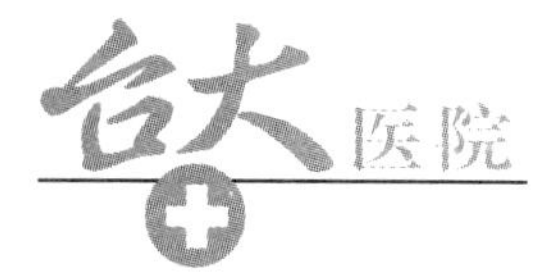

台湾大学医学院附属医院

阑尾切除术(复杂型)医嘱单

病历号　　　　　　　　　　　　姓名　　　　　　　　　　　　床号　　　　　　　　　　　　第 8 页

性别	男　女		年龄		过敏记录	自费　医保

开始日期	停止日期	(长期)	(临时) 医嘱	医师盖章	护士签字
			〈**复杂型阑尾切除术,出院医嘱**〉		/
			可以出院,由医生________提议		/
			门诊预约单:____年____月____日,由医生________		/
			出院带药:		/
			□ 对乙酰氨基酚 (500 mg/片)1 片 qid 口服,连续 3 天		/
			□ 小儿　对乙酰氨基酚(80 mg/片) ____mg(10 mg/kg 体重)qid		/
			口服 连续 3 天		/
			西甲硅油 (40 mg/片)1 片 qid 口服,连续 3 天		/
			□ 其他:__________________________		/
			适应证:________________________________		/
			出院状态:		/
			□ 是□ 否　伤口干净无感染,有感染也可在门诊治疗		/
			□ 是□ 否　身体状况可居家疗养		/
			□ 是□ 否　开始正常饮食		/
					/
					/
					/
					/
					/
					/
					/
					/
					/
					/
					/
					/
					/

使用方法:(1) 无盖章或签字的医嘱无效。(2) 长期医嘱由粗线边缘,临时医嘱由细线边缘起写,务求端正。(3) 临时医嘱要写明时间。(4) 停药的医嘱必须重新写明。(5) 长期医嘱每周重整一次。

注　　意:(1) 限用原子笔用力书写。(2) 除非附有处方签,勿用此医嘱单。　　　　夹存病历

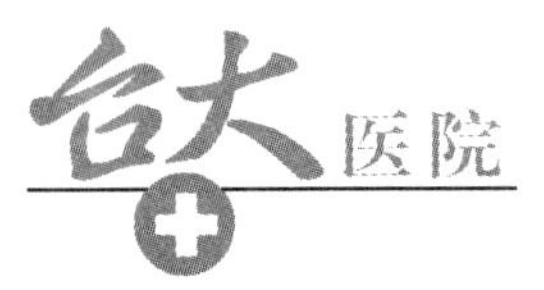

台湾大学医学院附属医院

临床路径收案标准

病历号　　　　姓名　　　　床号　　　　第 1 页

〈腹腔镜胆囊切除术　标准〉

纳入标准:

- □ 男性或女性,年龄 20 ~ 75 岁
- □ 诊断: 胆囊结石,胆囊息肉
- □ 血流动力学稳定
- □ 血小板计数 $\geq 100 \times 10^9/L$
- □ 凝血酶原时间比正常值延长少于 2 秒钟
- □ 心电图正常

排除标准:

- □ 孕妇
- □ 肺功能不全
- □ 血流动力学不稳定

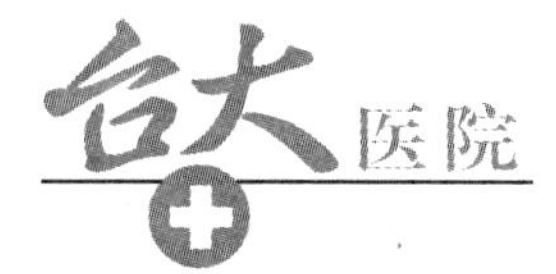

台湾大学医学院附属医院

腹腔镜胆囊切除术医嘱单

病历号　　　　　　　　　　　　姓名　　　　　　　　　　　　床号　　　　　　　　　　　　第 2 页

性别	男　　女	年龄		过敏记录		自费　　医保

开始日期	停止日期	(长期)	(临时)	医　嘱	医师盖章	护士签字
				〈腹腔镜胆囊切除术,入院医嘱〉		/
		主管医师:主治医师________/住院医师________				/
		诊断:				/
		药物过敏:				/
		常规测量体温、脉搏、呼吸、血压				/
		活动:病人耐受				/
		普食				/
			☐ 心电图			/
			☐ 胸片			/
			☐ 血细胞计数,血小板,凝血酶原时间/活化部分凝血活酶时间,白细胞计数和分类			/
			☐ 总胆红素,谷草转氨酶,尿素氮,肌酐,钠,钾,氯,餐前血糖			/
			☐ 其他:________________________			/
			适应证:______________________________			/
			麻醉科医师术前访视			
						/
						/
						/
						/
						/
						/
						/
						/
						/
						/
						/
						/

使用方法:(1) 无盖章或签字的医嘱无效。(2) 长期医嘱由粗线边缘,临时医嘱由细线边缘起写,务求端正。(3) 临时医嘱要写明时间。(4) 停药的医嘱必须重新写明。(5) 长期医嘱每周重整一次。

注　意:(1) 限用原子笔用力书写。(2) 除非附有处方签,勿用此医嘱单。　　　　夹存病历

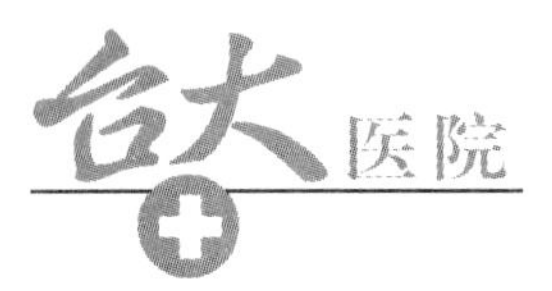

台湾大学医学院附属医院

腹腔镜胆囊切除术医嘱单

病历号　　　　　　　　　　　　姓名　　　　　　　　　　　　床号　　　　　　　　　　　　第 3 页

性别	男　女	年龄		过敏记录		自费　医保

开始日期	停止日期	(长期)	(临时) 医嘱	医师盖章	护士签字
			〈腹腔镜胆囊切除术术前医嘱〉		/
			凌晨起禁食		/
			麻醉基本资料及麻醉同意书签字		/
			手术同意书、检验标本收集同意书签字		/
			□ 自费同意书		/
			2.5% 葡萄糖 0.45% 氯化钠(500 ml/瓶) 500 ml 静脉滴注 开始时间________		/
			将预防性抗生素带至手术室:		/
			□ 头孢唑啉 (1 000 mg/瓶)1 瓶		/
			□ 其他:________		/
			皮肤准备:		/
			灌肠:比沙可啶栓剂(10 mg/片)2 片直肠给药,时间____		/
			病人入手术室前插鼻胃管		/
			静脉置管		/
			手术部位标记及佩戴手术手圈		/
			病人入手术室携病历和□外院资料		/
			□ 其他:________		/
			□ 其他:________________________		/
			适应证:______________________________		/
					/
					/
					/
					/
					/
					/
					/
					/

使用方法:(1) 无盖章或签字的医嘱无效。(2) 长期医嘱由粗线边缘,临时医嘱由细线边缘起写,务求端正。(3) 临时医嘱要写明时间。(4) 停药的医嘱必须重新写明。(5) 长期医嘱每周重整一次。

注　意:(1) 限用原子笔用力书写。(2) 除非附有处方签,勿用此医嘱单。　　　　夹存病历

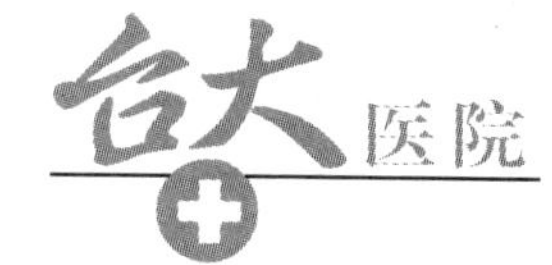

台湾大学医学院附属医院

腹腔镜胆囊切除术医嘱单

病历号　　　　姓名　　　　床号　　　　第 4 页

性别	男　女	年龄		过敏记录		自费　医保	
开始日期	停止日期	(长期)	(临时)	医嘱		医师盖章	护士签字
			〈腹腔镜胆囊切除术,术后医嘱〉				/
		体温、脉搏、呼吸、血压:术后即刻、术后 1 小时各测 1 次,之后常规测量					/
		病人耐受的普食					/
		静脉输液:					/
		留置针放置时间________,拔除时间________					/
		□ 盐酸哌替啶注射液(50 mg/ml/安瓿) 50 mg q6h 必要时用,肌内注射					/
		抗生素:					/
		□ 简单胆囊结石患者:					/
		头孢氨苄 (250 mg/片)1 片 qid 口服,用一天					/
		□ 复杂胆囊炎患者:					/
		头孢美唑(500 mg/瓶) 500 mg q8h 静脉滴注,用一天					/
		然后头孢氨苄(250 mg/片)1 片 qid 口服					/
		□ 其他:					/
							/
		□ 对乙酰氨基酚 (500 mg/片)1 片 qid 口服					/
		□ 息痛佳音锭 1 片 qid 口服					/
		□ 记录引流量 qd					/
							/
							/
							/
							/
							/
							/
							/
							/
							/
							/
							/
							/
							/

使用方法:(1) 无盖章或签字的医嘱无效。(2) 长期医嘱由粗线边缘,临时医嘱由细线边缘起写,务求端正。(3) 临时医嘱要写明时间。(4) 停药的医嘱必须重新写明。(5) 长期医嘱每周重整一次。

注　意:(1) 限用原子笔用力书写。(2) 除非附有处方签,勿用此医嘱单。　夹存病历

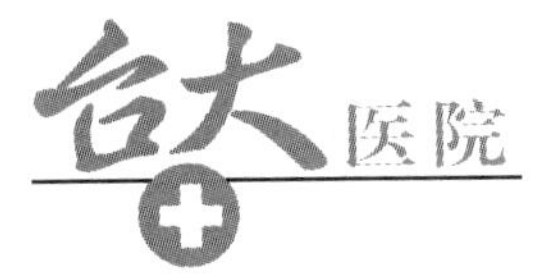

台湾大学医学院附属医院

腹腔镜胆囊切除术医嘱单

病历号　　　　　　　　姓名　　　　　　　　床号　　　　　　　　第 5 页

性别	男　女	年龄		过敏记录		自费　医保

开始日期	停止日期	(长期)	(临时)	医嘱	医师盖章	护士签字
				〈腹腔镜胆囊切除术,出院医嘱〉		/
				并发症:______________		/
				出院日期:____年____月____日,由医师________提议		/
				门诊预约单:____年____月____日,由医师________		/
				□ 对乙酰氨基酚(500 mg/片)1 片 qid 口服 连续 3 天		/
				出院状态:		/
				□ 是□ 否　病人生命体征稳定,正常体温≤37.5℃		/
				□ 是□ 否　膀胱及肠道功能恢复,正常解尿、饮食		/
				□ 是□ 否　病人可自行活动,伤口微痛以下		/
				□ 是□ 否　无并发症的怀疑,病人宣教包括:		/
				沐浴及个人卫生		/
				饮食指导		/
				门诊随访		/
				若有不正常疼痛、发烧应立即回院诊疗		/
						/
						/
						/
						/
						/
						/
						/
						/
						/
						/
						/
						/
						/

使用方法:(1) 无盖章或签字的医嘱无效。(2) 长期医嘱由粗线边缘,临时医嘱由细线边缘起写,务求端正。(3) 临时医嘱要写明时间。(4) 停药的医嘱必须重新写明。(5) 长期医嘱每周重整一次。

注　意:(1) 限用原子笔用力书写。(2) 除非附有处方签,勿用此医嘱单。　　夹存病历

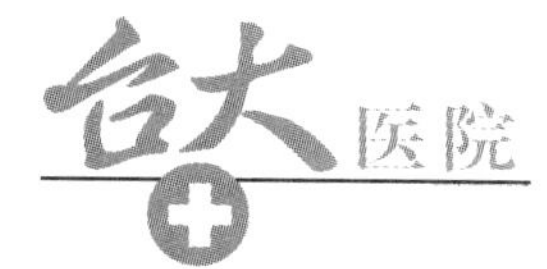

台湾大学医学院附属医院

临床路径收案标准

病历号　　　　　　　　　　　　姓名　　　　　　　　　　　　床号　　　　　　　　　　　　第 1 页

〈甲状腺切除术　标准〉

纳入标准：

- ☐ 诊断内结节性甲状腺肿，Graves' 症，甲状腺癌
- ☐ 体检及病史正常，除由于甲状腺疾病引起的病症
- ☐ 血流动力学稳定
- ☐ 血小板计数 $\geq 100 \times 10^9/L$
- ☐ 凝血酶原时间比正常值延长少于 2 秒钟
- ☐ 正常的心电图

排除标准：

- ☐ 孕妇及哺乳期妇女
- ☐ 巨大甲状腺肿或胸廓内甲状腺伴呼吸压迫需手术后 ICU 观察
- ☐ 晚期甲状腺癌伴气管或食管浸润

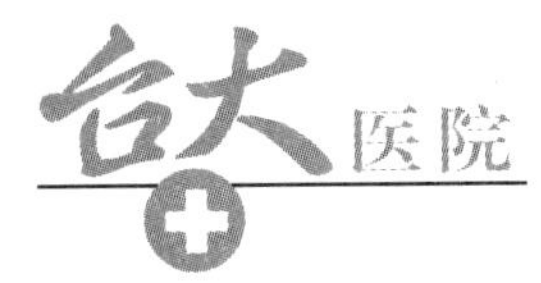

台湾大学医学院附属医院

甲状腺切除术医嘱单

病历号　　　　　　　　姓名　　　　　　　　床号　　　　　　　　第 2 页

性别	男　女	年龄		过敏记录		自费　医保

开始日期	停止日期	(长期)	(临时) 医嘱	医师盖章	护士签字
			〈甲状腺切除术，入院医嘱〉		/
		主管医师：主治医师________/住院医师________			/
		诊断：			/
		药物过敏：			/
		常规测量体温、脉搏、呼吸、血压			/
		活动：病人耐受			/
		普食			/
			☐ 普萘洛尔（10 mg/片）1 片 bid 口服（甲亢患者包括术日晨）		/
					/
			☐ 心电图		/
			☐ 胸片		/
			☐ 血细胞计数，血小板，凝血酶原时间/活化部分凝血活酶时间		/
			总胆红素，谷草转氨酶，尿素氮，肌酐，钠，钾，氯，钙，餐前血糖		/
			☐ 颈部超声		/
			☐ 其他：________________		/
			适应证：________________		/
			麻醉科医师术前访视		/
					/
					/
					/
					/
					/
					/
					/
					/
					/

使用方法：(1) 无盖章或签字的医嘱无效。(2) 长期医嘱由粗线边缘，临时医嘱由细线边缘起写，务求端正。(3) 临时医嘱要写明时间。(4) 停药的医嘱必须重新写明。(5) 长期医嘱每周重整一次。

注　意：(1) 限用原子笔用力书写。(2) 除非附有处方签，勿用此医嘱单。　　夹存病历

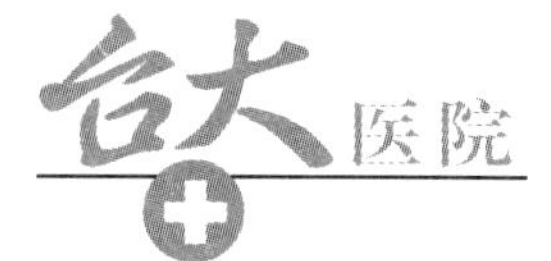

台湾大学医学院附属医院

甲状腺切除术医嘱单

病历号　　　　姓名　　　　床号　　　　第 3 页

性别	男　女	年龄		过敏记录		自费　医保

开始日期	停止日期	(长期)	(临时) 医嘱	医师盖章	护士签字
			〈甲状腺切除术,术前医嘱〉		/
			凌晨起禁食		/
			麻醉基本资料及麻醉同意书签字		/
			手术同意书及检验标本收集同意书签字		/
			2.5% 葡萄糖,0.45 氯化钠(500 ml/瓶)500 ml 静脉滴注 开始时间 ____		/
			将预防性抗生素带至手术室:		/
			□ 头孢唑啉(1 000 mg/瓶)1 瓶,需要时立即执行		/
			□ 其他:________		/
			静脉置管		/
			手术部位皮肤准备		/
			手术部位标记及佩戴手术手圈		/
			准备美容胶布		/
			病人送手术室		/
			□ 时间 ________, □ 携病历及所有资料		/
					/
					/
					/
					/
					/
					/
					/
					/
					/
					/
					/
					/

使用方法:(1) 无盖章或签字的医嘱无效。(2) 长期医嘱由粗线边缘,临时医嘱由细线边缘起写,务求端正。(3) 临时医嘱要写明时间。(4) 停药的医嘱必须重新写明。(5) 长期医嘱每周重整一次。

注　意:(1) 限用原子笔用力书写。(2) 除非附有处方签,勿用此医嘱单。　夹存病历

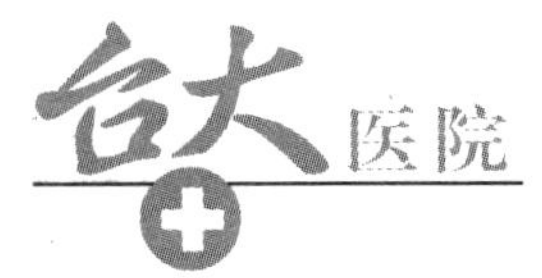

台湾大学医学院附属医院

甲状腺切除术医嘱单

病历号　　　　　　　　　　　　姓名　　　　　　　　　　　　床号　　　　　　　　　　　　第 4 页

性别	男　　女	年龄		过敏记录		自费　　医保

开始日期	停止日期	(长期)	(临时)	医　嘱	医师盖章	护士签字
				〈甲状腺切除术,术后医嘱〉		/
				体温、脉搏、呼吸、血压:术后即刻、术后 1 小时各测 1 次,之后常规测量		/
				活动:病人耐受		/
				普食:病人耐受		/
				对乙酰氨基酚 (500 mg/片)1 片 qid 口服		/
				止咳药 15 ml tid 口服		/
				双氨酚酸钠 (100 mg/片)1 片 hs 口服		/
				□ 甲状旁腺功能减退患者:		/
				醋酸钙 (667 mg/片)1 片 qid 口服		/
				□ 甲状旁腺功能亢进患者:________		/
				普萘洛尔 (10 mg/片)1 片 bid 口服		/
				其他:(医师得依病人病情更改上列药物)		/
				________________________		/
				适应证:____________________________		/
				记录每日引流量、尿量		/
						/
						/
						/
						/
						/
						/
						/
						/
						/
						/
						/

使用方法:(1) 无盖章或签字的医嘱无效。(2) 长期医嘱由粗线边缘,临时医嘱由细线边缘起写,务求端正。(3) 临时医嘱要写明时间。(4) 停药的医嘱必须重新写明。(5) 长期医嘱每周重整一次。

注　意:(1) 限用原子笔用力书写。(2) 除非附有处方签,勿用此医嘱单。　　　　夹存病历

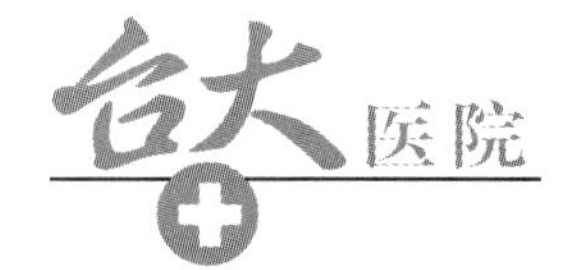

台湾大学医学院附属医院

甲状腺切除术医嘱单

病历号　　　　　　　　　　　　姓名　　　　　　　　　　　　床号　　　　　　　　　　　　第 5 页

性别	男　　女	年龄		过敏记录		自费　　医保

开始日期	停止日期	(长期)	(临时) 医嘱	医师盖章	护士签字
			〈**甲状腺切除术,出院医嘱**〉		/
			可予以出院,由医师________提议		/
			门诊预约单:____年____月____日,由医师________		/
			出院前更换敷料		/
			出院带药:		/
			对乙酰氨基酚 (500 mg/片)1 片 qid 口服 连续 3 天		/
			止咳药 15 ml tid 口服		/
			□ 甲状腺功能减退患者:		/
			醋酸钙 (667 mg/片)1 片 qid 口服		/
			□ 甲状腺功能亢进患者:		/
			普萘洛尔 (10 mg/片)1 片 bid 口服		/
			其他:(医师得依病人病情更改上列药物)		/
			________________________		/
			适应证:____________________________		/
			出院状态:		/
			□ 是□ 否　出院日病人生命体征稳定,正常体温≤37.5℃		/
			□ 是□ 否　伤口无感染、血肿,且无呼吸窘迫的情形		/
			□ 是□ 否　病人可正常进食、自行活动,可忍受伤口的疼痛		/
			□ 是□ 否　引流管已拔除		/
					/
					/
					/
					/
					/
					/
					/
					/

使用方法:(1) 无盖章或签字的医嘱无效。(2) 长期医嘱由粗线边缘,临时医嘱由细线边缘起写,务求端正。(3) 临时医嘱要写明时间。(4) 停药的医嘱必须重新写明。(5) 长期医嘱每周重整一次。

注　　意:(1) 限用原子笔用力书写。(2) 除非附有处方签,勿用此医嘱单。　　　　夹存病历

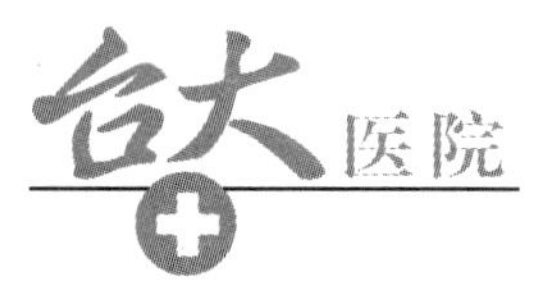

台湾大学医学院附属医院

临床路径收案标准

病历号 姓名 床号 第1页

〈股及腹股沟疝气修补术(成人) 标准〉

纳入标准:

□ 男性或女性,年龄18~75岁

□ 诊断为股及腹股沟疝

排除标准:

□ 孕妇及哺乳期妇女

□ 血流动力学不稳定

□ 过去3个月心电图异常或心肌梗死

□ 胸片异常或肺功能不全

□ 血小板计数 $<100\times10^9/L$

□ 凝血酶原时间比正常值延长超过2秒钟

□ 同期有其他手术

□ 有并发症或慢性病的现病史或既往史,对康复护理会产生影响

□ 血液透析状态

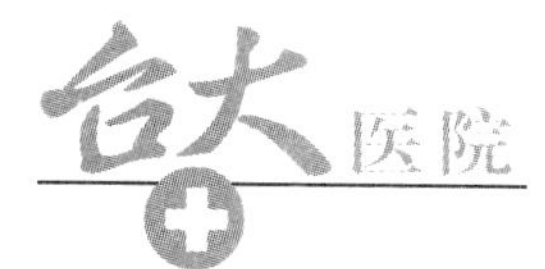

台湾大学医学院附属医院

股及腹股沟疝气修补术(成人)医嘱单

病历号　　　　　　　　　　姓名　　　　　　　　　　床号　　　　　　　　　　第2页

性别	男　女	年龄		过敏记录		自费　医保

开始日期	停止日期	(长期)	(临时) 医嘱	医师盖章	护士签字
			〈股及腹股沟疝气修补术,入院医嘱〉		/
		主管医生:主治医师＿＿＿＿/住院医师＿＿＿＿			/
		诊断:☐ 股疝/☐ 腹股沟疝			/
		药物过敏:			/
		常规测量体温、脉搏、呼吸、血压			/
		活动:病人耐受			/
		普食			/
			☐ 心电图		/
			☐ 胸片		/
			☐ 血细胞计数,血小板,凝血酶原时间/活化部分凝血活酶时间		/
			☐ 总胆红素,谷草转氨酸,尿素氮,肌酐,钠,钾,氯,餐前血糖		/
			☐ 其他:＿＿＿＿＿＿＿＿		/
			适应证:＿＿＿＿＿＿＿＿		/
			麻醉科医师术前访视		/
					/
					/
					/
					/
					/
					/
					/
					/
					/
					/
					/
					/
					/
					/

使用方法:(1) 无盖章或签字的医嘱无效。(2) 长期医嘱由粗线边缘,临时医嘱由细线边缘起写,务求端正。(3) 临时医嘱要写明时间。(4) 停药的医嘱必须重新写明。(5) 长期医嘱每周重整一次。

注　意:(1) 限用原子笔用力书写。(2) 除非附有处方签,勿用此医嘱单。　　夹存病历

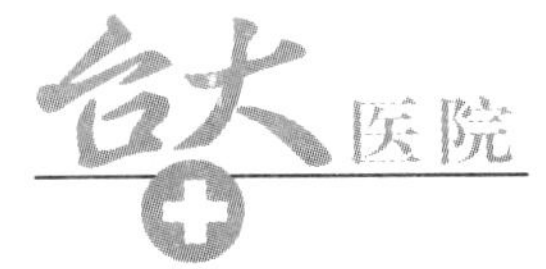

台湾大学医学院附属医院

股及腹股沟疝气修补术(成人)医嘱单

病历号　　　　　　　　　　姓名　　　　　　　　　　床号　　　　　　　　　　第 3 页

性别	男　女	年龄		过敏记录		自费　医保	

开始日期	停止日期	(长期)	(临时) 医　嘱	医师盖章	护士签字
			〈股及腹股沟疝气修补术,术前医嘱〉		/
			凌晨起禁食		/
			麻醉基本资料和麻醉同意书签字		/
			手术同意书签字		/
			比沙可啶栓剂 (10 mg/片)2 片 hs 直肠给药		/
			2.5% 葡萄糖 0.45% 氯化钠(500 ml/瓶) 500 ml 静滴,开始时间____		/
			将预防性抗生素带至手术室:		/
			□ 头孢唑啉 (1 000 mg/瓶)1 瓶		/
			□ 其他:________________		/
			适应证:____________________		/
			备皮:		/
			静脉置管		/
			手术部位标记及佩戴手术手圈		/
			将患者送至手术室,携病历和□ 外院资料		/
			□ 其他:________________		/
					/
					/
					/
					/
					/
					/
					/
					/
					/
					/
					/
					/

使用方法:(1) 无盖章或签字的医嘱无效。(2) 长期医嘱由粗线边缘,临时医嘱由细线边缘起写,务求端正。(3) 临时医嘱要写明时间。(4) 停药的医嘱必须重新写明。(5) 长期医嘱每周重整一次。

注　意:(1) 限用原子笔用力书写。(2) 除非附有处方签,勿用此医嘱单。　　夹存病历

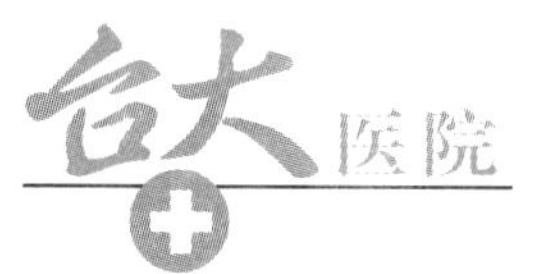

台湾大学医学院附属医院

股及腹股沟疝气修补术(成人)医嘱单

病历号　　　　　　姓名　　　　　　床号　　　　　　第 4 页

性别	男　女	年龄		过敏记录		自费　医保
开始日期	**停止日期**	**(长期)**	**(临时)**	**医　嘱**	**医师盖章**	**护士签字**
				〈股及腹股沟疝气修补术,术后医嘱〉		/
		主管医师:主治医师________/住院医师________				/
		体温、脉搏、呼吸、血压:术后即刻、术后 1 小时各测一次,之后按病房常规				/
		活动:☐ 患者能忍受　☐ 脊髓麻醉患者平卧 8 小时				/
						/
		普食:患者耐受				/
				☐ 吗啡(10 mg/ml/安瓿)5 mg q4h 必要时肌内注射		/
				☐ 布托啡诺鼻喷剂(25 mg/2.5 ml/瓶)2 喷 qd(自费)		/
		对乙酰氨基酚(500 mg/片)1 片 qid 口服				/
		氧化镁(250 mg/片)1 片 qid 口服				/
		☐ 其他:________________				/
		适应证:________________				/
		若出现尿潴留则放置导尿管				/
						/
						/
						/
						/
						/
						/
						/
						/
						/
						/
						/
						/
						/
						/

使用方法:(1) 无盖章或签字的医嘱无效。(2) 长期医嘱由粗线边缘,临时医嘱由细线边缘起写,务求端正。(3) 临时医嘱要写明时间。(4) 停药的医嘱必须重新写明。(5) 长期医嘱每周重整一次。

注　意:(1) 限用原子笔用力书写。(2) 除非附有处方签,勿用此医嘱单。　　夹存病历

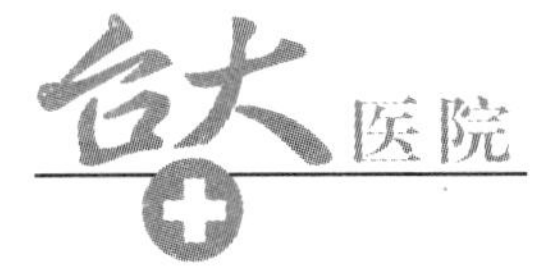

台湾大学医学院附属医院

股及腹股沟疝气修补术(成人)医嘱单

病历号　　　　　　　　　　姓名　　　　　　　　　　床号　　　　　　　　　　第5页

性别	男　女	年龄		过敏记录		自费　医保

开始日期	停止日期	(长期)	(临时) 医嘱	医师盖章	护士签字
			〈股及腹股沟疝气修补术,出院医嘱〉		/
			同意出院,医师________		/
			门诊预约单:____年____月____日,医师________		/
			对乙酰氨基酚(500 mg/片)1片 qid 口服 连续3天		/
			氧化镁(250 mg/片)1片 qid 口服 连续3天		/
			其他:(医师得依病人病情更改上列药物)		/
			____________________		/
			适应证:________________________		/
			出院状态:		/
			□ 是□ 否　出院日病人生命体征稳定,正常体温≤37.5℃		/
			□ 是□ 否　膀胱及肠道功能恢复,已自行解尿,可正常饮食		/
			□ 是□ 否　病人可自行活动,可忍受伤口的疼痛		/
			□ 是□ 否　病人宣教包括:		/
			沐浴及个人卫生		/
			饮食指导		/
			活动指导		/
			门诊随访		/
			若有不正常疼痛、发烧应立即回院诊疗		/
					/
					/
					/
					/
					/
					/
					/
					/
					/

使用方法:(1)无盖章或签字的医嘱无效。(2)长期医嘱由粗线边缘,临时医嘱由细线边缘起写,务求端正。(3)临时医嘱要写明时间。(4)停药的医嘱必须重新写明。(5)长期医嘱每周重整一次。

注　意:(1)限用原子笔用力书写。(2)除非附有处方签,勿用此医嘱单。　　夹存病历

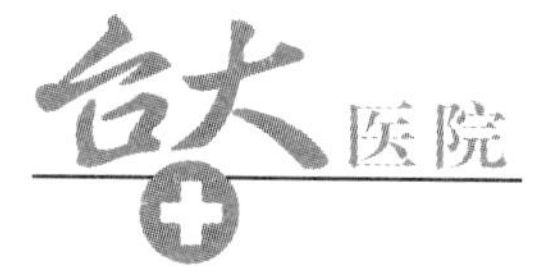

台湾大学医学院附属医院

临床路径收案标准

病历号　　　　　　　　　　　　姓名　　　　　　　　　　　　床号　　　　　　　　　　　　第 1 页

〈股及腹股沟疝气修补术(小儿)　标准〉

纳入标准:

- □ 年龄 1 ~ 18 岁
- □ 无其他严重系统性疾病
- □ 血流动力学稳定
- □ 血小板不少于 $100 \times 10^9/L$
- □ 心电图正常

排除标准:

- □ 年龄 <1 岁或 >18 岁
- □ 同期有其他手术
- □ 有其他并发症
- □ 有绞窄性疝体征

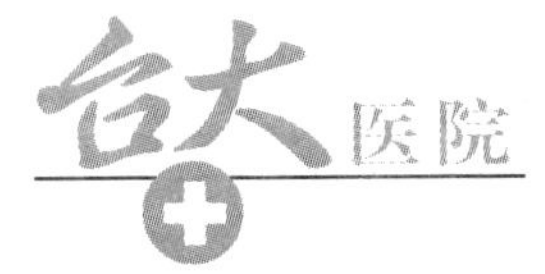

台 湾 大 学 医 学 院 附 属 医 院

股及腹股沟疝气修补术(小儿)医嘱单

病历号　　　　　　　　　　姓名　　　　　　　　　　床号　　　　　　　　　　第 2 页

性别	男　女	年龄		过敏记录		自费　医保

开始日期	停止日期	(长期)	(临时) 医嘱	医师盖章	护士签字
			〈小儿腹股沟疝气修补术,入院医嘱〉		/
		主管医师:主治医师________/住院医师________			/
		诊断:腹股沟疝,(□ 右　□ 左　□ 双侧)			/
		药物过敏:			/
		常规测体温、脉搏、呼吸、血压			/
		活动:患者能耐受			/
		普通饮食			/
			□ 胸片		/
			□ 心电图		/
			□ 血细胞计数		/
			□ 总/直接胆红素,谷草转氨酶、谷丙转氨酶		/
			□ 腹股沟 B 超		/
			□ 其他:________________		/
			适应证:________________		/
			麻醉科医师术前访视		/
					/
					/
					/
					/
					/
					/
					/
					/
					/
					/
					/
					/

使用方法:(1) 无盖章或签字的医嘱无效。(2) 长期医嘱由粗线边缘,临时医嘱由细线边缘起写,务求端正。(3) 临时医嘱要写明时间。(4) 停药的医嘱必须重新写明。(5) 长期医嘱每周重整一次。

注　意:(1) 限用原子笔用力书写。(2) 除非附有处方签,勿用此医嘱单。　夹 存 病 历

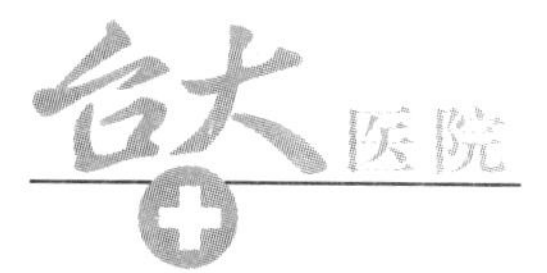

台湾大学医学院附属医院

股及腹股沟疝气修补术(小儿)医嘱单

病历号　　　　　　　　姓名　　　　　　　　床号　　　　　　　　第 3 页

性别	男　女		年龄		过敏记录		自费　医保
开始日期	停止日期	(长期)	(临时)	医　嘱		医师盖章	护士签字
			〈小儿腹股沟疝气修补术,术前医嘱〉				/
			禁食☐ 午夜开始☐ 开始时间____				/
			麻醉基本资料及麻醉同意书签字				/
			手术同意书签字				/
			检验标本收集同意书签字				/
			☐ 手术部位皮肤准备				/
			手术部位标记及佩戴手术手圈				/
			静脉置管				/
			2.5% 葡萄糖 0.45% 氯化钠 (500 ml/瓶)500 ml 静脉滴注 开始时间____				/
			将患者送至手术室☐ 时间________,☐ 携病历及,☐ 外院资料				/
			☐ 其他:________				/
			将预防性抗生素带至手术室:				/
			☐ 头孢唑啉 (1 000 mg/瓶)1 瓶				/
			☐ 其他:________				/
			其他:(医师得依病人病情更改上列药物)				/
			________________________				/
			适应证:____________________				/
							/
							/
							/
							/
							/
							/
							/
							/
							/

使用方法:(1) 无盖章或签字的医嘱无效。(2) 长期医嘱由粗线边缘,临时医嘱由细线边缘起写,务求端正。(3) 临时医嘱要写明时间。(4) 停药的医嘱必须重新写明。(5) 长期医嘱每周重整一次。

注　意:(1) 限用原子笔用力书写。(2) 除非附有处方签,勿用此医嘱单。　　夹存病历

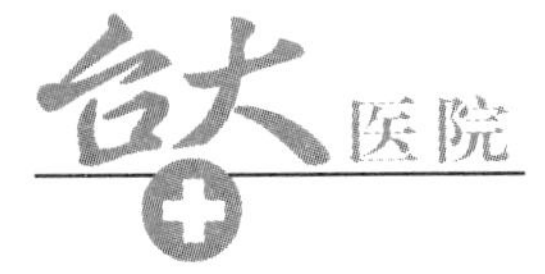

台湾大学医学院附属医院

股及腹股沟疝气修补术(小儿)医嘱单

病历号　　　　　　　　　　姓名　　　　　　　　　　床号　　　　　　　　　　第 4 页

性别	男　女	年龄		过敏记录		自费　医保

开始日期	停止日期	(长期)	(临时)	医嘱	医师盖章	护士签字
				〈小儿腹股沟疝气修补术,术后医嘱〉		/
				生命体征: st ×1, q1h ×1, q2h ×1, 之后按病房常规		/
				活动: 患者耐受		/
				普食:患者耐受		/
				□ 对乙酰氨基酚(80 mg/片): ____mg(10 mg/kg 体重)qid 口服		/
				□ 对乙酰氨基酚(500 mg/片): ____片 qid 口服		/
				□ 止咳药____ml(0.25 ml/kg 体重)qid 口服		/
				其他:(医师得依病人病情更改上列药物)		/
				______________________________		/
				适应证:__________________________		/
						/
						/
						/
						/
						/
						/
						/
						/
						/
						/
						/
						/
						/
						/
						/
						/
						/

使用方法:(1) 无盖章或签字的医嘱无效。(2) 长期医嘱由粗线边缘,临时医嘱由细线边缘起写,务求端正。(3) 临时医嘱要写明时间。(4) 停药的医嘱必须重新写明。(5) 长期医嘱每周重整一次。

注　　意:(1) 限用原子笔用力书写。(2) 除非附有处方签,勿用此医嘱单。　　夹存病历

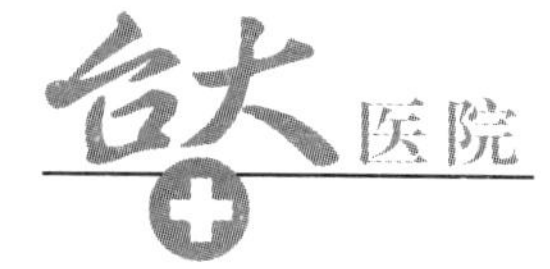

台湾大学医学院附属医院

股及腹股沟疝气修补术(小儿)医嘱单

病历号　　　　　　姓名　　　　　　床号　　　　　　第5页

性别	男　女	年龄		过敏记录		自费　医保

开始日期	停止日期	(长期)	(临时)	医　嘱	医师盖章	护士签字
				〈小儿腹股沟疝气修补术,出院医嘱〉		/
				并发症:________		/
				出院日期:____年____月____日,医师________		/
				换药		/
				出院带药:		/
				□ 对乙酰氨基酚(80 mg/片):____mg(10 mg/kg 体重)qid 口服 连续3天		/
				□ 对乙酰氨基酚(500 mg/片):____片 qid 口服 连续3天		/
				□ 止咳药____ml(0.25 ml/kg)qid 口服 连续3天		/
				其他:(医师得依病人病情更改上列药物)		/
				____________________		/
				适应证:________________		/
				门诊预约单:____年____月____日,医师________		/
				出院状态:		/
				□ 是□ 否　病人生命体征稳定,正常体温≤37.5℃		/
				□ 是□ 否　伤口干净无感染或血肿		/
				□ 是□ 否　正常进食、排便、解尿		/
						/
						/
						/
						/
						/
						/
						/
						/
						/
						/
						/

使用方法:(1)无盖章或签字的医嘱无效。(2)长期医嘱由粗线边缘,临时医嘱由细线边缘起写,务求端正。(3)临时医嘱要写明时间。(4)停药的医嘱必须重新写明。(5)长期医嘱每周重整一次。

注　　意:(1)限用原子笔用力书写。(2)除非附有处方签,勿用此医嘱单。　　夹存病历

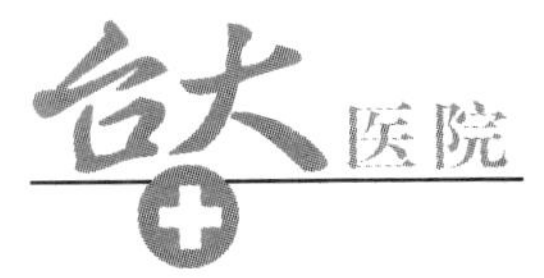

台湾大学医学院附属医院

临床路径收案标准

病历号　　　　　　　　　　姓名　　　　　　　　　　床号　　　　　　　　　　第 1 页

〈乳癌　□ 全部　□ 部分　乳房切除并腋窝淋巴清除术(单、双侧)　标准〉

纳入标准:

□ 诊断为乳腺癌,需行全部或部分乳房切除并腋窝淋巴结清扫

排除标准:

□ 血流动力学不稳定

□ 既往或目前存在严重合并症或慢性病,影响护理康复

□ 乳癌伴远处转移

□ 局部晚期不能手术的乳癌

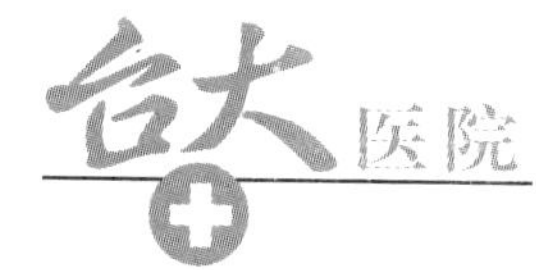

台湾大学医学院附属医院

乳癌 □ 全部 □ 部分 乳房切除并腋窝淋巴清除术（单、双侧）医嘱单

病历号　　　　　　　　　　姓名　　　　　　　　　　床号　　　　　　　　　　第 2 页

性别	男　女			年龄		过敏记录		自费　医保
开始日期	停止日期	（长期）	（临时）	医　嘱			医师盖章	护士签字
			〈乳癌 □ 全部 □ 部分 乳房切除并腋窝淋巴清除术（单、双侧），入院医嘱〉					/
		主管医师：主治医师________/住院医师________						/
		诊断：						/
		药物过敏：						/
		常规测体温、脉搏、呼吸、血压						/
		活动：患者耐受						/
		普通饮食						/
			□ 心电图					/
			□ 胸片					/
			□ 血细胞计数，血小板					/
			□ 确认抗凝血药物已停药 5 天以上					/
			□ 凝血酶原时间/活化部分凝血活酶时间					/
			□ 总胆红素，谷草转氨酶，谷丙转氨酶，尿素氮，肌酐，钠，钾，氯，钙，碱性磷酸酶，餐前血糖					/
			□ 其他：________________					/
			适应证：____________________					/
			确认门诊已做乳房 B 超，乳房 X 线检查					/
			细针穿刺活检细胞学或组织病理学检查结果					/
								/
								/
								/
								/
								/
								/
								/
								/
								/
								/

使用方法：(1) 无盖章或签字的医嘱无效。(2) 长期医嘱由粗线边缘，临时医嘱由细线边缘起写，务求端正。(3) 临时医嘱要写明时间。(4) 停药的医嘱必须重新写明。(5) 长期医嘱每周重整一次。

注　　意：(1) 限用原子笔用力书写。(2) 除非附有处方签，勿用此医嘱单。　　夹存病历

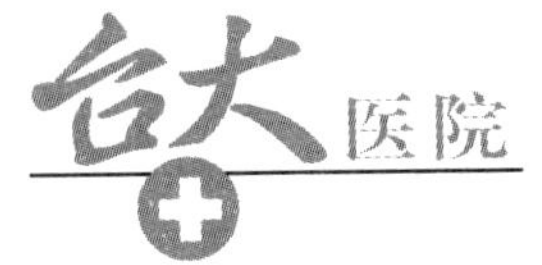

台湾大学医学院附属医院

乳癌 □ 全部 □ 部分 乳房切除并腋窝淋巴清除术(单、双侧)医嘱单

病历号　　　　　　　　　　姓名　　　　　　　　　　床号　　　　　　　　　　第3页

性别	男　女	年龄		过敏记录		自费　医保

开始日期	停止日期	(长期)	(临时) 医嘱	医师盖章	护士签字
			〈乳癌 □ 全部 □ 部分 乳房切除并腋窝淋巴清除术(单、双侧),术前医嘱〉		/
			凌晨起禁食		/
			麻醉基本资料及麻醉同意书签字		/
			手术同意书,检验标本收集同意书签字		/
			2.5%葡萄糖 0.45%氯化钠(500 ml/瓶)500 ml 静脉滴注 开始时间____		/
			将预防性抗生素送至手术室:		/
			□ 头孢唑啉(1 000 mg/瓶)1 瓶　需要时立即执行		/
			□ 其他:________________		/
			静脉置管		/
			手术部位皮肤准备		/
			手术部位标记及佩戴手术手圈		/
			将患者送至手术室 □ 时间 ___, □ 携病历及所有资料		/
					/
					/
					/
					/
					/
					/
					/
					/
					/
					/
					/
					/
					/

使用方法:(1)无盖章或签字的医嘱无效。(2)长期医嘱由粗线边缘,临时医嘱由细线边缘起写,务求端正。(3)临时医嘱要写明时间。(4)停药的医嘱必须重新写明。(5)长期医嘱每周重整一次。

注　意:(1)限用原子笔用力书写。(2)除非附有处方签,勿用此医嘱单。　　夹存病历

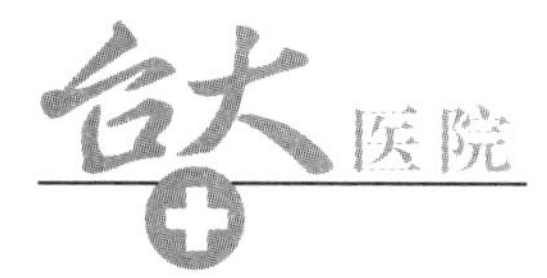

台湾大学医学院附属医院

乳癌 □ 全部 □ 部分 乳房切除并腋窝淋巴清除术（单、双侧）医嘱单

病历号　　　　　　姓名　　　　　　床号　　　　　　第 4 页

性别	男　女	年龄		过敏记录		自费　医保
开始日期	**停止日期**	**（长期）**	**（临时）**	**医　嘱**	**医师盖章**	**护士签字**
				〈乳癌 □ 全部 □ 部分 乳房切除并腋窝淋巴清除术（单、双侧），术后医嘱〉		/
		术后测体温、脉搏、呼吸、血压				/
		活动：患者耐受				/
		普食：患者耐受				/
		对乙酰氨基酚（500 mg/片）1 片 qid 口服				/
		氧化镁（250 mg/片）1 片 qid 口服				/
		双氨酚酸钠（100 mg/片）1 片 st 口服				/
		其他：（医师得依病人病情更改上列药物）				/
		______________________				/
		适应证：______________________				/
		记录每日引流量				/
						/
						/
						/
						/
						/
						/
						/
						/
						/
						/
						/
						/
						/
						/
						/

使用方法：(1) 无盖章或签字的医嘱无效。(2) 长期医嘱由粗线边缘，临时医嘱由细线边缘起写，务求端正。(3) 临时医嘱要写明时间。(4) 停药的医嘱必须重新写明。(5) 长期医嘱每周重整一次。

注　意：(1) 限用原子笔用力书写。(2) 除非附有处方签，勿用此医嘱单。　　夹存病历

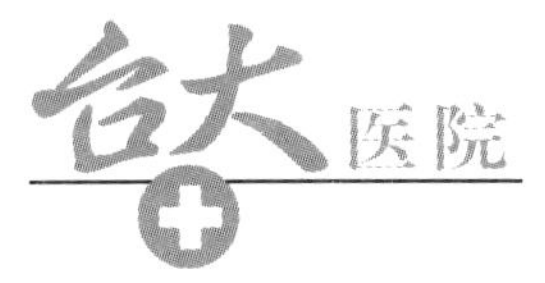

台湾大学医学院附属医院

乳癌 □ 全部 □ 部分 乳房切除并腋窝淋巴清除术(单、双侧)医嘱单

病历号　　姓名　　床号　　第 5 页

性别	男　女	年龄		过敏记录		自费　医保

开始日期	停止日期	(长期)	(临时) 医嘱	医师盖章	护士签字
			〈乳癌 □ 全部 □ 部分 乳房切除并腋窝淋巴清除术(单、双侧),出院医嘱〉		/
			予以出院,医师________		/
			门诊预约单:____年____月____日,医师________		/
			出院前换药		/
			出院带药:		/
			对乙酰氨基酚(500 mg/片)1 片 qid 口服 连续 3 天		/
			其他:(医师得依病人病情更改上列药物)		/
			____________________________		/
			适应证:________________________		/
			出院状态:		/
			□ 是□ 否　病人生命体征稳定,正常体温≤37.5℃		/
			□ 是□ 否　静脉点滴及尿管拔除		/
			□ 是□ 否　手术伤口及引流液无出血迹象		/
			□ 是□ 否　淋巴液引流量少于 100 ml/天		/
			□ 是□ 否　可正确执行倒引流液的步骤方法		/
					/
					/
					/
					/
					/
					/
					/
					/
					/
					/
					/

使用方法:(1) 无盖章或签字的医嘱无效。(2) 长期医嘱由粗线边缘,临时医嘱由细线边缘起写,务求端正。(3) 临时医嘱要写明时间。(4) 停药的医嘱必须重新写明。(5) 长期医嘱每周重整一次。

注　意:(1) 限用原子笔用力书写。(2) 除非附有处方签,勿用此医嘱单。　夹存病历

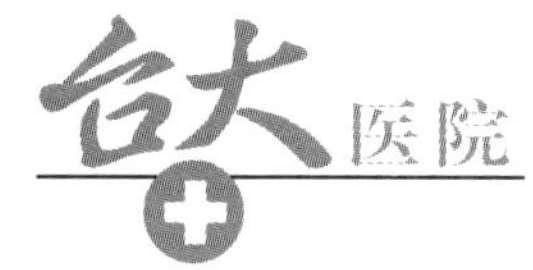

台湾大学医学院附属医院

临床路径收案标准

病历号　　　　姓名　　　　床号　　　　第 1 页

〈心房/心室中隔缺损修补术　标准〉

纳入标准：

- □ 年龄 >4 个月
- □ 简单房间隔缺损、室间隔缺损或心房心室中隔缺损

排除标准：

- □ 年龄≤4 个月
- □ 合并其他心脏疾病（例：主动脉狭窄/离断、心肌病、梗死性心律失常）
- □ 严重肺动脉高压
- □ 肺炎或呼吸衰竭
- □ 感染
- □ 其他可能影响心脏手术护理和结果的情况（例：先天性异常、妊娠、慢性阻塞性肺疾病等）
- □ 出血倾向

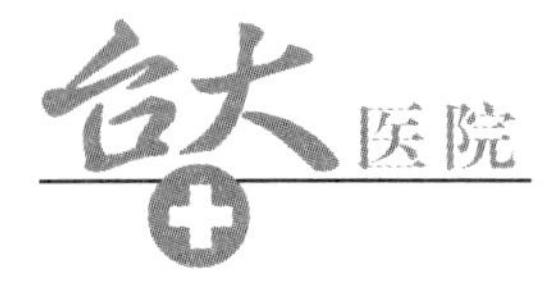

台湾大学医学院附属医院

心房/心室中膈缺损修补术(ASD/VSD)医嘱单

病历号　　　　　　　　　　姓名　　　　　　　　　　床号　　　　　　　　　　第2页

性别	男　女	年龄		过敏记录		自费　医保

开始日期	停止日期	(长期)	(临时)	医嘱	医师盖章	护士签字
				〈心房/心室中膈缺损修补术,入院医嘱〉		/
		主管医师:主治医师________/住院医师________				/
		诊断:				/
		药物过敏:□ 无　□ ________				/
		常规测体温、脉搏、呼吸、血压				/
		活动:				/
						/
						/
						/
						/
						/
						/
						/
						/
						/
						/
						/
						/
						/
						/
						/
						/
						/
						/
						/
						/
						/
						/
						/

使用方法:(1) 无盖章或签字的医嘱无效。(2) 长期医嘱由粗线边缘,临时医嘱由细线边缘起写,务求端正。(3) 临时医嘱要写明时间。(4) 停药的医嘱必须重新写明。(5) 长期医嘱每周重整一次。

注　意:(1) 限用原子笔用力书写。(2) 除非附有处方签,勿用此医嘱单。　　夹存病历

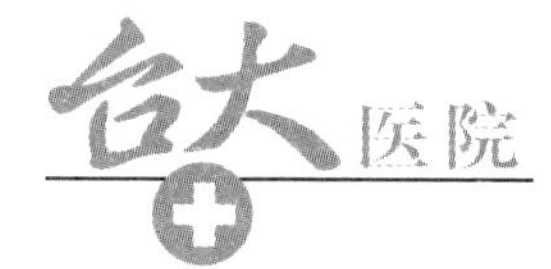

台湾大学医学院附属医院

心房/心室中膈缺损修补术(ASD/VSD)医嘱单

病历号　　　　　　　　　　姓名　　　　　　　　　　床号　　　　　　　　　　第 3 页

性别	男　　女	年龄		过敏记录		自费　　医保

开始日期	停止日期	(长期)	(临时) 医嘱	医师盖章	护士签字
			〈心房/心室中膈缺损修补术,术前医嘱〉		/
			禁食 □ 开始时间 ____am/pm		/
			诊断大于 4 个月(□ ASD　□ VSD)		/
			麻醉基本资料及麻醉同意书签字		/
			手术同意书签字□ 检验标本收集同意书签字		/
			□ 自费同意书		/
			2.5% 葡萄糖 0.45% NaCl 溶液(500 ml/瓶)500 ml 静脉点滴 开始时间____		/
			□ 台大 1 号 + 50% 葡萄糖注射液(20 ml/安瓿)40 ml, < 10 kg		/
			(4 ml/kg/时)设置 ____ml/小时 开始时间____		/
			□ 台大 1 号 + 50% 葡萄糖注射液(20 ml/安瓿)40 ml, < 10 kg		/
			(6 ml/kg/时)设置 ____ml/小时 开始时间____		/
			备皮:□ 否　□ 是,部位:		/
			备血:□ 全血【□ 新鲜 □ 冰藏库存】____单位		/
			□ 浓缩红细胞 ____ 单位、□ 新鲜冷冻血浆 ____ 单位、□ 血小板 ____ 单位		/
			康复科(大于 10 岁)及麻醉科术前访视		/
			肺活呼吸球/Coach 呼吸功能锻炼(大于 10 岁)		/
			心电图,胸片,血常规,总胆红素,谷草转氨酶,尿素氮,肌酐,钠,钾,钙,镁,氯,凝血酶原时间/活化部分凝血活酶时间		/
			麻醉前用药(参照麻醉访视单)		/
			比沙可啶栓剂(10 mg/片)____片睡前直肠给药		/
			头孢唑啉(1 000 mg/瓶)____mg 静脉滴注于患者入手术室前 30 分钟		/
			执行(儿童:15 ~ 35 mg/kg 立即执行,成人:250 ~ 1 500 mg 立即执行)		/
			□ 喷他淀粉(10%, 500 ml/袋)____袋(或白蛋白____瓶)及头孢		/
			唑啉____瓶		/
			□ 其他:________________		/
			适应证:________________		/
			送病人至手术室 □ 时间 ____, □ 携病历		/
			□ 其他:____		/

使用方法:(1) 无盖章或签字的医嘱无效。(2) 长期医嘱由粗线边缘,临时医嘱由细线边缘起写,务求端正。(3) 临时医嘱要写明时间。(4) 停药的医嘱必须重新写明。(5) 长期医嘱每周重整一次。

注　意:(1) 限用原子笔用力书写。(2) 除非附有处方签,勿用此医嘱单。　　　　夹存病历

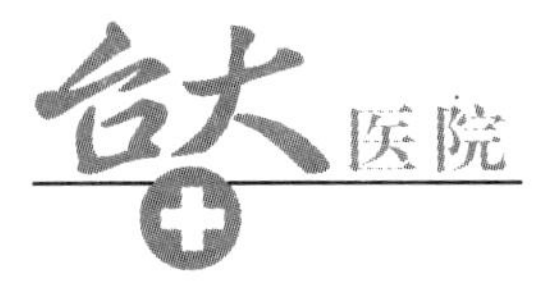

台湾大学医学院附属医院

心房/心室中膈缺损修补术(ASD/VSD)医嘱单

病历号　　姓名　　床号　　第4页

性别	男　女	年龄		过敏记录		自费　医保
开始日期	停止日期	(长期)	(临时)	医嘱	医师盖章	护士签字
				〈心房/心室中膈缺损修补术,术后 ICU 医嘱〉		/
		诊断大于4个月(□ ASD □ VSD)				/
		禁食,胃肠减压				/
		活动:保护性约束				/
				盐酸多巴胺(400 mg/250 ml/袋)维持 ____ml/小时 静脉点滴		/
				(____ μg/kg/min,最大至20μg/kg/min)		/
				硝酸甘油注射液(50 mg/10 ml/安瓿)__ mg 溶于__ ml 5% 葡萄糖		/
				溶液或生理盐水维持__ ml/小时静脉滴注(__ μg/kg/min,0.5 ~ 3μg/kg/min)		/
				镇静药:(醒后)异丙酚(200 mg/20 ml/安瓿)		/
				最初 ____ml/小时(____μg/kg/小时)静脉点滴		/
				头孢唑啉(1 000 mg/瓶)____mg q8h 静脉滴注		/
				(儿童:15 ~ 35 mg/kg q8h;成人:250 mg ~ 1 500 mg q8h)		/
				硫酸沙丁胺醇(5 mg/2.5 ml/安瓿)____安瓿 每__小时 IH		/
				(0.05 ~ 0.25 mg/kg/dose,q6 ~ 8h)		/
				呋喃苯胺酸注射液(20 mg/2 ml/安瓿)____mg 每__小时 静脉滴注		/
				(儿童:1 ~ 2 mg/kg/剂;成人:20 ~ 80 mg/天)		/
				甲胺呋硫注射液(50 mg/2 ml/安瓿)____mg 每__小时 静脉滴注		/
				(儿童:2 ~ 4 mg/kg/天;Adult:50 mg/剂)		/
		□ 其他:____________________				/
		适应证:________________________				/
						/
						/
						/
						/
						/
						/
						/

使用方法:(1) 无盖章或签字的医嘱无效。(2) 长期医嘱由粗线边缘,临时医嘱由细线边缘起写,务求端正。(3) 临时医嘱要写明时间。(4) 停药的医嘱必须重新写明。(5) 长期医嘱每周重整一次。

注　意:(1) 限用原子笔用力书写。(2) 除非附有处方签,勿用此医嘱单。　　夹存病历

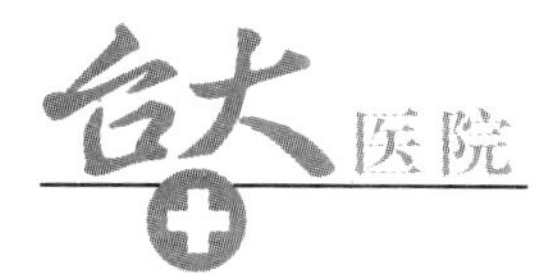

台湾大学医学院附属医院

心房/心室中膈缺损修补术(ASD/VSD)医嘱单

病历号　　　　　　　　　　姓名　　　　　　　　　　床号　　　　　　　　　　第 5 页

性别	男　女	年龄		过敏记录		自费　医保	

开始日期	停止日期	(长期)	(临时) 医嘱	医师盖章	护士签字
			〈心房/心室中膈缺损修补术,术后病房医嘱〉		/
		诊断大于 4 个月(☐ ASD ☐ VSD)			/
		术后测量体温、脉搏、呼吸、血压			/
		活动:如康复训练			/
		饮食____			/
		记录尿量、尿色 q8h ×3 天			/
		记录胸腔引流液的量、颜色 q8h			/
		记录自体输血系统引流量、颜色 q8h			/
		体重 qd ×3 天			/
		手术后 4 ~5 天,心电图、胸片检查			/
		手术后 4 ~5 天,血常规/分类计数检查			/
		☐ 头孢唑啉(1 000 mg/瓶)____mg q8h 静脉滴注 直到术后第 3 天或____			/
		另一支头孢唑啉(1 000 mg/瓶)于胸导管拔除后应用			/
		(儿童: 15 ~35 mg/kg q8h; 成人: 250 ~1 500 mg q8h)			/
		呋喃苯胺酸(儿童: 1 ~2 mg/kg/剂; 成人: 20 ~80 mg/天)			/
		☐ 呋喃苯胺酸片(40 mg/片)____片 qd 口服			/
		☐ 呋喃苯胺酸口服溶液(10 mg/ml, 30 ml/瓶)____ml ☐ qd ☐ bid 口服			/
		地高辛			/
		☐ 地高辛片(0.25 mg/片)____片 qd 口服			/
		☐ 地高辛酏剂(50 μg/ml, 60 ml/瓶)____ml qd 口服(6 ~10 μg/kg/天)			/
		对乙酰氨基酚			/
		☐ 对乙酰氨基酚(500 mg/片)____片 qid 口服			/
		☐ 对乙酰氨基酚(80 mg/片)____片 qid 口服			/
		☐ 对乙酰氨基酚糖浆(24 mg/ml, 60 ml/瓶)____ml qid 口服			/
		☐ 铝碳酸镁(500 mg/片)____片 qid 口服			/
					/
					/
					/

使用方法:(1) 无盖章或签字的医嘱无效。(2) 长期医嘱由粗线边缘,临时医嘱由细线边缘起写,务求端正。(3) 临时医嘱要写明时间。(4) 停药的医嘱必须重新写明。(5) 长期医嘱每周重整一次。

注　意:(1) 限用原子笔用力书写。(2) 除非附有处方签,勿用此医嘱单。　　夹存病历

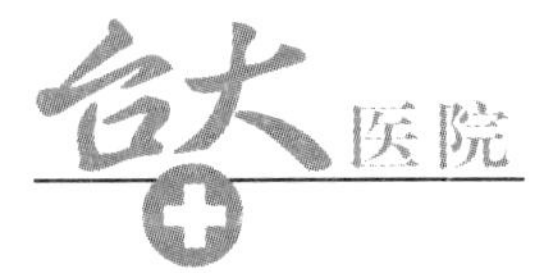

台湾大学医学院附属医院

心房/心室中膈缺损修补术(ASD/VSD)医嘱单

病历号　　　　姓名　　　　床号　　　　第 6 页

性别	男　女	年龄		过敏记录		自费　医保

开始日期	停止日期	(长期)	(临时)	医嘱	医师盖章	护士签字
				〈心房/心室中膈缺损修补术,术后病房医嘱〉		/
		硫酸沙丁胺醇(5 mg/2.5 ml/安瓿)____安瓿 q __h IH				/
		(0.05 ~0.25 mg/kg/剂, q6 ~8h)				/
		□ 胸腔护理				/
		□ 叩击后吸引				/
		盐酸哌替啶注射液(50 mg/ml/安瓿)____mg q __h 必要时肌内注射				/
		(儿童: 1.1 ~1.8 mg/kg, 直到成人用量; 成人: 50 ~150 mg, q3 ~4h 需要时)				/
		□ 其他:________________				/
		适应证:________________				/
						/
						/
						/
						/
						/
						/
						/
						/
						/
						/
						/
						/
						/
						/
						/
						/
						/
						/
						/
						/

使用方法:(1) 无盖章或签字的医嘱无效。(2) 长期医嘱由粗线边缘,临时医嘱由细线边缘起写,务求端正。
(3) 临时医嘱要写明时间。(4) 停药的医嘱必须重新写明。(5) 长期医嘱每周重整一次。

注　意:(1) 限用原子笔用力书写。(2) 除非附有处方签,勿用此医嘱单。　　夹存病历

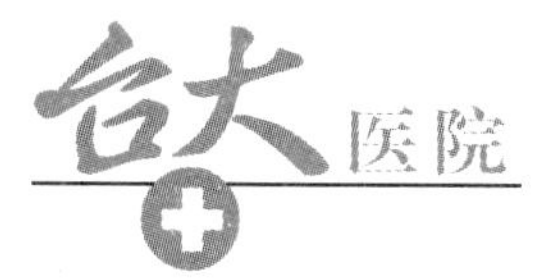

台湾大学医学院附属医院

心房/心室中膈缺损修补术(ASD/VSD)医嘱单

病历号　　　　　　　　姓名　　　　　　　　床号　　　　　　　　第 7 页

性别	男　女	年龄		过敏记录		自费　医保
开始日期	停止日期	(长期)	(临时)	医　嘱	医师盖章	护士签字
				〈心房/心室中膈缺损修补术,出院医嘱〉		/
				诊断大于 4 个月(□ ASD □ VSD)		/
				并发症:		/
				予以出院,提出医生________		/
				门诊预约单:____年____月____日,由医生.________		/
				出院带药:		/
				呋喃苯胺酸(儿童:1 ~ 2 mg/kg/剂;成人:20 ~ 80 mg/天)		/
				□ 呋喃苯胺酸片(40 mg/片)____片 qd 口服		/
				□ 呋喃苯胺酸 口服溶液(10 mg/ml, 30 ml/瓶)___ml □ qd/□ bid 口服		/
				地高辛		/
				□ 地高辛片(0.25 mg/片)____片 qd 口服		/
				□ 地高辛酏剂(50 μg/ml, 60 ml/瓶)____ml qd 口服(6 ~ 10 μg/kg/天)		/
				对乙酰氨基酚		/
				□ 对乙酰氨基酚(500 mg/片)____片 qid 口服		/
				□ 对乙酰氨基酚糖浆(80 mg/片)____片 qid 口服		/
				对乙酰氨基酚糖浆(24 mg/ml, 60 ml/瓶)____ml qid 口服		/
				铝碳酸镁(500 mg/片)____片 qid 口服		/
				出院状态:		/
				纽约心功能分级:□ Ⅰ　□ Ⅱ　□ Ⅲ　□ Ⅳ		/
				伤口无感染,愈合良好　□ 是　□ 否		/
				□ 其他:______________________		/
				适应证:____________________________		/
						/
						/
						/

使用方法:(1) 无盖章或签字的医嘱无效。(2) 长期医嘱由粗线边缘,临时医嘱由细线边缘起写,务求端正。(3) 临时医嘱要写明时间。(4) 停药的医嘱必须重新写明。(5) 长期医嘱每周重整一次。

注　意:(1) 限用原子笔用力书写。(2) 除非附有处方签,勿用此医嘱单。　　夹存病历

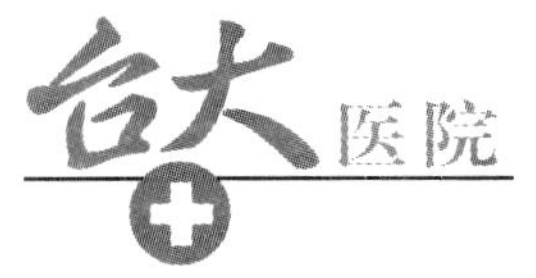

台湾大学医学院附属医院

临床路径收案标准

病历号　　　　　姓名　　　　　床号　　　　　第 1 页

〈冠状动脉绕道手术(CABG)　标准)〉

纳入标准:

- □ 择期 CABG
- □ 急诊 CABG
- □ CABG 联合手术

排除标准:

- □ 无

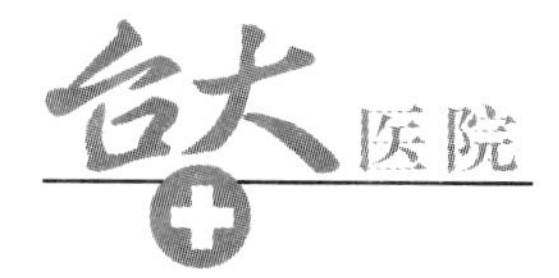

台湾大学医学院附属医院

冠状动脉绕道手术(CABG)医嘱单

病历号　　　　　　　　　　　　姓名　　　　　　　　　　　　床号　　　　　　　　　　　　第2页

性别	男　女	年龄		过敏记录		自费　医保

开始日期	停止日期	(长期)	(临时)	医　嘱	医师盖章	护士签字
				〈**冠状动脉搭桥手术,入院医嘱**〉		/
		主管医师:主治医师______/住院医师______				/
		诊断:				/
		药物过敏:				/
		常规测量体温、脉搏、呼吸、血压				/
		活动:患者耐受				/
		普食				/
				☐ 心电图		/
				☐ 胸片		/
				☐ 血细胞计数,血小板计数,凝血酶原时间,活化部分凝血活酶时间,白细胞分类计数		/
				☐ 总胆红素,谷草转氨酶,尿素氮,肌酐,钠,钾,氯,餐前血糖		/
				☐ 其他:__________________		/
				适应证:____________________		/
				麻醉科医师术前访视		/
						/
						/
						/
						/
						/
						/
						/
						/
						/
						/
						/
						/
						/
						/

使用方法:(1) 无盖章或签字的医嘱无效。(2) 长期医嘱由粗线边缘,临时医嘱由细线边缘起写,务求端正。(3) 临时医嘱要写明时间。(4) 停药的医嘱必须重新写明。(5) 长期医嘱每周重整一次。

注　意:(1) 限用原子笔用力书写。(2) 除非附有处方签,勿用此医嘱单。　　夹存病历

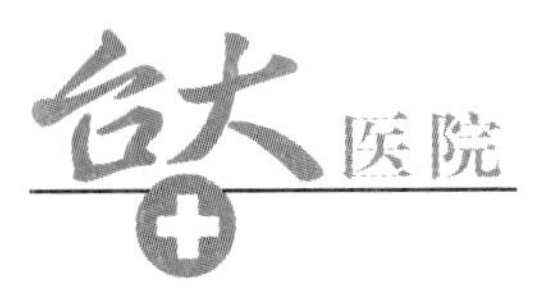

台湾大学医学院附属医院

冠状动脉绕道手术(CABG)医嘱单

病历号　　　　　　　　　　姓名　　　　　　　　　　床号　　　　　　　　　　第3页

性别	男　女	年龄		过敏记录		自费　医保

开始日期	停止日期	(长期)	(临时) 医嘱	医师盖章	护士签字
			〈冠状动脉搭桥手术,术前医嘱〉		/
			常规测量体温、脉搏、呼吸、血压		/
			午夜后禁食		/
			麻醉基本资料及麻醉同意书签字		/
			手术同意书、检验标本同意书签字 □ 自费同意书		/
			物理治疗科(胸腔物理治疗、心脏康复)会诊		/
			确定检查报告是否完成:如果未完成请告知相关医师		/
			血细胞计数,谷草转氨酶,谷丙转氨酶,总/直接胆红素,钠,钾,氯,白蛋白,血糖,凝血酶原时间,活化部分凝血活酶时间		/
			心电图,胸片		/
			呼吸功能训练		/
			2.5% 葡萄糖 0.45% 氯化钠注射液(500 ml/瓶) 500 ml 静脉滴注 开始时间:________		/
			备皮: □ 否 □ 是 阴部/大腿毛发		/
			备血:□ 全血【□ 新鲜 □ 库存】____单位		/
			□ 浓缩红细胞________单位 、□ 新鲜冰冻血浆 ________单位 、 □ 血小板________单位		/
			麻醉前用药(请参见麻醉科会诊)		/
			比沙可啶栓(10 mg/片)2 片睡前直肠给药		/
			将预防性抗生素送至手术室:		/
			□ 头孢唑林(1 000 mg/瓶)3 瓶		/
			□ 硝普钠(50 mg/瓶)2 瓶		/
			手术部位标记及佩戴手术手圈		/
			其他:(医师得依病人病情更改上列药物)		/
			____________________________		/
			适应证:________________________		/
			将患者送至手术室 □ 时间________,□ 携带病历等待		/
			□ X 线		/
					/

使用方法:(1) 无盖章或签字的医嘱无效。(2) 长期医嘱由粗线边缘,临时医嘱由细线边缘起写,务求端正。(3) 临时医嘱要写明时间。(4) 停药的医嘱必须重新写明。(5) 长期医嘱每周重整一次。

注　意:(1) 限用原子笔用力书写。(2) 除非附有处方签,勿用此医嘱单。　　　　夹存病历

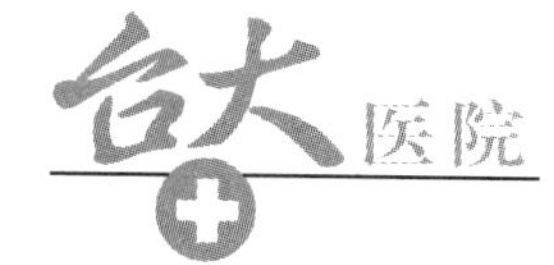

台湾大学医学院附属医院

冠状动脉绕道手术(CABG)医嘱单

病历号　　姓名　　床号　　第 4 页

性别	男　女	年龄		过敏记录		自费　医保

开始日期	停止日期	(长期)	(临时) 医嘱	医师盖章	护士签字
			〈冠状动脉搭桥手术,在 ICU 术后医嘱〉		/
		术后常规:(详见 ICU 常规表)			/
		硝酸甘油注射液(50 mg/ml/安瓿)静脉滴注			/
		盐酸多巴胺(400 mg/250 ml/袋)静脉滴注			/
		氯化钾注射液 (20 毫当量 钾 & 氯/10 ml)静脉滴注			/
		头孢唑啉(1 000 mg/安瓿)____mg q __h 静脉滴注(直至拔除胸管)			/
		□ 法莫替丁注射液(20 mg/安瓿) ____mg q12h 静脉滴注			/
		□ 雷尼替丁注射液(50 mg/2 ml/安瓿)____mg q8h 静脉滴注			/
		□ 呋塞米注射液(20 mg/2 ml/安瓿)____mg q 静脉滴注			/
		□ 硫酸特布他林 (5 mg/2 ml/安瓿)____安瓿 q6h IH			/
		□ 硫酸沙丁胺醇(5 mg/2.5 ml/安瓿)____安瓿 q6h IH			/
		□ 甲氧氯普胺注射液(10 mg/2 ml/安瓿)10 mg 立即执行 静脉滴注,之后维持 10 mg q8h 静脉滴注于拔管后第一天			/ /
		□ 盐酸哌替啶注射液(50 mg/ml/安瓿)____mg q6h 必要时肌内注射 当伤口疼痛时			/
		□ 吗啡注射液(10 mg/ml/安瓿)____mg q4 h 必要时静脉滴注 当伤口疼痛时			/
		□ 其他:____________			/
		适应证:____________			/
		预防栓塞措施			/
		□ 华法林			/
		□ 抑制因子,例如肝素			/
		□ 低剂量未分馏肝素			/
		□ 低分子肝素,例如贝米肝素、舍托肝素、达肝素、依诺肝素、瑞肝素或亭扎肝素			/ /
		□ 弹性袜			/
		□ 下腔静脉 过滤网			/
					/
					/

使用方法:(1) 无盖章或签字的医嘱无效。(2) 长期医嘱由粗线边缘,临时医嘱由细线边缘起写,务求端正。(3) 临时医嘱要写明时间。(4) 停药的医嘱必须重新写明。(5) 长期医嘱每周重整一次。

注　意:(1) 限用原子笔用力书写。(2) 除非附有处方签,勿用此医嘱单。　　夹存病历

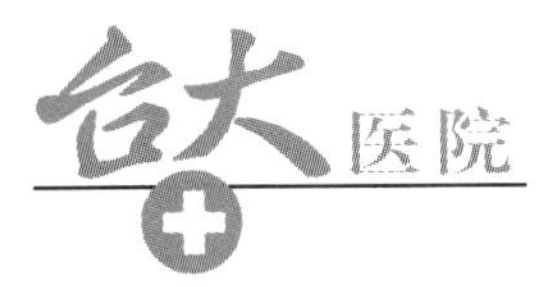

台湾大学医学院附属医院

冠状动脉绕道手术(CABG)医嘱单

病历号　　姓名　　床号　　第 5 页

性别	男　女	年龄		过敏记录		自费　医保	
开始日期	停止日期	(长期)	(临时)	医嘱		医师盖章	护士签字
				〈冠状动脉搭桥手术,ICU 常规〉			/
		活动:保护性约束					/
		禁食 胃肠减压					/
		生命体征、出入量 q1h					/
		检查意识状态,q4h 直至清醒					/
		收缩压,动脉血氧饱和度,中心静脉压,肺动脉压,肺动脉楔压,q1h					/
		静脉血氧饱和度,心输出量若持续监测则 q1h;若为不能持续监测的 Swan-Ganz 导管,静脉血氧饱和度 则 qd 于大夜班 5am 时抽血检查,并登录在呼吸流量表中,而心输出量则于入 ICU 第一天 bid 测量[即接好病人会完客后及当天 11pm 各一次,第二天时为 5am 和 5pm 测量;第一天以后则 qd (5am) 测量]					/ / / / /
		测量体重 qd					/
		听呼吸音 q8h 必要时用,长期医嘱					/
		检查脉搏 q4h 1 天,之后 qd					/
		胸片 qd					/
		伤口 换药 qd					/
		动脉血气,电解质,乳酸,血糖 q12h,必要时用一天(如果正常),之后 qd 必要时					/
		心电图 qd 必要时 3 天					/
		肌酸激酶,肌酸激酶-MB,镁 qd 必要时 3 天					/
		血细胞计数,尿素氮,肌酐,谷草转氨酶,胆红素 qd 必要时(如果正常则不抽)					/
		侵入性置管护理 qd(例如:中心静脉压,中心静脉置管,Swan-Ganz 导管,静脉留置针等)					/
		拔管前全阶呼吸量测定,最大吸气压和最大呼气压测定					/
							/
							/
							/
							/
							/
							/

使用方法:(1) 无盖章或签字的医嘱无效。(2) 长期医嘱由粗线边缘,临时医嘱由细线边缘起写,务求端正。(3) 临时医嘱要写明时间。(4) 停药的医嘱必须重新写明。(5) 长期医嘱每周重整一次。

注　意:(1) 限用原子笔用力书写。(2) 除非附有处方签,勿用此医嘱单。　　夹存病历

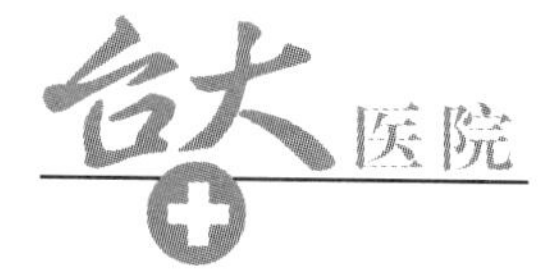

台湾大学医学院附属医院

冠状动脉绕道手术(CABG)医嘱单

病历号　　　　　　　　姓名　　　　　　　　床号　　　　　　　　第 6 页

性别	男　女	年龄		过敏记录		自费　医保

开始日期	停止日期	(长期)	(临时)	医嘱	医师盖章	护士签字
				〈冠状动脉搭桥手术,术后医嘱　病房〉		/
		术后测量体温、脉搏、呼吸、血压				/
		心电监护必要时用,长期医嘱				/
		吸氧				/
		记录体重 qd 3 天,计尿量 q8h 3 天				/
		血细胞计数,白细胞分类计数,谷草转氨酶,谷丙转氨酶,总/直接胆红素,钠,K,				/
		氯,肾功能(尿素氮,肌酐,尿酸),白蛋白,C 反应蛋白,餐前血糖 术后第六天				/
		呼吸功能训练				/
		饮食:____				/
		头孢唑啉(1 000 mg/瓶)____mg q __h 静脉滴注(直至拔除胸管)				/
		阿司匹林(100 mg/片)1 片 qd 口服				/
		呋塞米片(40 mg/片)____片 □ qd/□ bid 口服				/
		单硝酸异山梨酯(20 mg/片)____片 □ qd/□ bid 口服				/
		对乙酰氨基酚(500 mg/片)____片 qid 口服				/
		铝碳酸镁(500 mg/片)____片 qid 口服				/
		其他:(医师得依病人病情更改上列药物)				/
		______________________________				/
		适应证:__________________________				/
		预防栓塞措施				/
		□ 华法林				/
		□ 抑制因子,例如肝素				/
		□ 低剂量未分馏肝素(LDUH)				/
		□ 低分子肝素(LMWH),例如贝米肝素、舍托肝素、达肝素、依诺肝素、瑞肝				/
		素或亭扎肝素				/
		□ 弹性袜				/
		□ 下腔静脉过滤网				/
						/
						/

使用方法:(1) 无盖章或签字的医嘱无效。(2) 长期医嘱由粗线边缘,临时医嘱由细线边缘起写,务求端正。(3) 临时医嘱要写明时间。(4) 停药的医嘱必须重新写明。(5) 长期医嘱每周重整一次。

注　意:(1) 限用原子笔用力书写。(2) 除非附有处方签,勿用此医嘱单。　　　　夹存病历

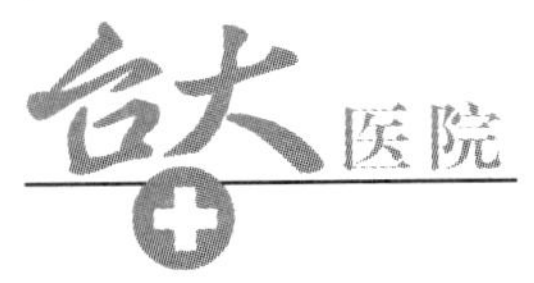

台湾大学医学院附属医院

冠状动脉绕道手术(CABG)医嘱单

病历号　　　　　　　　姓名　　　　　　　　床号　　　　　　　　第7页

性别	男　　女	年龄		过敏记录		自费　　医保

开始日期	停止日期	(长期)	(临时) 医嘱	医师盖章	护士签字
			〈冠状动脉搭桥手术,出院医嘱〉		/
			可以出院,________医师同意		/
			出院日期:____年____月____日		/
			门诊预约单:____年____月____日,________医生		/
			出院带药:		/
			阿司匹林(100 mg/片)1 片 qd 口服		/
			地高辛片(0.25 mg/片)____片 qd 口服		/
			呋塞米片(40 mg/片)____片 □ qd/□ bid 口服		/
			对乙酰氨基酚(500 mg/片)____片 qid 口服		/
			铝碳酸镁(500 mg/片)____片 qid 口服		/
			单硝酸异山梨酯(20 mg/片)1 片 □ qd/□ bid 口服		/
			其他:(医师得依病人病情更改上列药物)		/
			____________________________		/
			适应证:________________________		/
			出院状态:		/
			纽约心脏病学会心功能分级:□ Ⅰ　□ Ⅱ　□ Ⅲ　□ Ⅳ		/
			□ 是□ 否　伤口出血或感染		/
			□ 是□ 否　病人可忍受伤口疼痛		/
			□ 是□ 否　进食情况可,无脱水现象及水肿情形		/
			□ 是□ 否　病人宣教包括:依出院卫生指导手册内容		/
					/
					/
					/
					/
					/
					/
					/

使用方法:(1) 无盖章或签字的医嘱无效。(2) 长期医嘱由粗线边缘,临时医嘱由细线边缘起写,务求端正。(3) 临时医嘱要写明时间。(4) 停药的医嘱必须重新写明。(5) 长期医嘱每周重整一次。

注　　意:(1) 限用原子笔用力书写。(2) 除非附有处方签,勿用此医嘱单。　　　　夹存病历

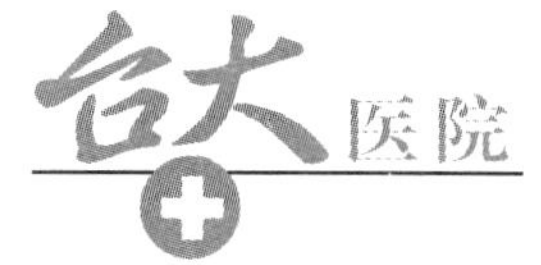

临床路径收案标准

病历号　　姓名　　床号　　第 1 页

〈肾移植　标准〉

纳入标准:

☐ 终末期肾脏疾病

排除标准:

☐ 癌症患者

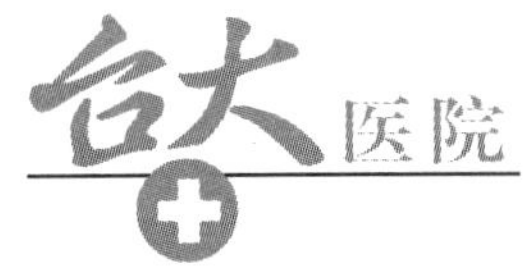

台湾大学医学院附属医院

肾脏移植医嘱单

病历号　　　　姓名　　　　床号　　　　第 2 页

性别	男　女		年龄		过敏记录		自费　医保

开始日期	停止日期	(长期)	(临时) 医嘱	医师盖章	护士签字
			〈肾移植,术前医嘱〉		/
			主管医师:主治医师________/住院医师______		/
			诊断:终末期肾脏疾病需肾移植		/
			药物过敏:□ 否 □ ________		/
			□ 放出腹膜透析液		/
			麻醉基本资料及麻醉同意书签字		/
			手术同意书、检验标本收集同意书签字		/
			麻醉科医师术前访视		/
			手术部位标示及佩戴手术手圈		/
			心电图,胸片		/
			血细胞计数+血小板计数,生化,钠,钾,钙,镁,凝血酶原时间,活化部分凝血活酶时间,血糖,既存抗体		/
			血型		/
			术前免疫抑制 1~2 小时术前		/
			□ 环孢素(100 或 25 mg/片)____mg 口服		/
			□ 他克莫司(5,1 或 0.5 mg/片)____mg 口服		/
			□ 吗替麦考酚酯(250 mg/片)____mg 口服		/
			□ 麦考酚酯(180 mg/片)____mg 口服		/
			2.5% 葡萄糖 0.45% 氯化钠注射液 (500 ml/瓶)500 ml 静脉滴注 开始时间:____		/
			头孢唑啉(1 000 mg/瓶)____mg 术前准备 静脉滴注		/
			制霉菌素(100 000 单位/ml,24 ml/瓶)5 ml qid 漱口和吞咽		/
			法莫替丁注射液(20 mg/瓶)____mg 术前准备 静脉滴注		/
			将患者送至手术室并携带以下药物等待:		/
			甲基氢化泼尼松龙(500 mg/瓶)2 瓶		/
			庆大霉素(80 mg/2 ml/瓶)1 瓶(冲洗用)		/
			呋塞米注射液(20 mg/2 ml/瓶)5 瓶		/
			备束腹带		/
			其他:(医师得依病人病情更改上列药物)		/
			________________________		/
			适应证:____________________		/

使用方法:(1) 无盖章或签字的医嘱无效。(2) 长期医嘱由粗线边缘,临时医嘱由细线边缘起写,务求端正。(3) 临时医嘱要写明时间。(4) 停药的医嘱必须重新写明。(5) 长期医嘱每周重整一次。

注　意:(1) 限用原子笔用力书写。(2) 除非附有处方签,勿用此医嘱单。　　夹存病历

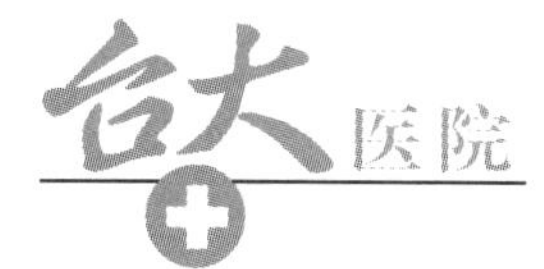

台湾大学医学院附属医院

肾脏移植医嘱单

病历号　　　　　　　　姓名　　　　　　　　床号　　　　　　　　第3页

性别	男　女	年龄		过敏记录		自费　医保

开始日期	停止日期	(长期)	(临时)	医嘱	医师盖章	护士签字
				〈肾移植，术中医嘱〉		/
				甲基氢化泼尼松龙(50 mg/瓶) ____mg 缓慢静脉滴注 血管再生前		/
						/
				呋塞米注射液(20 mg/2 ml/瓶) ____mg 血管再生后		/
				必要时用，长期医嘱 静脉滴注		/
				□ 其他：________________		/
				适应证：________________		/
						/
						/
						/
						/
						/
						/
						/
						/
						/
						/
						/
						/
						/
						/
						/
						/
						/
						/
						/
						/
						/

使用方法：(1) 无盖章或签字的医嘱无效。(2) 长期医嘱由粗线边缘，临时医嘱由细线边缘起写，务求端正。(3) 临时医嘱要写明时间。(4) 停药的医嘱必须重新写明。(5) 长期医嘱每周重整一次。

注　意：(1) 限用原子笔用力书写。(2) 除非附有处方签，勿用此医嘱单。　　　　夹存病历

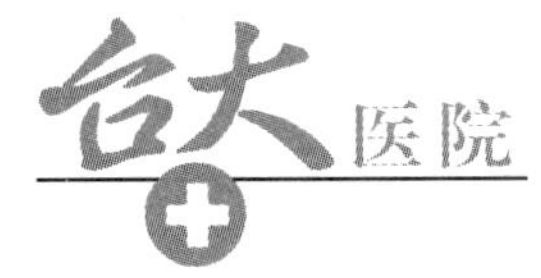

台湾大学医学院附属医院

肾脏移植医嘱单

病历号　　　　　　　　姓名　　　　　　　　床号　　　　　　　　第 4 页

性别	男　女	年龄		过敏记录		自费　医保

开始日期	停止日期	(长期)	(临时) 医嘱	医师盖章	护士签字
			〈肾移植,术后免疫抑制医嘱〉		/
			1. 激素:		/
			□ 方案 1		/
			甲基氢化泼尼松龙 g(40 mg/瓶)		/
			手术日期:　　　　时间:		/
			术后第 1 天____mg q6h 静脉滴注 ________		/
			术后第 2 天____mg q6h 静脉滴注 ________		/
			术后第 3 天____mg q6h 静脉滴注 ________		/
			术后第 4 天____mg q6h 静脉滴注 ________		/
			术后第 5 天____mg q8h 静脉滴注 ________		/
			术后第 6 天____mg q12h 静脉滴注 5am－5pm		/
			术后第 7 天____mg qd 静脉滴注 5pm		/
			泼尼松龙(5 mg/片)		/
			术后第 8 天～出院 ____mg qd 口服 开始时间: ____		/
			□ 方案 2		/
			甲基氢化泼尼龙 g(40 mg/瓶)		/
			手术日期:　　　　时间:		/
			术后第 1 天____mg qd 静脉滴注 ________		/
			术后第 2 天____mg qd 静脉滴注 ________		/
			术后第 3 天____mg qd 静脉滴注 ________		/
			术后第 4 天____mg qd 静脉滴注 ________		/
			术后第 5 天____mg qd 静脉滴注 ________		/
			术后第 6 天____mg qd 静脉滴注 ________		/
			泼尼松龙(5 mg/片)		/
			术后第 8 天～出院 ____mg qd 口服 开始时间: ____		/
					/
					/

使用方法:(1) 无盖章或签字的医嘱无效。(2) 长期医嘱由粗线边缘,临时医嘱由细线边缘起写,务求端正。(3) 临时医嘱要写明时间。(4) 停药的医嘱必须重新写明。(5) 长期医嘱每周重整一次。

注　意:(1) 限用原子笔用力书写。(2) 除非附有处方签,勿用此医嘱单。　　夹存病历

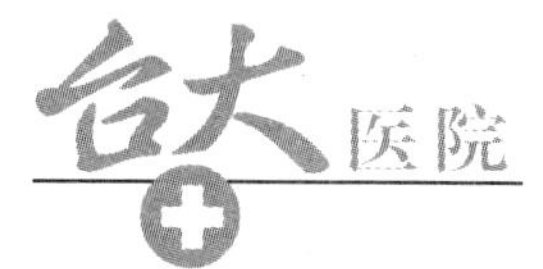

台湾大学医学院附属医院

肾脏移植医嘱单

病历号　　姓名　　床号　　第 5 页

性别	男　女	年龄		过敏记录		自费　医保

开始日期	停止日期	(长期)	(临时)	医嘱	医师盖章	护士签字
				〈肾移植，术后免疫抑制医嘱〉		/
				环孢素(100 或 25 mg/片)		/
				手术日期：　　时间：		/
				☐ 环孢素 术后第 1 天____mg q12h 口服 ________		/
				☐ 环孢素 术后第 2 天____mg q12h 口服 ________		/
				☐ 环孢素 术后第 3 天____mg q12h 口服 ________		/
				☐ 环孢素 术后第 4 天____mg q12h 口服 ________		/
				☐ 环孢素 术后第 5 天____mg q12h 口服 ________		/
				☐ 环孢素 术后第 6 天____mg q12h 口服 ________		/
				☐ 环孢素 术后第 7 天____mg q12h 口服 ________		/
				☐ 环孢素 术后第 8 天____mg q12h 口服 ________		/
				☐ 环孢素 术后第 9 天____mg q12h 口服 ________		/
				☐ 环孢素 术后第 10 天____mg q12h 口服 ________		/
				☐ 环孢素 术后第 11 天____mg q12h 口服 ________		/
				☐ 环孢素 术后第 12 天____mg q12h 口服 ________		/
				☐ 环孢素 术后第 13 天____mg q12h 口服 ________		/
				☐ 环孢素 术后第 14 天____mg q12h 口服 ________		/
						/
						/
						/
						/
						/
						/
						/
						/
						/
						/

使用方法：(1) 无盖章或签字的医嘱无效。(2) 长期医嘱由粗线边缘，临时医嘱由细线边缘起写，务求端正。(3) 临时医嘱要写明时间。(4) 停药的医嘱必须重新写明。(5) 长期医嘱每周重整一次。

注　意：(1) 限用原子笔用力书写。(2) 除非附有处方签，勿用此医嘱单。　　夹存病历

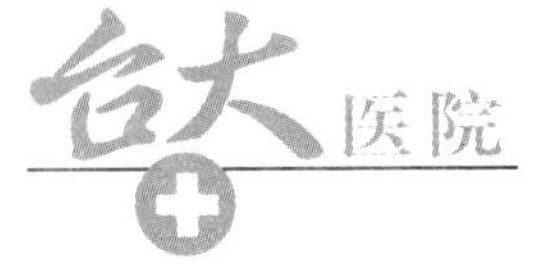

台湾大学医学院附属医院

肾脏移植医嘱单

病历号　　　　　　　　　　姓名　　　　　　　　　　床号　　　　　　　　　　第 6 页

性别	男　女	年龄		过敏记录		自费　医保

开始日期	停止日期	(长期)	(临时) 医嘱	医师盖章	护士签字
			〈**肾移植,术后免疫抑制医嘱**〉		/
			他克莫司(5,1 或 0.5 mg/片)		/
			手术日期:　　　　　时间:		/
			□ 他克莫司 术后第 1 天____mg q12h 口服 ________		/
			□ 他克莫司 术后第 2 天____mg q12h 口服 ________		/
			□ 他克莫司 术后第 3 天____mg q12h 口服 ________		/
			□ 他克莫司 术后第 4 天____mg q12h 口服 ________		/
			□ 他克莫司 术后第 5 天____mg q12h 口服 ________		/
			□ 他克莫司 术后第 6 天____mg q12h 口服 ________		/
			□ 他克莫司 术后第 7 天____mg q12h 口服 ________		/
			□ 他克莫司 术后第 8 天____mg q12h 口服 ________		/
			□ 他克莫司 术后第 9 天____mg q12h 口服 ________		/
			□ 他克莫司 术后第 10 天____mg q12h 口服 ________		/
			□ 他克莫司 术后第 11 天____mg q12h 口服 ________		/
			□ 他克莫司 术后第 12 天____mg q12h 口服 ________		/
			□ 他克莫司 术后第 13 天____mg q12h 口服 ________		/
			□ 他克莫司 术后第 14 天____mg q12h 口服 ________		/
					/
					/
					/
					/
					/
					/
					/
					/
					/
					/

使用方法:(1) 无盖章或签字的医嘱无效。(2) 长期医嘱由粗线边缘,临时医嘱由细线边缘起写,务求端正。(3) 临时医嘱要写明时间。(4) 停药的医嘱必须重新写明。(5) 长期医嘱每周重整一次。

注　意:(1) 限用原子笔用力书写。(2) 除非附有处方签,勿用此医嘱单。　　夹存病历

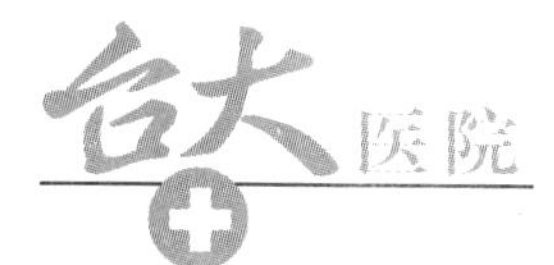

台湾大学医学院附属医院

肾脏移植医嘱单

病历号　　　　姓名　　　　床号　　　　第7页

性别	男　女	年龄		过敏记录		自费　医保

开始日期	停止日期	(长期)	(临时) 医嘱	医师盖章	护士签字
			〈肾移植，术后免疫抑制医嘱〉		/
			吗替麦考酚酯(250 mg/片)		/
			手术日期：　　　时间：		/
			□ 吗替麦考酚酯 术后第1天____mg q12h 口服 ________		/
			□ 吗替麦考酚酯 术后第2天____mg q12h 口服 ________		/
			□ 吗替麦考酚酯 术后第3天____mg q12h 口服 ________		/
			□ 吗替麦考酚酯 术后第4天____mg q12h 口服 ________		/
			□ 吗替麦考酚酯 术后第5天____mg q12h 口服 ________		/
			□ 吗替麦考酚酯 术后第6天____mg q12h 口服 ________		/
			□ 吗替麦考酚酯 术后第7天____mg q12h 口服 ________		/
			□ 吗替麦考酚酯 术后第8天____mg q12h 口服 ________		/
			□ 吗替麦考酚酯 术后第9天____mg q12h 口服 ________		/
			□ 吗替麦考酚酯 术后第10天____mg q12h 口服 ________		/
			□ 吗替麦考酚酯 术后第11天____mg q12h 口服 ________		/
			□ 吗替麦考酚酯 术后第12天____mg q12h 口服 ________		/
			□ 吗替麦考酚酯 术后第13天____mg q12h 口服 ________		/
			□ 吗替麦考酚酯 术后第14天____mg q12h 口服 ________		/
					/
					/
					/
					/
					/
					/
					/
					/
					/
					/

使用方法：(1) 无盖章或签字的医嘱无效。(2) 长期医嘱由粗线边缘，临时医嘱由细线边缘起写，务求端正。(3) 临时医嘱要写明时间。(4) 停药的医嘱必须重新写明。(5) 长期医嘱每周重整一次。

注　意：(1) 限用原子笔用力书写。(2) 除非附有处方签，勿用此医嘱单。　　夹存病历

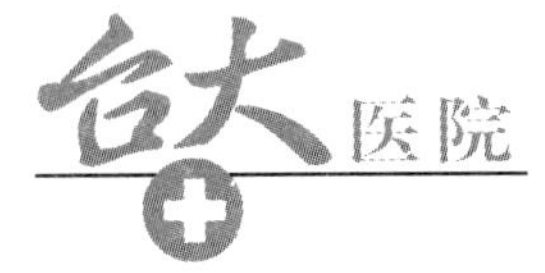

台湾大学医学院附属医院

肾脏移植医嘱单

病历号　　　　　　　　　　　　姓名　　　　　　　　　　　　床号　　　　　　　　　　　　第 8 页

性别	男　女	年龄		过敏记录		自费　医保

开始日期	停止日期	(长期)	(临时) 医　嘱	医师盖章	护士签字
			〈肾移植，术后免疫抑制医嘱〉		/
			麦考酚酯(180 mg/片)		/
			手术日期：　　　　时间：		/
			□ 麦考酚酯 术后第 1 天____mg q12h 口服 ________		/
			□ 麦考酚酯 术后第 2 天____mg q12h 口服 ________		/
			□ 麦考酚酯 术后第 3 天____mg q12h 口服 ________		/
			□ 麦考酚酯 术后第 4 天____mg q12h 口服 ________		/
			□ 麦考酚酯 术后第 5 天____mg q12h 口服 ________		/
			□ 麦考酚酯 术后第 6 天____mg q12h 口服 ________		/
			□ 麦考酚酯 术后第 7 天____mg q12h 口服 ________		/
			□ 麦考酚酯 术后第 8 天____mg q12h 口服 ________		/
			□ 麦考酚酯 术后第 9 天____mg q12h 口服 ________		/
			□ 麦考酚酯 术后第 10 天____mg q12h 口服 ________		/
			□ 麦考酚酯 术后第 11 天____mg q12h 口服 ________		/
			□ 麦考酚酯 术后第 12 天____mg q12h 口服 ________		/
			□ 麦考酚酯 术后第 13 天____mg q12h 口服 ________		/
			□ 麦考酚酯 术后第 14 天____mg q12h 口服 ________		/
					/
					/
					/
					/
					/
					/
					/
					/
					/
					/

使用方法：(1) 无盖章或签字的医嘱无效。(2) 长期医嘱由粗线边缘，临时医嘱由细线边缘起写，务求端正。(3) 临时医嘱要写明时间。(4) 停药的医嘱必须重新写明。(5) 长期医嘱每周重整一次。

注　意：(1) 限用原子笔用力书写。(2) 除非附有处方签，勿用此医嘱单。　　夹存病历

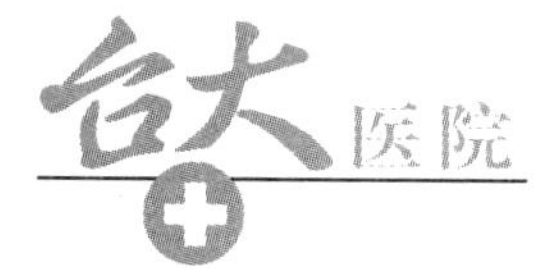

台湾大学医学院附属医院

肾脏移植医嘱单

病历号　　　　　　　　　　姓名　　　　　　　　　　床号　　　　　　　　　　第 9 页

性别	男　　女	年龄		过敏记录		自费　　医保

开始日期	停止日期	(长期)	(临时) 医嘱	医师盖章	护士签字
			〈**肾移植,术后免疫抑制医嘱**〉		/
			西罗莫司(1 mg/片; 60 mg/60 ml/瓶)		/
			手术日期:　　　　　　　时间:		/
			□ 西罗莫司 术后第 1 天____mg qd 口服 ________		/
			□ 西罗莫司 术后第 2 天____mg qd 口服 ________		/
			□ 西罗莫司 术后第 3 天____mg qd 口服 ________		/
			□ 西罗莫司 术后第 4 天____mg qd 口服 ________		/
			□ 西罗莫司 术后第 5 天____mg qd 口服 ________		/
			□ 西罗莫司 术后第 6 天____mg qd 口服 ________		/
			□ 西罗莫司 术后第 7 天____mg qd 口服 ________		/
			□ 西罗莫司 术后第 8 天____mg qd 口服 ________		/
			□ 西罗莫司 术后第 9 天____mg qd 口服 ________		/
			□ 西罗莫司 术后第 10 天____mg qd 口服 ________		/
			□ 西罗莫司 术后第 11 天____mg qd 口服 ________		/
			□ 西罗莫司 术后第 12 天____mg qd 口服 ________		/
			□ 西罗莫司 术后第 13 天____mg qd 口服 ________		/
			□ 西罗莫司 术后第 14 天____mg qd 口服 ________		/
					/
					/
					/
					/
					/
					/
					/
					/
					/
					/

使用方法:(1) 无盖章或签字的医嘱无效。(2) 长期医嘱由粗线边缘,临时医嘱由细线边缘起写,务求端正。
(3) 临时医嘱要写明时间。(4) 停药的医嘱必须重新写明。(5) 长期医嘱每周重整一次。

注　　意:(1) 限用原子笔用力书写。(2) 除非附有处方签,勿用此医嘱单。　　夹存病历

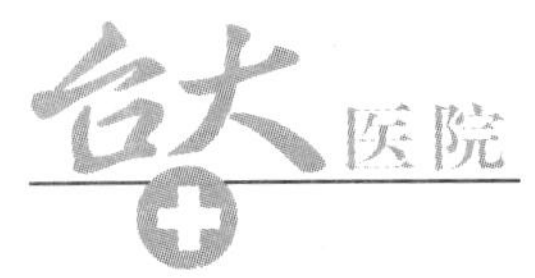

台湾大学医学院附属医院

肾脏移植医嘱单

病历号　　　　姓名　　　　床号　　　　第 10 页

性别	男　女	年龄		过敏记录		自费　医保	

开始日期	停止日期	(长期)	(临时) 医嘱	医师盖章	护士签字
			〈肾移植，术后医嘱〉		/
			手术日期		/
			测量体温、脉搏、呼吸、血压，q1h		/
			禁食 除用药外，测体重 qd		/
			中心静脉压 q8h，记录出入量 q1h		/
			乳酸钠林格液(500 ml/瓶) 500 ml 和 2.5% 葡萄糖 0.45% 氯化钠注射液 (500 ml/瓶)500 ml 静脉滴注 以上二选一： 如果尿量 >300 ml，每小时静脉补液 = 尿量 ×2/3 如果尿量 <100 ml，每小时静脉补液 = 尿量 +50 ml/小时 如果 100≤尿量≤300 ml，每小时静脉补液 = 尿量		/ / / / /
			制霉菌素(100 000 单位/ml，24 ml/瓶)5 ml qid 漱口咽下		/
			法莫替丁注射液 (20 mg/安瓿) ____mg q ____h 静脉滴注		/
			□ 盐酸哌替啶注射液 (50 mg/ml/安瓿) ____mg q4h 必要时肌内注射		/
			□ 布托啡诺鼻喷剂(25 mg/2.5 ml/瓶)1 喷 必要时用		/
			硝苯地平(5 mg/片)1 片 舌下含服 q6h 必要时，如果收缩压 > 170 mmHg		/
			血细胞计数 + 分类计数，白/球蛋白比，总胆红素，谷草转氨酶，谷丙转氨酶，碱性磷酸酶，γ 谷氨酰转肽酶，尿素氮，肌酐，尿酸，餐前血糖，钠，钾，钙，镁，尿液分析，第二天早晨		/ /
			□ 环孢素浓度 □ FK506 浓度 qW1,3,5		/
			□ 其他：____________________		/
			适应证：________________________		/
					/
					/
					/
					/
					/
					/
					/

使用方法：(1) 无盖章或签字的医嘱无效。(2) 长期医嘱由粗线边缘，临时医嘱由细线边缘起写，务求端正。
(3) 临时医嘱要写明时间。(4) 停药的医嘱必须重新写明。(5) 长期医嘱每周重整一次。
注　意：(1) 限用原子笔用力书写。(2) 除非附有处方签，勿用此医嘱单。　　夹存病历

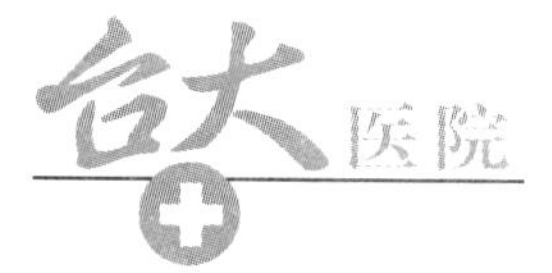

台湾大学医学院附属医院

肾脏移植医嘱单

病历号　　　　　　　　　　姓名　　　　　　　　　　床号　　　　　　　　　　第 11 页

性别	男　女		年龄		过敏记录	自费　医保	
开始日期	停止日期	(长期)	(临时)	医　嘱		医师盖章	护士签字
				〈肾移植,术后医嘱〉			/
				术后第 1 天			/
				测量体温、脉搏、呼吸、血压,q8h			/
				患者可耐受饮食			/
				测体重 qd			/
				中心静脉压 q8h			/
				记录出入量 q1h			/
				乳酸钠林格液(500ml/瓶)500 ml 和 2.5% 葡萄糖 0.45% 氯化钠注射液(500 ml/瓶)500 ml 静脉滴注二选一: 如果尿量 >300 ml,每小时静脉输液量 = 尿量 ×2/3 如果尿量 <100 ml,每小时静脉输液量 = 尿量 +500 ml/小时 如果 100≤尿量≤300 ml,每小时静脉输液量 = 尿量			/ / / / /
				头孢唑啉(1 000 mg/瓶)____mg qd 静脉滴注			/
				复方新诺明(甲氧苄啶 80 mg, 磺胺甲恶唑 400 mg/片)____片 qd 口服			/
				制霉菌素 (100 000 单位/ml,24 ml/瓶)5 ml qid 漱口和吞咽			/
				法莫替丁注射液(20 mg/安瓿)____mg q __h 静脉滴注			/
				□ 盐酸哌替啶注射液(50 mg/ml/安瓿)____mg q4h 必要时肌内注射			/
				□ 布托啡诺鼻喷剂(25 mg/2.5 ml/瓶)1 喷 必要时用			/
				硝苯地平 (5 mg/片)1 片 舌下含服 q6h 必要时用,如果收缩压 > 170 mmHg			/
				比沙可啶栓(10 mg/片)____片 q8h 必要时用,长期医嘱直肠给药 1 天			/
				尿素氮, 肌酐,尿酸,qd			/
				血细胞分类计数,钠,钾,钙,尿液分析 qW1,3,5			/
				白/球蛋白比,总胆红素,谷草转氨酶,谷丙转氨酶,碱性磷酸酶,γ 谷氨酰转肽酶,高密度脂蛋白,低密度脂蛋白,胆固醇,甘油三酯和餐前血糖,镁,大便潜血 qW1			/ /
				□ 环孢素浓度 □ FK506 浓度 qW1,3,5			/
				□ 其他:________________			/
				适应证:________________			/

使用方法:(1) 无盖章或签字的医嘱无效。(2) 长期医嘱由粗线边缘,临时医嘱由细线边缘起写,务求端正。(3) 临时医嘱要写明时间。(4) 停药的医嘱必须重新写明。(5) 长期医嘱每周重整一次。

注　意:(1) 限用原子笔用力书写。(2) 除非附有处方签,勿用此医嘱单。　　夹存病历

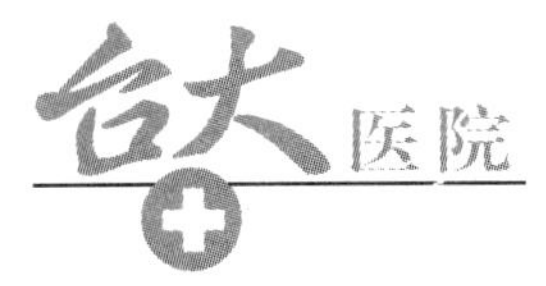

台湾大学医学院附属医院

肾脏移植医嘱单

病历号　　　　　　姓名　　　　　　床号　　　　　　第 12 页

性别	男　女	年龄		过敏记录		自费　医保	

开始日期	停止日期	(长期)	(临时) 医嘱	医师盖章	护士签字
			〈肾移植,术后医嘱〉		/
			术后第 **2** 天		/
			测量体温、脉搏、呼吸、血压,q8h		/
			低盐饮食(6 g)		/
			测体重 qd		/
			中心静脉压 q8h		/
			记录出入量 q8h		/
			静脉输液:台大 5 号(400 ml/瓶)400 ml + 氨基 - K(500 ml/瓶)500 ml		/
			+ 乳酸钠林格氏液(500 ml/瓶)500 ml		/
			+ 维生素 C (100 mg/安瓿) 300 mg qd 静脉滴注		/
			头孢唑啉(1 000 mg/瓶) ____mg qd 静脉滴注		/
			复方新诺明(甲氧苄啶 80 mg, 磺胺甲恶唑 400 mg/片)____片 qd 口服		/
			制霉菌素(100 000 单位/ml,24 ml/瓶)5 ml qid 漱口咽下		/
			法莫替丁注射液(20 mg/安瓿)____mg q12h 静脉滴注		/
			□ 盐酸哌替啶注射液(50 mg/ml/安瓿)____mg q4h 必要时,肌内注射		/
			□ 布托啡诺鼻喷剂(25 mg/2.5 ml/瓶)1 喷 必要时用,长期医嘱		/
			硝苯地平(5 mg/片)1 片 舌下含服 q6h 必要时用,如果收缩压 > 170 mmHg		/
			尿素氮,肌酐,尿酸 qd		/
			血细胞分类计数,钠,钾,钙,尿液分析 qW1,3,5		/
			白/球蛋白比,总胆红素,谷草转氨酶,谷丙转氨酶,碱性磷酸酶,		/
			γ 谷氨酰转肽酶,高密度脂蛋白,低密度脂蛋白,胆固醇,甘油三酯,餐前血糖,Mg,大便隐血 qW1		/
			□环孢素浓度 □ FK506 浓度 qW1,3,5		/
			□ 其他:________________		/
			适应证:________________		/
					/
					/

使用方法:(1) 无盖章或签字的医嘱无效。(2) 长期医嘱由粗线边缘,临时医嘱由细线边缘起写,务求端正。(3) 临时医嘱要写明时间。(4) 停药的医嘱必须重新写明。(5) 长期医嘱每周重整一次。

注　意:(1) 限用原子笔用力书写。(2) 除非附有处方签,勿用此医嘱单。　　夹存病历

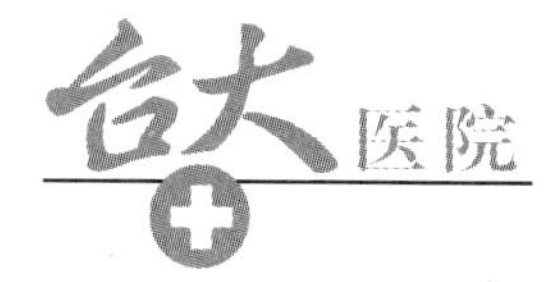

台湾大学医学院附属医院

肾脏移植医嘱单

病历号　　姓名　　床号　　第 13 页

性别	男　女	年龄		过敏记录		自费　医保

开始日期	停止日期	(长期)	(临时) 医嘱	医师盖章	护士签字
			(肾移植,术后医嘱)		/
			术后第 **3** 天		/
			测量体温、脉搏、呼吸、血压 q8h		/
			低盐饮食(6 g)		/
			测体重 qd		/
			中心静脉压 q8h		/
			记录出入量 q8h		/
			静脉输液:台大 5 号 (400 ml/瓶) 800 ml + 维生素 C (100 mg/安瓿)300 mg qd 静脉滴注		/
					/
			复方新诺明(甲氧苄啶 80 mg,磺胺甲恶唑 400 mg/片) ______片 qd 口服		/
			制霉菌素 (100 000 单位/ml,24 ml/瓶) 5 ml qid 漱口和吞咽		/
			□ 盐酸哌替啶注射液(50 mg/ml/瓶) ____ mg q4h 必要时用,长期医嘱 肌内注射		/
			□ 布托啡诺鼻喷剂(25 mg/2. 5 ml/瓶) 1 喷 必要时用,长期医嘱		/
			硝苯地平 (5 mg/片) 1 片 舌下含服 q6h 必要时用,长期医嘱 如果收缩压 > 170 mmHg		/
			尿素氮, 肌酐,尿酸 qd		/
			血细胞计数 分类计数,钠,钾,钙,尿液分析 qW1,3,5		/
			白/球蛋白比,总胆红素,谷草转氨酶,谷丙转氨酶,碱性磷酸酶,γ 谷氨酰转肽酶,高密度脂蛋白,低密度脂蛋白,胆固醇,甘油三酯,餐前血糖,镁,大便隐血 qW1		/
					/
			□ 环孢素浓度 □ FK506 浓度 qW1,3,5		/
			□ 其他:________		/
			适应证:________		/
					/
					/
					/
					/
					/

使用方法:(1) 无盖章或签字的医嘱无效。(2) 长期医嘱由粗线边缘,临时医嘱由细线边缘起写,务求端正。(3) 临时医嘱要写明时间。(4) 停药的医嘱必须重新写明。(5) 长期医嘱每周重整一次。

注　意:(1) 限用原子笔用力书写。(2) 除非附有处方签,勿用此医嘱单。　夹存病历

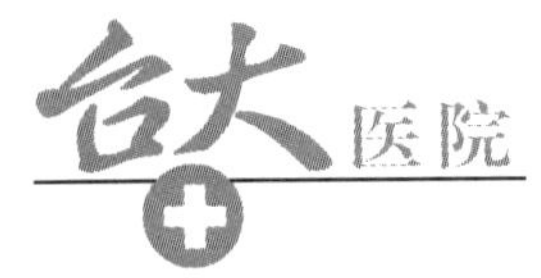

台湾大学医学院附属医院

肾脏移植医嘱单

病历号　　　　姓名　　　　床号　　　　第 14 页

性别	男　女	年龄		过敏记录		自费　医保	
开始日期	停止日期	(长期)	(临时)	医　嘱		医师盖章	护士签字
				(肾移植,术后医嘱)			/
				术后第 **4** 天			/
				测量体温、脉搏、呼吸、血压,q8h			/
				低盐饮食(6 g)			/
				测体重 qd			/
				移除中心静脉压监测并做导管末端培养			/
				记录出入量 q8h			/
				复方新诺明(甲氧苄啶 80 mg,磺胺甲恶唑 400 mg/片)________片 qd 口服			/
				制霉菌素(100 000 单位/ml,24 ml/瓶)5 ml qid 漱口咽下			/
				□ 盐酸哌替啶注射液(50 mg/ml/瓶)________mg q4h 必要时,肌内注射			/
				□ 布托啡诺鼻喷剂(25 mg/2. 5 mg/瓶)1 喷 必要时用			/
				尿素氮, 肌酐,尿酸 qd			/
				血细胞计数 分类计数,钠,钾,钙,尿液分析 qW1,3,5			/
				白/球蛋白比,总胆红素,谷草转氨酶,谷丙转氨酶,碱性磷酸酶,γ谷氨酰转肽酶,高密度脂蛋白,低密度脂蛋白,胆固醇,甘油三酯,餐前血糖,镁,大便隐血 qW1			/
							/
				□ 环孢素浓度 □ FK506 浓度 qW1,3,5			/
				降压药:			/
							/
				□ 其他 :______________________			/
				适应证:________			/
							/
							/
							/
							/
							/
							/

使用方法:(1) 无盖章或签字的医嘱无效。(2) 长期医嘱由粗线边缘,临时医嘱由细线边缘起写,务求端正。(3) 临时医嘱要写明时间。(4) 停药的医嘱必须重新写明。(5) 长期医嘱每周重整一次。

注　意:(1) 限用原子笔用力书写。(2) 除非附有处方签,勿用此医嘱单。　　夹存病历

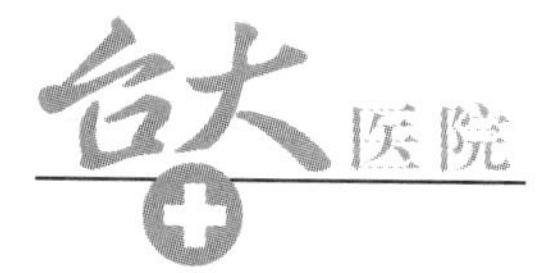

台湾大学医学院附属医院

肾脏移植医嘱单

病历号　　　　　　　　　　姓名　　　　　　　　　　床号　　　　　　　　　　第 15 页

性别	男　女	年龄		过敏记录		自费　医保

开始日期	停止日期	(长期)	(临时) 医嘱	医师盖章	护士签字
			〈肾移植,术后医嘱〉		/
			术后第 5 天		/
			测量体温、脉搏、呼吸、血压,q8h		/
			低盐饮食(6 g)		/
			测体重 qd		/
			记录出入量 q8h		/
			复方新诺明(甲氧苄啶 80 mg,磺胺甲恶唑 400 mg/片)________片 qd 口服		/
			制霉菌素(100 000 ________单位/ml,24 ml/瓶) 5 ml qid 漱口和吞咽		/
			尿素氮, 肌酐,尿酸 qd		/
			血细胞计数分类计数,钠,钾,钙,尿液分析 qW1,3,5		/
			白/球蛋白比,总胆红素,谷草转氨酶,谷丙转氨酶,碱性磷酸酶,		/
			γ 谷氨酰转肽酶,高密度脂蛋白,低密度脂蛋白,胆固醇,甘油三酯,餐前血糖,镁,大便隐血 qW1		/
			□ 环孢素浓度 □ FK506 浓度 qW1,3,5		/
			移植肾超声检查		/
			降压药:		/
					/
					/
			□ 其他 :________________		/
			适应证:________________		/
					/
					/
					/
					/
					/
					/
					/

使用方法:(1) 无盖章或签字的医嘱无效。(2) 长期医嘱由粗线边缘,临时医嘱由细线边缘起写,务求端正。(3) 临时医嘱要写明时间。(4) 停药的医嘱必须重新写明。(5) 长期医嘱每周重整一次。

注　　意:(1) 限用原子笔用力书写。(2) 除非附有处方签,勿用此医嘱单。　　夹存病历

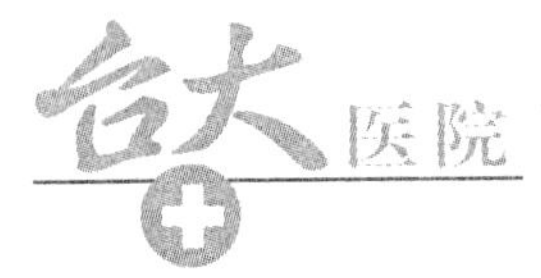

台湾大学医学院附属医院

肾脏移植医嘱单

病历号　　　　　　　　　　　　　姓名　　　　　　　　　　　　床号　　　　　　　　　　　　第 16 页

性别	男　女	年龄		过敏记录		自费　医保	
开始日期	停止日期	(长期)	(临时)	医　嘱		医师盖章	护士签字
				〈肾移植,术后医嘱〉			/
				术后第 6 天			/
				测量体温、脉搏、呼吸、血压,q8h			/
				低盐饮食(6 g)			/
				测体重 qd			/
				记录出入量 q8h			/
				复方新诺明(甲氧苄啶 80mg,磺胺甲恶唑 400 mg/片)________片 qd 口服			/
				制霉菌素(100 000 单位/ml,24 ml/瓶) 5 ml qid 漱口和吞咽			/
				尿素氮, 肌酐,尿酸 qW1,3,5			/
				血细胞计数 分类计数,钠,钾,钙,尿液分析 qW1,3,5			/
				白/球蛋白比,总胆红素,谷草转氨酶,谷丙转氨酶,碱性磷酸酶,γ谷氨酰转肽酶,高密度脂蛋白,低密度脂蛋白,胆固醇,甘油三酯,餐前血糖,镁,大便隐血 qW1			/
							/
				□ 环孢素浓度 □ FK506 浓度 qW1,3,5			/
				拔除导尿管			/
				降压药:			/
							/
				□ 其他:________________			/
				适应证:____________________			/
							/
							/
							/
							/
							/
							/
							/
							/

使用方法:(1) 无盖章或签字的医嘱无效。(2) 长期医嘱由粗线边缘,临时医嘱由细线边缘起写,务求端正。(3) 临时医嘱要写明时间。(4) 停药的医嘱必须重新写明。(5) 长期医嘱每周重整一次。

注　意:(1) 限用原子笔用力书写。(2) 除非附有处方签,勿用此医嘱单。　　　　夹存病历

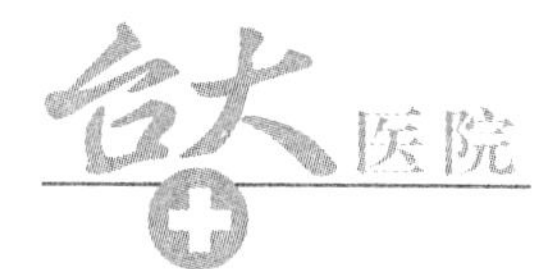

台湾大学医学院附属医院

肾脏移植医嘱单

病历号　　姓名　　床号　　第 17 页

性别	男　女	年龄		过敏记录		自费　医保

开始日期	停止日期	(长期)	(临时) 医嘱	医师盖章	护士签字
			〈肾移植,术后医嘱〉		/
			术后第 7 天		/
			测量体温、脉搏、呼吸、血压,q8h		/
			低盐饮食(6 g)		/
			测体重 qd		/
			记录出入量 q8h		/
			复方新诺明(甲氧苄啶 80 mg,磺胺甲恶唑 400 mg/片) ________ 片 qd 口服		/
			制霉菌素（100 000 ________单位/ml,24 ml/瓶 ）5 ml qid 漱口和吞咽		/
			尿素氮, 肌酐,尿酸 qW1,3,5		/
			血细胞计数 分类计数,钠,钾,钙,尿液分析 qW1,3,5		/
			白/球蛋白比,总胆红素,谷草转氨酶,谷丙转氨酶,碱性磷酸酶,		/
			γ谷氨酰转肽酶,高密度脂蛋白,低密度脂蛋白,胆固醇,甘油三酯,餐前血糖,镁,大便隐血 qW1		/
			☐ 环孢素浓度 ☐ FK506 浓度 qW1,3,5		/
			拔除膀胱造瘘管		/
			降压药:		/
			☐ 其他:______________________		/
			适应证:__________________________		/
					/
					/
					/
					/
					/
					/
					/
					/

使用方法:(1) 无盖章或签字的医嘱无效。(2) 长期医嘱由粗线边缘,临时医嘱由细线边缘起写,务求端正。(3) 临时医嘱要写明时间。(4) 停药的医嘱必须重新写明。(5) 长期医嘱每周重整一次。

注　意:(1) 限用原子笔用力书写。(2) 除非附有处方签,勿用此医嘱单。　　夹存病历

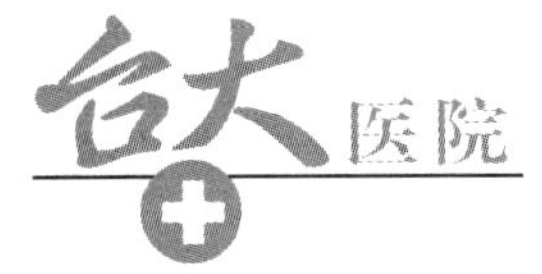

台湾大学医学院附属医院

肾脏移植医嘱单

病历号　　　　　　　　　　姓名　　　　　　　　　　床号　　　　　　　　　　第 18 页

性别	男　女	年龄		过敏记录		自费　医保

开始日期	停止日期	(长期)	(临时) 医嘱	医师盖章	护士签字
			〈肾移植,术后医嘱〉		/
			术后第 **8** 天		/
			测量体温、脉搏、呼吸、血压,q8h		/
			低盐饮食(6 g)		/
			测体重 qd		/
			记录出入量 q8h		/
			复方新诺明(甲氧苄啶 80 mg,磺胺甲恶唑 400 mg/片) ________ 片 qd 口服		/
			制霉菌素 (100 000 单位/ml,24 ml/瓶)5 ml qid 漱口和吞咽		/
			尿素氮, 肌酐,尿酸 qW1,3,5		/
			血细胞计数分类计数,钠,钾,钙,尿液分析 qW1,3,5		/
			白/球蛋白比,总胆红素,谷草转氨酶,谷丙转氨酶,碱性磷酸酶,		/
			γ 谷氨酰转肽酶,高密度脂蛋白,低密度脂蛋白,胆固醇,甘油三酯和 餐前血糖,镁,大便隐血 qW1		/
			□ 环孢素浓度 □ FK506 浓度 qW1,3,5		/
			□ 拔除引流管		/
			降压药:		/
					/
			□ 其他:________________		/
			适应证:____________________		/
					/
					/
					/
					/
					/
					/
					/
					/

使用方法:(1) 无盖章或签字的医嘱无效。(2) 长期医嘱由粗线边缘,临时医嘱由细线边缘起写,务求端正。(3) 临时医嘱要写明时间。(4) 停药的医嘱必须重新写明。(5) 长期医嘱每周重整一次。

注　意:(1) 限用原子笔用力书写。(2) 除非附有处方签,勿用此医嘱单。　　夹存病历

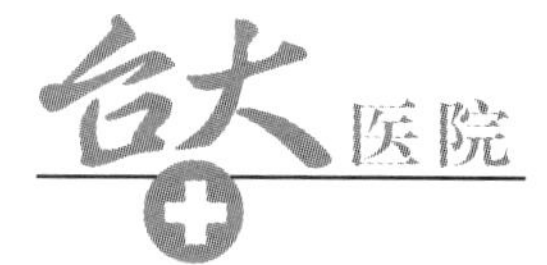

台湾大学医学院附属医院

肾脏移植医嘱单

病历号　　姓名　　床号　　第 19 页

性别	男　女	年龄		过敏记录		自费　医保	
开始日期	停止日期	(长期)	(临时)	医　嘱		医师盖章	护士签字
				〈肾移植，术后医嘱〉			/
				术后第 **9** 天			/
				测量体温、脉搏、呼吸、血压，q8h			/
				低盐饮食(6 g)			/
				测体重 qd			/
				记录出入量 q8h			/
				复方新诺明(甲氧苄啶 80 mg，磺胺甲恶唑 400 mg/片) ________ 片 qd 口服			/
				制霉菌素(100 000 单位/ml，24 ml/瓶)5 ml qid 漱口和吞咽			/
				尿素氮，肌酐，尿酸 qW1,3,5			/
				血细胞计数 分类计数，钠，钾，钙，尿液分析 qW1,3,5			/
				白蛋白－球蛋白比，总胆红素，谷草转氨酶，谷丙转氨酶，碱性磷酸酶，γ－谷氨酰转移，高密度脂蛋白，低密度脂蛋白，胆固醇，甘油三酯，餐前血糖，镁，大便隐血 qW1			/
							/
				☐ 环孢素浓度 ☐ FK506 浓度 qW1,3,5			/
				降压药：			/
							/
							/
				☐ 其他：________________			/
				适应证：____________________			/
							/
							/
							/
							/
							/
							/
							/

使用方法：(1) 无盖章或签字的医嘱无效。(2) 长期医嘱由粗线边缘，临时医嘱由细线边缘起写，务求端正。
(3) 临时医嘱要写明时间。(4) 停药的医嘱必须重新写明。(5) 长期医嘱每周重整一次。
注　意：(1) 限用原子笔用力书写。(2) 除非附有处方签，勿用此医嘱单。　夹存病历

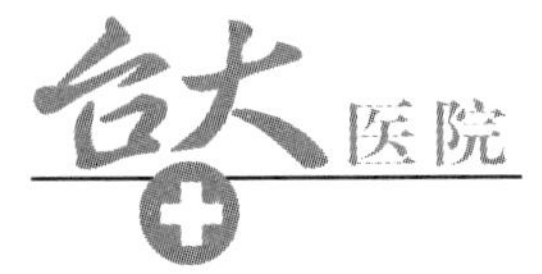

台湾大学医学院附属医院

肾脏移植医嘱单

病历号　　　　　　　　姓名　　　　　　　　床号　　　　　　　　第 20 页

性别	男　女	年龄		过敏记录		自费　医保	

开始日期	停止日期	(长期)	(临时) 医　嘱	医师盖章	护士签字
			〈肾移植,出院医嘱〉		/
			可以出院,________医师同意		/
			门诊预约单:________年________月________日,________医生		/
			出院带药:		/
			免疫抑制剂		/
			□ 环孢素(100 或 25 mg/ 片)________片 q12h 口服 7 天		/
			□ 他克莫司(5,1 或 0.5 mg/ 片)________片 bid 口服 7 天		/
			□ 西罗莫司(1 mg/片) ________片 qd 口服 7 天		/
			□ 吗替麦考酚酯(250 mg/ 片)________片 bid 口服 7 天		/
			□ 麦考酚酯(180 mg/片) ________片 bid 口服 7 天		/
			泼尼松龙(5 mg/片)________片 qd 口服 7 天		/
			复方新诺明(甲氧苄啶 80 mg,磺胺甲恶唑 400 mg/片) ________片 qd 口服 7 天		/
			制霉菌素(100 000 单位/ml,24 ml/瓶) 5 ml qid 漱口和吞咽 用		/
			7 天		/
			降压药:		/
					/
					/
			其他:________(医师得依病人病情更改上列药物)		/
			____________________		/
			适应证:________________________		/
			出院状态:		/
			□ 是□ 否　病人生命体征稳定,正常体温≤37.5℃		/
			□ 是□ 否　伤口复原良好		/
			□ 是□ 否　肾功能稳定或病情稳定,可以在门诊随访治疗		/
			□ 是□ 否　无感染及排斥状况		/
					/
					/

使用方法:(1) 无盖章或签字的医嘱无效。(2) 长期医嘱由粗线边缘,临时医嘱由细线边缘起写,务求端正。(3) 临时医嘱要写明时间。(4) 停药的医嘱必须重新写明。(5) 长期医嘱每周重整一次。

注　意:(1) 限用原子笔用力书写。(2) 除非附有处方签,勿用此医嘱单。　　夹存病历

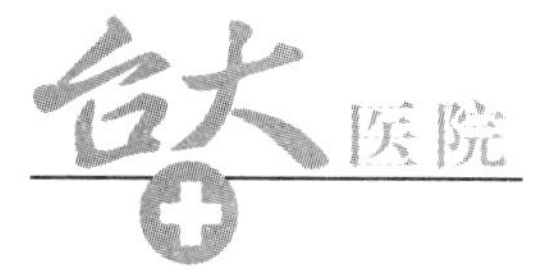

台湾大学医学院附属医院

临床路径收案标准

病历号　　　　姓名　　　　床号　　　　第 1 页

〈肝动脉栓塞术　标准〉

纳入标准：

□ 初发或复发性肝肿瘤不适合外科切除术

□ 已转移肝癌不适合外科切除术

排除标准：

□ 初发肝肿瘤合并静脉血栓

□ 肝功能受损

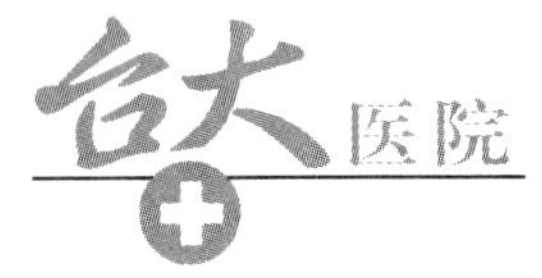

台湾大学医学院附属医院

肝动脉栓塞术医嘱单

病历号　　　　　　　　　　姓名　　　　　　　　　　床号　　　　　　　　　　第 2 页

性别	男　女	年龄		过敏记录		自费　医保

开始日期	停止日期	(长期)	(临时)	医　嘱	医师盖章	护士签字
				〈肝动脉栓塞术,入院医嘱〉		/
		主管医师:主治医师________/住院医师________				/
		诊断:				/
		药物过敏:□ 无 □ ________				/
		常规测体温、脉搏、呼吸、血压				/
		活动:患者耐受				/
		普食				/
				□ 心电图		/
				□ 胸片		/
				□ 血细胞分析,凝血酶原时间		/
				□ 总胆红素,谷草转氨酶,尿素氮,肌酐,钠,钾,氯,餐前血糖		/
				□ 其他:________________________		/
				适应证:______________________________		/
				□ CT 扫描　□ 本院 CT　□ 外院 CT		/
						/
						/
						/
						/
						/
						/
						/
						/
						/
						/
						/
						/
						/

使用方法:(1) 无盖章或签字的医嘱无效。(2) 长期医嘱由粗线边缘,临时医嘱由细线边缘起写,务求端正。(3) 临时医嘱要写明时间。(4) 停药的医嘱必须重新写明。(5) 长期医嘱每周重整一次。

注　意:(1) 限用原子笔用力书写。(2) 除非附有处方签,勿用此医嘱单。　　夹存病历

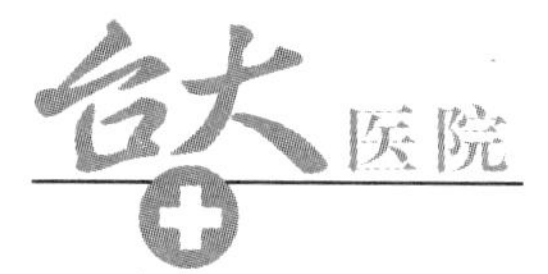

台湾大学医学院附属医院

肝动脉栓塞术医嘱单

病历号　　　　　　　　　　　　姓名　　　　　　　　　　　　床号　　　　　　　　　　　　第 3 页

性别	男　女	年龄		过敏记录		自费　医保

开始日期	停止日期	(长期)	(临时)	医嘱	医师盖章	护士签字
				〈肝动脉栓塞术术后医嘱〉		/
			禁食 □ 开始时间____			/
			□ 是 □ 否 术前 CT			/
			□ 影像医学部医师会诊			/
			□ 主要术前电脑单			/
			□ 填妥经肝脏肿瘤栓塞说明书及血管摄影检查说明书			/
			□ 皮肤准备			/
		静脉输液:				/
		□ 10% 葡萄糖注射液(500 ml/瓶) 1 000 ml qd 静脉滴注				/
		□ 肝宁片 1 片 tid 口服				/
		□ 熊去氧胆酸(100 mg/片)1 片 tid 口服				/
		□ 对乙酰氨基酚 (500 mg/片)1 片 tid 口服				/
		□ 甲氧氯普胺 (5 mg/片)1 片 tid 口服				/
		□ 螺内酯 (25 mg/片)1 片 tid 口服				/
		□ 其他:______________________________				/
			将患者送至血管造影室并携带病历和 □ 外院资料			/
			□ 其他: ____			/
			□ 其他:__________________________			/
			适应证:________________________________			/
						/
						/
						/
						/
						/
						/
						/
						/

使用方法:(1) 无盖章或签字的医嘱无效。(2) 长期医嘱由粗线边缘,临时医嘱由细线边缘起写,务求端正。(3) 临时医嘱要写明时间。(4) 停药的医嘱必须重新写明。(5) 长期医嘱每周重整一次。

注　　意:(1) 限用原子笔用力书写。(2) 除非附有处方签,勿用此医嘱单。　　　　夹存病历

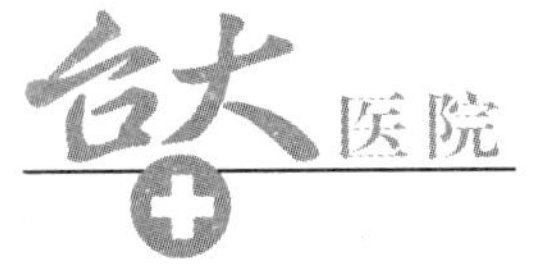

台湾大学医学院附属医院

肝动脉栓塞术医嘱单

病历号　　　　姓名　　　　床号　　　　第 4 页

性别	男　女	年龄		过敏记录		自费　医保	

开始日期	停止日期	(长期)	(临时)	医嘱	医师盖章	护士签字
				〈肝动脉栓塞术术后医嘱〉		/
		常规测体温、脉搏、呼吸、血压				/
		普食				/
			沙袋压迫至 □ ____am □ ____pm			/
			卧床休息至 □ ____am □ ____pm			/
		静脉输液:				/
		□ 10% 葡萄糖注射液(500 ml/瓶) 1 000 ml qd 静脉滴注				/
		抗生素:				/
		□ 头孢唑啉(1 000 mg/瓶) 1 000 mg 静脉滴注 1 剂				/
		□ 肝宁片 1 片 tid 口服				/
		□ 熊去氧胆酸 (100 mg/片) 1 片 tid 口服				/
		□ 对乙酰氨基酚 (500 mg/片)1 片 tid 口服				/
		□ 甲氧氯普胺 (5 mg/片)1 片 tid 口服				/
		□ 螺内酯 (25 mg/片)1 片 tid 口服				/
			肝动脉栓塞术后第 3 天(____月 ____日)			/
			复查谷丙转氨酶、谷草转氨酶、总/直接胆红素、血细胞计数,立即执行			/
		□ 其他: ____________				/
						/
						/
						/
						/
						/
						/
						/
						/
						/
						/

使用方法:(1) 无盖章或签字的医嘱无效。(2) 长期医嘱由粗线边缘,临时医嘱由细线边缘起写,务求端正。
(3) 临时医嘱要写明时间。(4) 停药的医嘱必须重新写明。(5) 长期医嘱每周重整一次。
注　意:(1) 限用原子笔用力书写。(2) 除非附有处方签,勿用此医嘱单。　　夹存病历

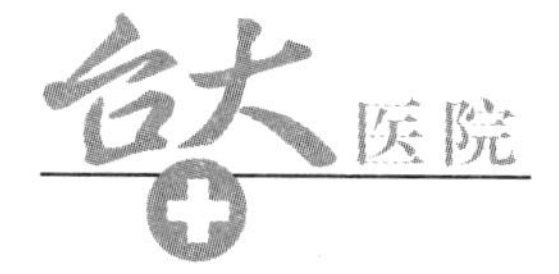

台湾大学医学院附属医院

肝动脉栓塞术医嘱单

病历号　　　　姓名　　　　床号　　　　第 5 页

性别	男　女	年龄		过敏记录		自费　医保

开始日期	停止日期	(长期)	(临时)	医　嘱	医师盖章	护士签字
				〈肝动脉栓塞术出院医嘱〉		/
				并发症：__________		/
				出院日期：____年____月____日，医师________		/
				□ 肝宁片 1 片 tid 口服 连续 7 天		/
				□ 对乙酰氨基酚（500 mg/片）1 片 tid 口服 连续 7 天		/
				□ 甲氧氯普胺（5 mg/片）1 片 tid 口服 连续 7 天		/
				□ 螺内酯（25 mg/片）1 片 tid 口服 连续 7 天		/
				□ 其他：____________________		/
				门诊预约单：____年____月____日，医师________		/
				出院状态：		/
				□ 是□ 否　1. 肝功能恢复		/
				□ 是□ 否　2. 无发烧		/
				□ 是□ 否　3. 无腹痛		/
				□ 是□ 否　4. 进食正常		/
						/
						/
						/
						/
						/
						/
						/
						/
						/
						/
						/
						/
						/

使用方法：(1) 无盖章或签字的医嘱无效。(2) 长期医嘱由粗线边缘，临时医嘱由细线边缘起写，务求端正。(3) 临时医嘱要写明时间。(4) 停药的医嘱必须重新写明。(5) 长期医嘱每周重整一次。

注　　意：(1) 限用原子笔用力书写。(2) 除非附有处方签，勿用此医嘱单。　　夹存病历

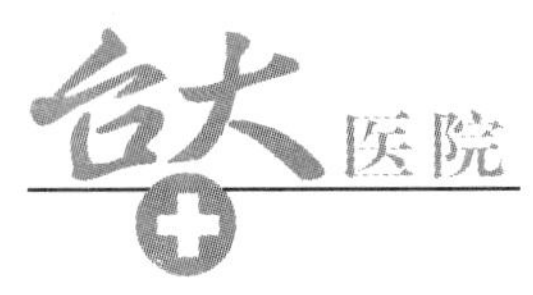

台湾大学医学院附属医院

临床路径收案标准

病历号　　　　姓名　　　　床号　　　　第 1 页

〈肝脏部分切除术　标准〉

纳入标准：

- ☐ 单发原发性肝脏良/恶性肿瘤
- ☐ 多发原发性肝脏肿瘤（局限于肝叶内）
- ☐ 转移性肝肿瘤（局限于肝叶内）

排除标准：

- ☐ 肝脏扩散性肿瘤（不管良恶性）
- ☐ 心肺功能差
- ☐ 术前或术后肝功能储备差

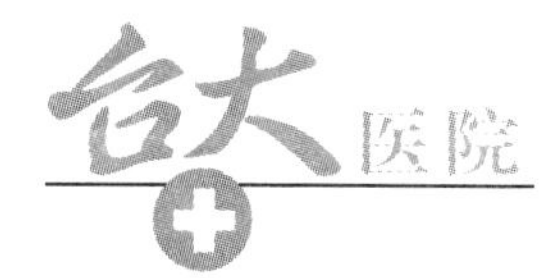

台湾大学医学院附属医院

肝脏部分切除术医嘱单

病历号　　　　　　　　　　　姓名　　　　　　　　　　　床号　　　　　　　　　　　第 2 页

性别	男　　女	年龄		过敏记录		自费　　医保

开始日期	停止日期	(长期)	(临时)	医　　嘱	医师盖章	护士签字
				〈**肝脏部分切除术,入院医嘱**〉		/
		主治医师:主治医师 ________/ 住院医师 ________				/
		诊断:				/
		药物过敏:☐ 无 ☐________				/
		常规测体温、脉搏、呼吸、血压				/
		普食:患者耐受				/
				☐ 心电图		/
				☐ 胸片		/
				☐ 血细胞计数,白细胞,凝血酶原时间 / 活化部分凝血活酶时间		/
				☐ 谷草转氨酶、谷丙转氨酶,总/直接眼红素,白蛋白,碱性磷酸酶,尿素氮、肌酐、钠、钾、氯、餐前血糖		/
				☐ 靛氰绿试验		/
				☐ 乙型肝炎表面抗原,乙型肝炎表面抗体,乙型肝炎 e 抗原,乙型肝炎 e 抗体,乙型肝炎核心抗体,甲胎蛋白		/
				☐ 丙型肝炎抗体		/
				☐ 腹部超声		/
				☐ 腹部 CT		/
				☐ 腹部血管造影		/
				☐ 经动脉门脉造影 CT		/
				☐ 腹部核磁共振		/
				☐ 其他:______________		/
				适应证:______________		/
						/
						/
						/
						/
						/
						/
						/
						/

使用方法:(1) 无盖章或签字的医嘱无效。(2) 长期医嘱由粗线边缘,临时医嘱由细线边缘起写,务求端正。(3) 临时医嘱要写明时间。(4) 停药的医嘱必须重新写明。(5) 长期医嘱每周重整一次。

注　　意:(1) 限用原子笔用力书写。(2) 除非附有处方签,勿用此医嘱单。　　　　夹存病历

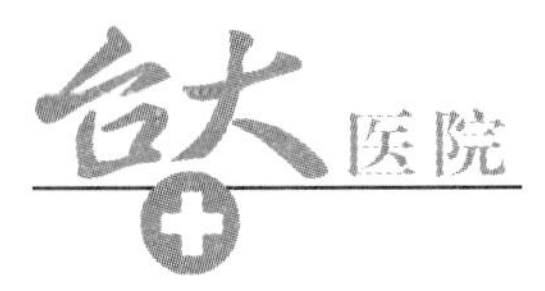

台湾大学医学院附属医院

肝脏部分切除术医嘱单

病历号　　　　　　　　姓名　　　　　　　　床号　　　　　　　　第 3 页

性别	男　女	年龄		过敏记录		自费　医保

开始日期	停止日期	(长期)	(临时) 医嘱	医师盖章	护士签字
			〈肝脏部分切除术，术前医嘱〉		/
			手术 ____		/
			禁食(从午夜开始)		/
			签署麻醉基本资料及麻醉同意书		/
			签署手术同意书及检验标本收集同意书		/
			签署切肝器械自费同意书		/
			备血:☐ 全血(☐ 新鲜 ☐ 库存 ____单位)		/
			☐ 浓缩红细胞:____单位、☐新鲜冰冻血浆 ____单位、☐ 血小板____单位		/
			☐ 比沙可啶栓剂(10 mg/片)2 片睡前直肠给药		/
			静脉置管		/
			2.5% 葡萄糖 0.45% NaCl 溶液(500 ml/瓶) 500 ml 静脉滴注开始时间____		/
			将预防性抗生素带至手术室		/
			☐ 头孢唑啉(1 000 mg/瓶)2 瓶		/
			☐ 其他: ____		/
			将患者送至手术室前放鼻胃管		/
			佩戴手术手圈		/
			☐ 手术部位标记		/
			将患者送至手术室,☐ 时间 ____, ☐ 携患者病历及		/
			☐ 外院资料, ☐ 其他: ____		/
			☐ 其他: ________________		/
			适应证: ________________		/
					/
					/
					/
					/
					/
					/

使用方法:(1) 无盖章或签字的医嘱无效。(2) 长期医嘱由粗线边缘,临时医嘱由细线边缘起写,务求端正。(3) 临时医嘱要写明时间。(4) 停药的医嘱必须重新写明。(5) 长期医嘱每周重整一次。

注　意:(1) 限用原子笔用力书写。(2) 除非附有处方签,勿用此医嘱单。　　夹存病历

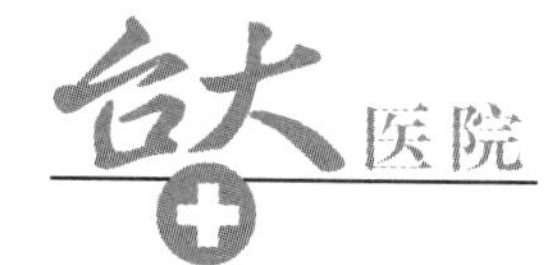

台湾大学医学院附属医院

肝脏部分切除术医嘱单

病历号　　　　　　　　　　　　姓名　　　　　　　　　　　床号　　　　　　　　　　第 4 页

性别	男　　女	年龄		过敏记录		自费　　医保

开始日期	停止日期	(长期)	(临时)	医　　嘱	医师盖章	护士签字
				〈肝脏部分切除术,术后医嘱〉		/
		测量体温、脉搏、呼吸、血压: 术后即刻、术后 1 小时各测 1 次,之后病房常规				/
		活动: 禁止剧烈活动				/
		禁食 胃肠减压				/
		静脉输液: ☐ 台大 5 号 (400 ml/瓶) 1 200 ml ☐ 10% 葡萄糖 (500 ml/瓶) 1 000 ml qd 静脉滴注 ☐ 胺美乐瑞(500 ml/瓶) 500 ml qd 静脉滴注 ☐ 林格液 (500 ml/瓶) 500 ml qd 静脉滴注 ☐ 维生素 C (100 mg/2 ml/安瓿) 300 mg qd 静脉滴注 ☐ 植物甲萘醌(10 mg/ml/安瓿) 10 mg qd 静脉滴注				/ / / / / /
		☐ 头孢唑啉(1 000 mg/瓶) 1 000 mg q8h 静脉滴注 1 天				/
		☐ 法莫替丁注射液(20 mg/安瓿) 20 mg q12h 静脉滴注 或☐ 雷尼替丁注射液(50 mg/2 ml/安瓿) 50 mg q8h 静脉滴注				/ /
		☐ 盐酸哌替啶注射液(50 mg/ml/安瓿) ____mg q6h 必要时用,肌内注射 ☐ 患者自控镇痛 ☐ 布托啡诺鼻喷剂(25 mg/2.5 ml/瓶) 1 喷 必要时(自费)				/ / /
		☐ 硫酸沙丁胺醇(5 mg/2.5 ml/安瓿) 1 安瓿 q8h IH				/
		☐ 其他: ____________(医师得依病人病情更改上列药物)				/
		适应证: ________________				/
		术后第 2 天开始肠道刺激				/
		☐ 甲氧氯普胺注射液(10 mg/2 ml/安瓿) 10 mg q8h 静脉滴注				/
		☐ 比沙可啶栓(10 mg/片) 2 片 q8h 直肠给药				/
		☐ 薄荷醇包 必要时用,长期医嘱 腹部外用				/
		记录尿量 q4h 1 天 之后 qd **汇报医生 当尿量 < 1 ml/kg/小时**				/ /
		记录引流量 q8h 1 天 之后 qd				/
		血细胞计数, 生化(白蛋白, 总胆红素, 直接胆红素, 谷草转氨酶, 谷丙转氨酶, 尿素氮, 肌酐), 钠, 钾, 餐前血糖, 凝血酶原时间 qd 3 天 之后 qW1,4				/ /

使用方法:(1) 无盖章或签字的医嘱无效。(2) 长期医嘱由粗线边缘,临时医嘱由细线边缘起写,务求端正。(3) 临时医嘱要写明时间。(4) 停药的医嘱必须重新写明。(5) 长期医嘱每周重整一次。

注　意:(1) 限用原子笔用力书写。(2) 除非附有处方签,勿用此医嘱单。　　夹存病历

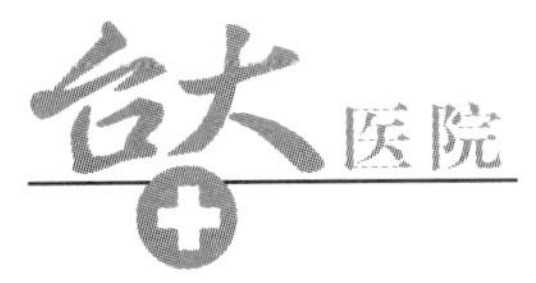

台湾大学医学院附属医院

肝脏部分切除术医嘱单

病历号　　　　　　姓名　　　　　　床号　　　　　　第 5 页

性别	男　女	年龄		过敏记录		自费　医保

开始日期	停止日期	（长期）	（临时） 医嘱	医师盖章	护士签字
			〈肝脏部分切除术,进食后医嘱〉		/
		常规测量体温、脉搏、呼吸、血压			/
		软食按患者耐受程度			/
		□ 台大 5 号(400 ml/瓶) 1 200 ml			/
		或□ 10% 葡萄糖 (500 ml/瓶) ____ ml qd 静脉滴注			/
		□ 胺美乐瑞(500 ml/瓶) 500 ml qd 静脉滴注			/
		□ 维生素 C (100 mg/2 ml/安瓿) 300 mg qd 静脉滴注			/
		□ 植物甲萘醌(10 mg/ml/安瓿) 10 mg qd 静脉滴注			/
		□ 肝宁片 1 片 tid 口服			/
		□ 对乙酰氨基酚 (500 mg/片) 1 片 qid 口服			/
		□ 螺内酯 (25 mg/片) 3 片 qd 口服			/
		□ 呋塞米 (40 mg/片) 1 片 qd 口服			/
		□ 其他:__________(医师得依病人病情更改上列药物)			/
		适应证: ______________			/
		□ 薄荷醇包 必要时用,长期医嘱 腹部外用			/
		血细胞计数,生化(白蛋白,总胆红素,直接胆红素,谷草转氨酶,谷丙转氨酶,尿素氮,肌酐),钠,钾,餐前血糖,凝血酶原时间 qW1,4			/
		□ 记录引流量 qd			/
		□ 记录尿量 qd			/
		□ 记录体重 qd			/
		□ 排尿训练之后拔除导尿管			/
					/
					/
					/
					/
					/
					/
					/
					/

使用方法:(1) 无盖章或签字的医嘱无效。(2) 长期医嘱由粗线边缘,临时医嘱由细线边缘起写,务求端正。(3) 临时医嘱要写明时间。(4) 停药的医嘱必须重新写明。(5) 长期医嘱每周重整一次。

注　意:(1) 限用原子笔用力书写。(2) 除非附有处方签,勿用此医嘱单。　　夹存病历

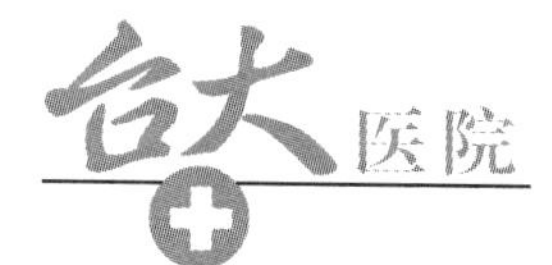

台湾大学医学院附属医院

肝脏部分切除术医嘱单

病历号　　　　　　　　　　　　姓名　　　　　　　　　　床号　　　　　　　　　　第 6 页

性别	男　　女		年龄		过敏记录		自费　　医保

开始日期	停止日期	(长期)	(临时)	医　　嘱	医师盖章	护士签字
				〈肝脏部分切除术，出院医嘱〉		/
				可以出院，________医师同意		/
				门诊 预约单：____年____月____日，____医生		/
				出院带药：		/
				□ 肝宁片 1 片 tid 口服 ____天		/
				□ 对乙酰氨基酚（500 mg/片）1 片 qid 口服 ____天		/
				□ 螺内酯（25 mg/片）3 片 qd 口服 ____天		/
				□ 呋塞米（40 mg/片）1 片 qd 口服 ____天		/
				其他：__________（医师得依病人病情更改上列药物）		/
				适应证：____________		/
				出院状态(必要勾选项目)：		/
				□是□否　伤口愈合良好		/
				□是□否　引流管拔除		/
				□是□否　无感染		/
				□是□否　肝功能稳定：		/
				意识清醒、不需点滴注射、无不可控制的腹水、无进行性黄疸		/
						/
						/
						/
						/
						/
						/
						/
						/
						/
						/
						/
						/

使用方法：(1) 无盖章或签字的医嘱无效。(2) 长期医嘱由粗线边缘，临时医嘱由细线边缘起写，务求端正。(3) 临时医嘱要写明时间。(4) 停药的医嘱必须重新写明。(5) 长期医嘱每周重整一次。

注　　意：(1) 限用原子笔用力书写。(2) 除非附有处方签，勿用此医嘱单。　　　　夹存病历

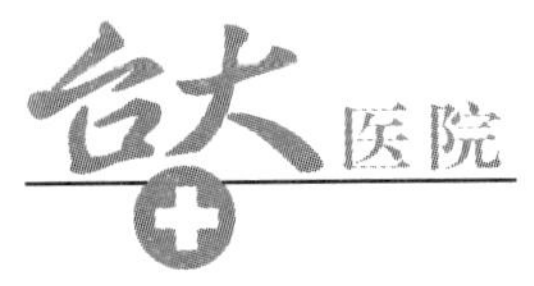

台湾大学医学院附属医院

临床路径收案标准

病历号　　　　　　姓名　　　　　　床号　　　　　　第 1 页

〈血液透析之动静脉瘘管手术　标准〉

纳入标准：

□ 男性或女性，年龄≥18 岁

□ 慢性肾脏病

□ 获准进行动静脉造瘘

排除标准：

□ 之前动静脉造瘘失败

□ 动静脉造瘘感染

□ 动脉阻塞性疾病

□ 静脉阻塞性疾病

□ 充血性心力衰竭，纽约心脏学会心功能Ⅲ或Ⅳ级

□ 机械通气

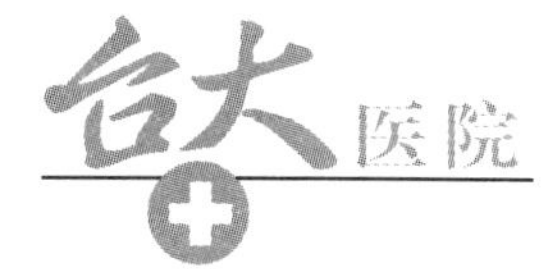

台湾大学医学院附属医院

血液透析之动静脉瘘管手术医嘱单

病历号　　　　　　姓名　　　　　　床号　　　　　　第2页

性别	男　女	年龄		过敏记录		自费　医保
开始日期	**停止日期**	**(长期)**	**(临时)**	**医　嘱**	**医师盖章**	**护士签字**
				〈动静脉造瘘，入院医嘱〉		/
		主管医师：主治医师________/住院医师________				/
		诊断：慢性肾脏病，________________				/
		药物过敏：☐ 否 ☐ ________				/
		常规 测量体温、脉搏、呼吸、血压，禁止在☐ 左☐ 右手做治疗				/
		活动：患者耐受				/
		饮食：				/
		☐ 低蛋白质____g/天(0.6 g/kg/天)，低盐(2 g)，低磷，低钾(终末期肾脏疾病，未规律血液透析)				/
						/
		☐ 普食(规律血液透析)				/
		透析时间：____，用☐ 双腔导管 ☐ Perm cath 导管 ☐ 其他：____________				/
		药物(门诊药物自备)				/
		☐ 血细胞计数 +血小板计数，凝血酶原时间/活化部分凝血活酶时间，白/球蛋白比，谷草转氨酶，总胆红素，尿素氮/肌酐，钠，钾，氯，钙，磷(两周内未抽血检查者)				/
		☐ 心电图				/
		☐ 胸片				/
		☐ 血管超声(一个月内无数据者)				/
		麻醉科医师术前访视：静脉滴注全身麻醉标准流程(IVG)、腰椎麻醉标准流程(SA)、硬脊膜外腔麻醉标准(ETGA)				/
						/
						/
						/
						/
						/
						/
						/
						/
						/
						/
						/

使用方法：(1) 无盖章或签字的医嘱无效。(2) 长期医嘱由粗线边缘，临时医嘱由细线边缘起写，务求端正。(3) 临时医嘱要写明时间。(4) 停药的医嘱必须重新写明。(5) 长期医嘱每周重整一次。

注　意：(1) 限用原子笔用力书写。(2) 除非附有处方签，勿用此医嘱单。　　夹存病历

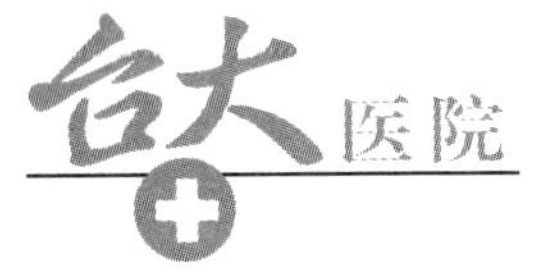

台湾大学医学院附属医院

血液透析之动静脉瘘管手术医嘱单

病历号　　　　姓名　　　　床号　　　　第 3 页

性别	男　女		年龄	过敏记录		自费　医保	
开始日期	停止日期	(长期)	(临时)	医　嘱		医师盖章	护士签字
			〈动静脉造瘘，术前医嘱〉				/
		从____开始禁食(静脉滴注全身麻醉标准流程,腰椎麻醉标准流程，股动静脉分流)					/
		麻醉基本资料及麻醉同意书签字					/
		手术同意书、检验标本收集同意书签字					/
		□ 自费同意书					/
		2.5% 葡萄糖 0.45% 氯化钠注射液(500 ml/瓶) 500 ml 静脉滴注					/
		开始时间:____ (静脉滴注全身麻醉标准流程、腰椎麻醉标准流程、硬脊膜外腔麻醉标准)					/
		□ 备血:□ 全血［□ 新鲜□ 库存］____单位					/
		□ 浓缩红细胞 ____单位、□ 新鲜冰冻血浆____单位、□ 血小板 ____单位					/
		□ 头孢唑啉(1 000 mg/瓶) 1 000 mg 静脉滴注，将患者送至手术室前					/
		□ 其他:					/
		□ 放置静脉留置针 时间____					/
		手术部位标记及佩戴手术手圈					/
		将患者送至手术室 □ 时间____，□ 携带病历等待					/
		□ 其他:____________					/
		适应证:____________					/
							/
							/
							/
							/
							/
							/
							/
							/
							/
							/

使用方法:(1) 无盖章或签字的医嘱无效。(2) 长期医嘱由粗线边缘,临时医嘱由细线边缘起写,务求端正。(3) 临时医嘱要写明时间。(4) 停药的医嘱必须重新写明。(5) 长期医嘱每周重整一次。

注　意:(1) 限用原子笔用力书写。(2) 除非附有处方签,勿用此医嘱单。　　夹存病历

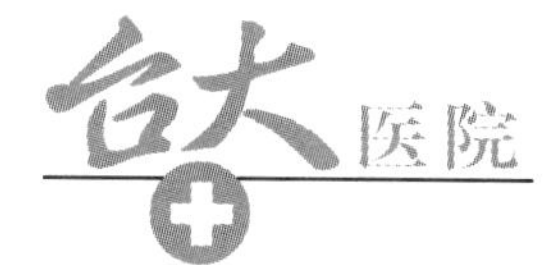

台湾大学医学院附属医院

血液透析之动静脉瘘管手术医嘱单

病历号　　　　　　　　　　姓名　　　　　　　　　　床号　　　　　　　　　　第 4 页

性别	男　　女	年龄		过敏记录		自费　　医保

开始日期	停止日期	（长期）	（临时）	医　　嘱	医师盖章	护士签字
				〈动静脉造瘘，术后医嘱〉		/
		常规测量体温、脉搏、呼吸、血压				/
		活动：☐ 与平时一样 ☐ 握手动作 ＞ 3 000 次/天，24 小时后开始				/
		术后，对动静脉分流患者 ☐ 禁止做作一切治疗的部位：____				/
		饮食：和之前一样				/
		血液透析 时间：____ 用☐ 双腔管 ☐ Perm cath 导管 ☐ 其他：__________				/
		重新开始术前用药 开始时间：____				/
		对乙酰氨基酚（500 mg/片）1 片 qid 口服				/
		☐ 其他：__________				/
		适应证：__________				/
		更换敷料 qd，必要时				/
						/
						/
						/
						/
						/
						/
						/
						/
						/
						/
						/
						/
						/
						/
						/
						/
						/

使用方法：(1) 无盖章或签字的医嘱无效。(2) 长期医嘱由粗线边缘，临时医嘱由细线边缘起写，务求端正。(3) 临时医嘱要写明时间。(4) 停药的医嘱必须重新写明。(5) 长期医嘱每周重整一次。

注　　意：(1) 限用原子笔用力书写。(2) 除非附有处方签，勿用此医嘱单。　　夹存病历

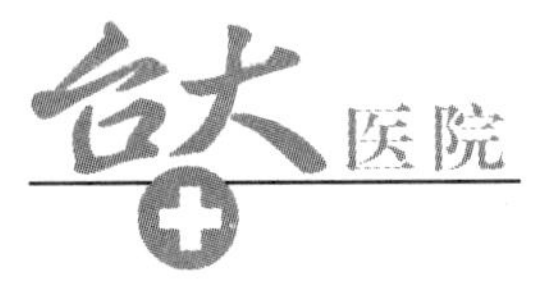

台湾大学医学院附属医院

临床路径收案标准

病历号　　姓名　　床号　　第 1 页

〈腹式胆囊切除术　标准〉

纳入标准：

☐ 男性或女性，20 ~ 75 岁

☐ 除发现胆囊结石或胆囊炎相关外，病史和体格检查正常

☐ 血流动力学稳定

☐ 血小板计数不小于 $100 \times 10^9/L$

☐ 凝血酶原时间 比正常值延长少于 2 秒钟

☐ 胆囊结石或胆囊炎，需行腹式胆囊切除术

☐ 正常心电图

排除标准：

☐ 孕妇或哺乳期妇女

☐ 未控制的感染

☐ 血流动力学不稳定

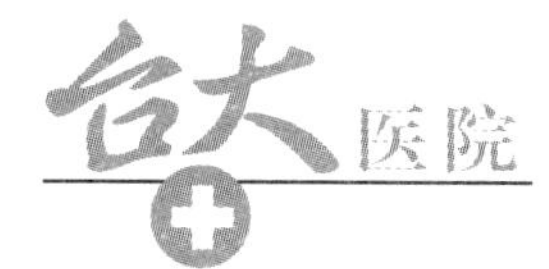

台湾大学医学院附属医院

腹式胆囊切除术医嘱单

病历号　　　　　　　　　　　姓名　　　　　　　　　　　床号　　　　　　　　　　　第 2 页

性别	男　女	年龄		过敏记录		自费　医保
开始日期	停止日期	(长期)	(临时)	医　嘱	医师盖章	护士签字
				〈腹式胆囊切除术,入院医嘱〉		/
		主管医师：主治医师＿＿＿/ 住院医师＿＿＿				/
		诊断：				/
		药物过敏：				/
		常规测量体温、脉搏、呼吸、血压				/
		活动：按患者耐受程度				/
		普通饮食				/
			☐ 心电图			/
			☐ 胸片			/
			☐ 血细胞计数，血小板计数，凝血酶原时间，活化部分凝血活酶时间，白细胞分类计数			/
			☐ 总胆红素，直接胆红素，谷草转氨酶，碱性磷酸酶，淀粉酶，尿素氮，肌酐，钠，钾，氯，钙，			/
			餐前血糖			/
			☐ 腹部超声检查			/
			☐ 其他：＿＿＿＿＿＿＿＿			/
			适应证：＿＿＿＿＿＿＿＿			/
			麻醉科医师术前访视			/
						/
						/
						/
						/
						/
						/
						/
						/
						/
						/
						/

使用方法：(1) 无盖章或签字的医嘱无效。(2) 长期医嘱由粗线边缘，临时医嘱由细线边缘起写，务求端正。(3) 临时医嘱要写明时间。(4) 停药的医嘱必须重新写明。(5) 长期医嘱每周重整一次。

注　意：(1) 限用原子笔用力书写。(2) 除非附有处方签，勿用此医嘱单。　　夹存病历

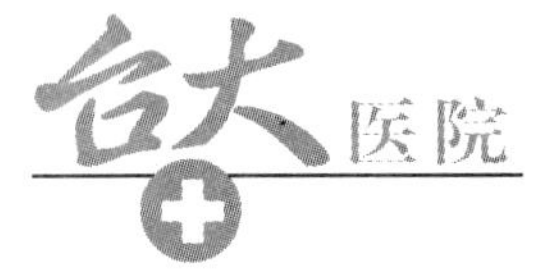

台湾大学医学院附属医院

腹式胆囊切除术医嘱单

病历号　　　　姓名　　　　床号　　　　第 3 页

性别	男　女	年龄		过敏记录		自费　医保	

开始日期	停止日期	(长期)	(临时) 医嘱	医师盖章	护士签字
			〈腹式胆囊切除术，术前医嘱〉		/
			午夜后禁食		/
			麻醉基本资料及麻醉同意书签字		/
			手术同意书、检验标本收集同意书签字		/
			□ 自费同意书		/
			2.5% 葡萄糖 0.45% 氯化钠(500 ml/瓶) 500 ml 静脉滴注 开始时间：__________		/
			将预防性抗生素送至手术室： □ 简单病例 头孢唑啉(1 000 mg/瓶) 1 瓶 □ 复杂病例 氨苄西林 (500 mg/瓶) 1 瓶 庆大霉素注射液(80 mg/2 ml/瓶) 1 瓶 □ 伴有肾功能不全的复杂病例 氟氧头孢 (500 mg/瓶) 2 瓶 选择加上 □ 甲硝唑注射液(500 mg/100 ml/包) 1 包 □ 其他：________		/ / / / / / / / / / /
			放置静脉留置针		/
			手术部位标记及佩戴手术手圈		/
			将患者送至手术室 □ 时间____ □ 携带病历等待和 □ 外院资料， □ 其他：__________		/ /
			□ 其他：____________		/
			适应证：____________		/
					/
					/
					/
					/

使用方法：(1) 无盖章或签字的医嘱无效。(2) 长期医嘱由粗线边缘，临时医嘱由细线边缘起写，务求端正。(3) 临时医嘱要写明时间。(4) 停药的医嘱必须重新写明。(5) 长期医嘱每周重整一次。

注　意：(1) 限用原子笔用力书写。(2) 除非附有处方签，勿用此医嘱单。　　夹存病历

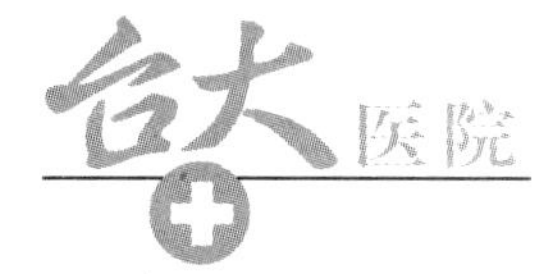

台湾大学医学院附属医院

腹式胆囊切除术医嘱单

病历号　　　　　　　　　　姓名　　　　　　　　　　床号　　　　　　　　　　第 4 页

性别	男　女	年龄		过敏记录		自费　医保

开始日期	停止日期	(长期)	(临时) 医　嘱	医师盖章	护士签字
			〈腹式胆囊切除术,术后医嘱〉		/
		生命体征:术后即刻、术后 1 小时各测 1 次,之后病房常规			/
		禁食 胃肠减压			/
		静脉输液: □ 台大 5 号 (400 ml/瓶) 1, 200 ml + 乳酸钠林格液 (500 ml/瓶) 500 ml 静脉滴注 qd			/
					/
					/
		□ 吗啡 (10 mg/ml/安瓿) 5 mg q4h 必要时用,长期医嘱 肌内注射			/
		抗生素: □ 简单病例 头孢唑啉(1 000 mg/瓶) 1 000 mg q8h 静脉滴注 □ 复杂病例 氨苄西林 (500 mg/瓶) 500 mg q6h 静脉滴注 庆大霉素(80 mg/2 ml/瓶) 80 mg 静脉滴注 (>30 min) q12h □ 伴有肾功能不全的复杂病例 氟氧头孢(500 mg/瓶) 1 000 mg q12h 静脉滴注 选择加上 □ 甲硝唑注射液 (500 mg/100 ml/包) 500 mg q8h 静脉滴注超过 1 小时 □ 其他: ________			/
					/
					/
					/
					/
					/
					/
					/
					/
					/
					/
		□ 记录引流量 qd			/
					/
					/
					/
					/
					/
					/
					/
					/
					/

使用方法:(1) 无盖章或签字的医嘱无效。(2) 长期医嘱由粗线边缘,临时医嘱由细线边缘起写,务求端正。(3) 临时医嘱要写明时间。(4) 停药的医嘱必须重新写明。(5) 长期医嘱每周重整一次。

注　意:(1) 限用原子笔用力书写。(2) 除非附有处方签,勿用此医嘱单。　　夹存病历

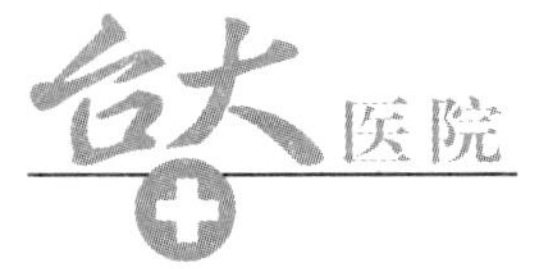

台湾大学医学院附属医院

腹式胆囊切除术医嘱单

病历号　　　　姓名　　　　床号　　　　第 5 页

性别	男　女	年龄		过敏记录		自费　医保

开始日期	停止日期	(长期)	(临时)	医　嘱	医师盖章	护士签字
				〈腹式胆囊切除术，术后第 1 天医嘱〉		/
		常规测量体温、脉搏、呼吸、血压				/
		□ 尝试饮水 之后 流质饮食				/
		静脉输液：				/
		□ 台大 5 号(400 ml/瓶) 1 200 ml ＋ 乳酸钠林格液(500 ml/瓶)				/
		500 ml 静脉滴注 qd				/
		□ 吗啡（10 mg/ml/安瓿）5 mg q4h 必要时用，长期医嘱 肌内注射				/
		抗生素：				/
		□ 简单病例				/
		头孢唑啉(1 000 mg/瓶) 1 000 mg q8h 静脉滴注				/
		□ 复杂病例				/
		氨苄西林(500 mg/瓶) 500 mg q6h 静脉滴注				/
		庆大霉素注射液(80 mg/2 ml/瓶) 80 mg q12h 静脉滴注 超过 30 分钟				/
		□ 伴有肾功能不全的复杂患者				/
		氟氧头孢(500 mg/瓶) 1 000 mg q12h 静脉滴注				/
		选择加上				/
		□ 甲硝唑注射液（500 mg/100 ml/包）500 mg q8h 静脉滴注				/
		超过 1 小时				/
		□ 其他：________				/
		□ 对乙酰氨基酚(500 mg/片) 1 片 qid 口服				/
		□ 记录引流量 qd				/
		□ 其他：________				/
						/
						/
						/
						/
						/
						/

使用方法：(1) 无盖章或签字的医嘱无效。(2) 长期医嘱由粗线边缘，临时医嘱由细线边缘起写，务求端正。(3) 临时医嘱要写明时间。(4) 停药的医嘱必须重新写明。(5) 长期医嘱每周重整一次。

注　　意：(1) 限用原子笔用力书写。(2) 除非附有处方签，勿用此医嘱单。　　夹存病历

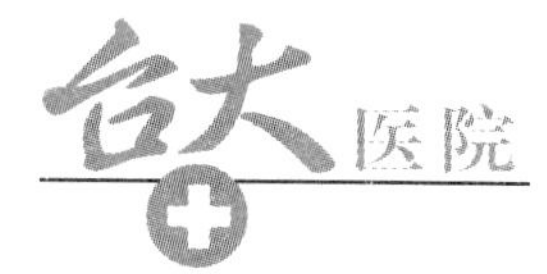

台湾大学医学院附属医院

腹式胆囊切除术医嘱单

病历号　　　　姓名　　　　床号　　　　第 6 页

性别	男　女	年龄		过敏记录		自费　医保

开始日期	停止日期	(长期)	(临时)	医　嘱	医师盖章	护士签字
				〈**腹式胆囊切除术，术后第 2 天医嘱**〉		/
		常规测量体温、脉搏、呼吸、血压				/
		□ 软食 按患者耐受				/
		静脉输液:				/
		□ 台大 5 号 (400 ml/瓶) 800 ml ＋ 乳酸钠林格液(500 ml/瓶)				/
		500 ml 静脉滴注 qd				/
		□ 吗啡 (10 mg/ml/安瓿) 5 mg q4h 必要时用,长期医嘱 肌内注射				/
						/
		抗生素:				/
		□ 复杂病例				/
		氨苄西林 (500 mg/瓶) 500 mg q6h 静脉滴注				/
		庆大霉素(80 mg/2 ml/瓶) 80 mg q12h 静脉滴注 超过 30 分钟				/
		□ 伴有肾功能不全的复杂病例				/
		氟氧头孢(500 mg/瓶) 1 000 mg q12h 静脉滴注				/
		选择加上				/
		□ 甲硝唑注射液(500 mg/l00 ml/包) 500 mg q8h 静脉滴注 超过 1 小时				/
		□ 其他: ________				/
		□ 对乙酰氨基酚(500 mg/片) 1 片 qid 口服				/
		□ 记录引流量 qd				/
		□ 其他: ________				/
						/
						/
						/
						/
						/
						/
						/
						/

使用方法:(1) 无盖章或签字的医嘱无效。(2) 长期医嘱由粗线边缘,临时医嘱由细线边缘起写,务求端正。(3) 临时医嘱要写明时间。(4) 停药的医嘱必须重新写明。(5) 长期医嘱每周重整一次。

注　意:(1) 限用原子笔用力书写。(2) 除非附有处方签,勿用此医嘱单。　　夹存病历

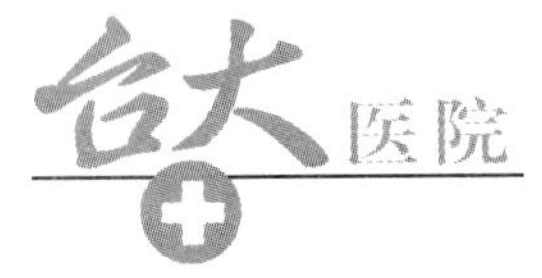

台湾大学医学院附属医院

腹式胆囊切除术医嘱单

病历号　　　　　　　　姓名　　　　　　　　床号　　　　　　　　第 7 页

性别	男　女	年龄		过敏记录		自费　医保

开始日期	停止日期	(长期)	(临时)	医嘱	医师盖章	护士签字
				〈腹式胆囊切除术,术后第 3 天医嘱〉		/
		常规测量体温、脉搏、呼吸、血压				/
		□ 软食 患者耐受				/
		静脉输液: □ 台大 5 号(400 ml/瓶) 800 ml + 乳酸钠林格液(500 ml/瓶) 500 ml 静脉滴注 qd				/ / /
		□ 吗啡 (10 mg/ml/安瓿) 5 mg q4h 必要时用,长期医嘱 肌内注射				/
		抗生素: □ 复杂病例 氨苄西林(500 mg/瓶) 500 mg q6h 静脉滴注 庆大霉素 (80 mg/2 ml/瓶) 80 mg q12h 静脉滴注 超过 30 分钟 □ 伴有肾功能不全的复杂病例 氟氧头孢(500 mg/瓶) 1 000 mg q12h 静脉滴注 选择加上 □ 甲硝唑注射液 (500 mg/100 ml/包) 500 mg q8h 静脉滴注 超过 1 小时 □ 其他: ________				/ / / / / / / / /
		□ 对乙酰氨基酚 (500 mg/片) 1 片 qid 口服				/
		□ 记录引流量 qd				/
		□ 其他: ________				/
						/
						/
						/
						/
						/
						/
						/
						/
						/

使用方法:(1) 无盖章或签字的医嘱无效。(2) 长期医嘱由粗线边缘,临时医嘱由细线边缘起写,务求端正。(3) 临时医嘱要写明时间。(4) 停药的医嘱必须重新写明。(5) 长期医嘱每周重整一次。

注　意:(1) 限用原子笔用力书写。(2) 除非附有处方签,勿用此医嘱单。　　夹存病历

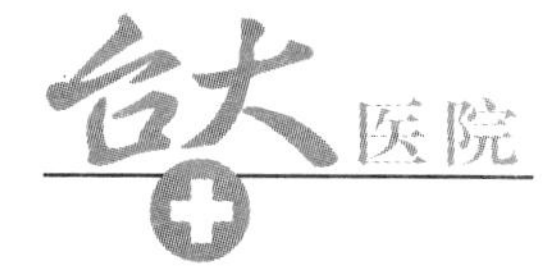

台湾大学医学院附属医院

腹式胆囊切除术医嘱单

病历号　　　　　　　　　　姓名　　　　　　　　　　床号　　　　　　　　　　第 8 页

性别	男　女	年龄		过敏记录		自费　医保
开始日期	停止日期	(长期)	(临时)	医　嘱	医师盖章	护士签字
				〈腹式胆囊切除术,术后第 4 天医嘱〉		/
				常规测量体温、脉搏、呼吸、血压		/
				□ 软食 患者耐受		/
				□ 吗啡(10 mg/ml/瓶) 5 mg q4h 必要时用,长期医嘱 肌内注射		/
				□ 对乙酰氨基酚 (500 mg/片) 1 片 qid 口服		/
				□ 记录引流量 qd		/
				□ 其他: ________		/
						/
						/
						/
						/
						/
						/
						/
						/
						/
						/
						/
						/
						/
						/
						/
						/
						/
						/
						/
						/
						/

使用方法:(1) 无盖章或签字的医嘱无效。(2) 长期医嘱由粗线边缘,临时医嘱由细线边缘起写,务求端正。(3) 临时医嘱要写明时间。(4) 停药的医嘱必须重新写明。(5) 长期医嘱每周重整一次。

注　意:(1) 限用原子笔用力书写。(2) 除非附有处方签,勿用此医嘱单。　　　　夹存病历

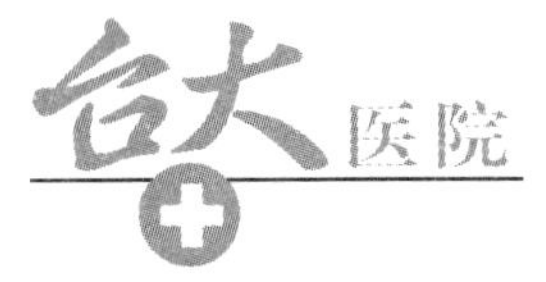

台湾大学医学院附属医院

腹式胆囊切除术医嘱单

病历号　　　　　　　　　　姓名　　　　　　　　　　床号　　　　　　　　　　第 9 页

性别	男　女	年龄		过敏记录		自费　医保

开始日期	停止日期	(长期)	(临时)　医嘱	医师盖章	护士签字
			〈腹式胆囊切除术,出院医嘱〉		/
			并发症:________		/
			出院日期:____年____月____日,____医师同意		/
			门诊预约单:____年____月____日,____医生		/
			□ 对乙酰氨基酚 (500 mg/片) 1 片 qid 口服 3 天		/
			出院状态:		/
			□是□否　无发烧		/
			□是□否　进食清淡饮食		/
			□是□否　病人可自行活动,疼痛分数 <5 分		/
			□是□否　引流管拔除,无并发症		/
					/
					/
					/
					/
					/
					/
					/
					/
					/
					/
					/
					/
					/
					/
					/
					/
					/

使用方法:(1) 无盖章或签字的医嘱无效。(2) 长期医嘱由粗线边缘,临时医嘱由细线边缘起写,务求端正。(3) 临时医嘱要写明时间。(4) 停药的医嘱必须重新写明。(5) 长期医嘱每周重整一次。

注　　意:(1) 限用原子笔用力书写。(2) 除非附有处方签,勿用此医嘱单。　　　　夹存病历

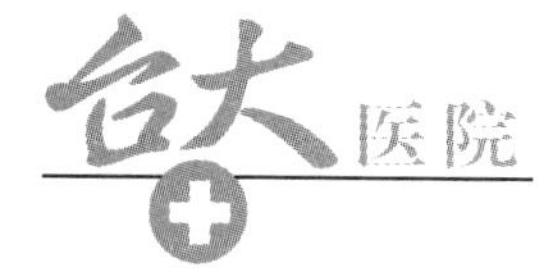

台湾大学医学院附属医院

临床路径收案标准

病历号　　　　姓名　　　　床号　　　　第 1 页

〈胃部分切除与空肠吻合术　标准〉

纳入标准:

- □ 年龄不超过 75 岁的男性或女性
- □ 诊断为胃溃疡或胃部肿瘤

排除标准:

- □ 年龄超过 75 岁的男性或女性
- □ 妊娠或哺乳期妇女
- □ 血流动力学不稳定者
- □ 心电图异常或有新发心肌梗死者
- □ 胸片异常或肺功能差者
- □ 血小板计数少于 $100 \times 10^9/L$ 者
- □ 凝血酶原时间比正常值延长超过 2 秒钟
- □ 存在其他严重并发症或慢性病,将影响康复护理

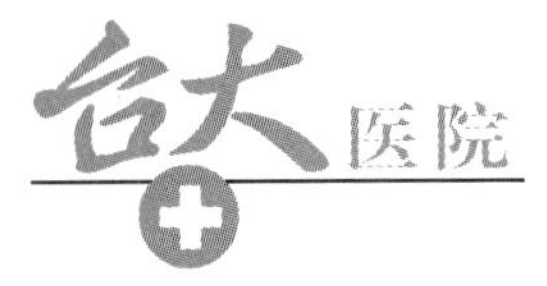

台湾大学医学院附属医院

胃部分切除与空肠吻合术医嘱单

病历号 姓名 床号 第 2 页

性别	男 女	年龄		过敏记录		自费 医保	

开始日期	停止日期	(长期)	(临时) 医嘱	医师盖章	护士签字
			〈胃部分切除与空肠吻合术,入院医嘱〉		/
		主管医生:主治医生________/住院医生________			/
		诊断:☐ 胃部肿瘤 ☐ 胃溃疡			/
		药物过敏:☐ 无 ☐________			/
		常规测量体温、脉搏、呼吸和血压			/
		活动:在病人耐受范围内			/
			☐ 心电图		/
			☐ 胸片		/
			☐ 腹部平片		/
			☐ 血常规,白细胞分类/计数		/
			☐ 谷草转氨酶,血清尿素氮,肌酐,钠,钾,钙,血糖 餐前或餐后		/
			☐ 凝血酶原时间/活化部分凝血活酶时间		/
			☐ 其他:________________		/
			适应证:________________		/
			麻醉科医师访视		/
					/
					/
					/
					/
					/
					/
					/
					/
					/
					/
					/
					/
					/

使用方法:(1) 无盖章或签字的医嘱无效。(2) 长期医嘱由粗线边缘,临时医嘱由细线边缘起写,务求端正。(3) 临时医嘱要写明时间。(4) 停药的医嘱必须重新写明。(5) 长期医嘱每周重整一次。

注 意:(1) 限用原子笔用力书写。(2) 除非附有处方签,勿用此医嘱单。 夹存病历

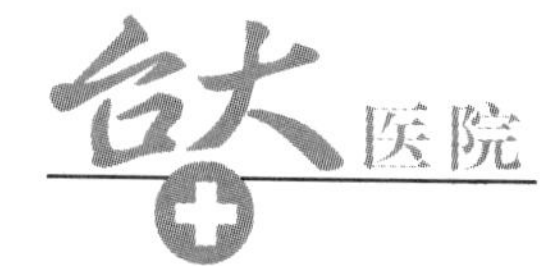

台湾大学医学院附属医院

胃部分切除与空肠吻合术医嘱单

病历号　　　　　　　　　姓名　　　　　　　　　床号　　　　　　　　　第 3 页

性别	男　女	年龄		过敏记录		自费　医保

开始日期	停止日期	(长期)	(临时) 医嘱	医师盖章	护士签字
			〈**胃部分切除与空肠吻合术,术前医嘱**〉		/
			凌晨起禁食		/
			签署麻醉基本资料及麻醉同意书		/
			签署手术同意书、检验标本收集同意书		/
			2.5% 葡萄糖 +0.45% 氯化钠(500 ml/瓶) 500 ml 静脉滴注,开始时间:____		/
			带预防性抗生素至手术室:		/
			□ 头孢唑林(1 000 mg/小瓶) 1 瓶,通知时即刻使用		/
			□ 头孢拉定(500 mg/小瓶) 2 瓶,通知时即刻使用		/
			皮肤准备:		/
			备血:□ 全血【□新鲜　□库存】____单位		/
			□ 浓缩红细胞____单位、□新鲜冷冻血浆____单位、□血小板____单位		/
			□ 使用聚乙二醇和电解质进行肠道准备		/
			1 包 +1 000 ml 水口服,时间为下午 2 点、下午 4 点		/
			病人送至手术室前置鼻胃管		/
			置静脉导管		/
			手术部位标记及佩戴手术手圈		/
			送病人至手术室,携带病历和　□外院资料		/
			□ 其他:________		/
			□ 其他:________________		/
			适应证:________________		/
					/
					/
					/
					/
					/
					/
					/

使用方法:(1) 无盖章或签字的医嘱无效。(2) 长期医嘱由粗线边缘,临时医嘱由细线边缘起写,务求端正。(3) 临时医嘱要写明时间。(4) 停药的医嘱必须重新写明。(5) 长期医嘱每周重整一次。

注　意:(1) 限用原子笔用力书写。(2) 除非附有处方签,勿用此医嘱单。　　　　夹存病历

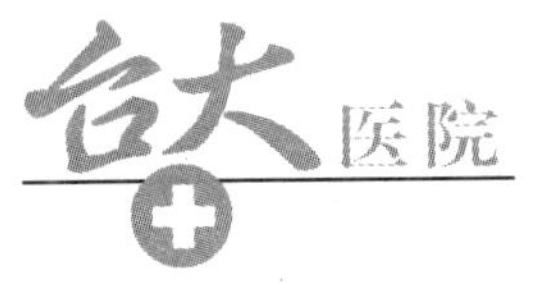

台湾大学医学院附属医院

胃部分切除与空肠吻合术医嘱单

病历号　　　　　　姓名　　　　　　床号　　　　　　第 4 页

性别	男　女	年龄		过敏记录		自费　医保

开始日期	停止日期	(长期)	(临时) 医嘱	医师盖章	护士签字
			〈胃部分切除与空肠吻合术,术后医嘱〉		/
		测量体温、脉搏、呼吸、血压:术后即刻,术后 1 小时,术后 2 小时,术后 3 小时各测 1 次,每 3 小时测一次(连续 3 次),之后常规测量			/
		禁食,鼻胃管减压			/
		台大 5 号(400 ml/瓶) 1 200 ml + 乳酸林格注射液(500 ml/瓶)500 ml +			/
		氨基钾(500 ml/瓶) 500 ml + 氯化钾注射液(20 毫克当量钾和氯/10 ml) 10-10-10 毫克当量 + 复合维生素(2 ml/安瓿)2 ml 每天 1 次静脉滴注			/
					/
		☐ 10% 脂肪乳浊液(250 ml/瓶)250 ml 每天 1 次静脉滴注			/
		☐ 头孢唑林(1 000 mg/小瓶) 1 000 mg 每 8 小时 1 次静脉滴注,使用 5 天			/
		☐ 力百汀注射剂(阿莫西林 500 mg 和克拉维酸钾 100 mg/小瓶)1 瓶 每 8 小时 1 次			/
		静脉滴注,使用 5 天(青霉素试验阴性)			/
		☐ 其他: ________			/
		☐ 盐酸派替啶注射剂(50 mg/ml/安瓿) 50 mg 每 6 小时 1 次肌内注射,长期备用医嘱			/
		☐ 使用镇痛泵			/
		硫酸沙丁胺醇喷雾剂(5 mg/2.5 ml/安瓿) 1 安瓿 每 8 小时 1 次皮下注射,使用 3 天			/
		☐ 其他: ________________			/
		适应证: ________________			/
		记录出入水量,每 8 小时 1 次 ×2 天			/
		每天记录引流量 1 次			/
		在____月____日及频率每星期____次检查血常规 + 白细胞分类/计数,谷草转氨酶			/
		血清尿素氮,总胆红素,肌酐 + 钠,钾,氯,血糖			/
					/
					/
					/
					/
					/

使用方法:(1) 无盖章或签字的医嘱无效。(2) 长期医嘱由粗线边缘,临时医嘱由细线边缘起写,务求端正。(3) 临时医嘱要写明时间。(4) 停药的医嘱必须重新写明。(5) 长期医嘱每周重整一次。

注　意:(1) 限用原子笔用力书写。(2) 除非附有处方签,勿用此医嘱单。　　夹存病历

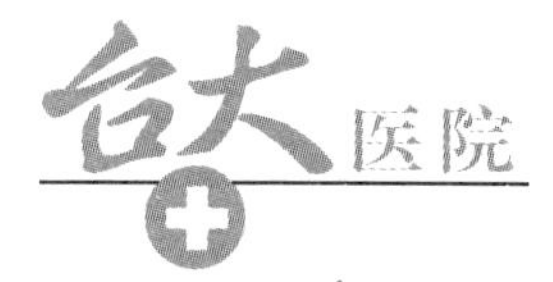

台湾大学医学院附属医院

胃部分切除与空肠吻合术医嘱单

病历号　　　　　　　　姓名　　　　　　　　床号　　　　　　　　第 5 页

性别	男　　女	年龄		过敏记录		自费　　医保	
开始日期	停止日期	(长期)	(临时)	医　　嘱		医师盖章	护士签字
				〈胃部分切除与空肠吻合术,更新术后医嘱〉			/
		常规测量体温、脉搏、呼吸、血压					/
			如果已排气,从____月____日开始夹闭鼻胃管并尝试饮水				/
			在____月____日拔除鼻胃管				/
			在____月____日开始胃切饮食				/
		给予胃切饮食 1 号,静脉内输液:台大 5 号(400 ml/瓶),1 200 ml + 氨基-钾(500 ml/瓶) 500 ml + 氯化钾(20 毫克当量钾和氯/10 ml)(10 - 10)毫克当量每天 1 次静脉滴注					/
							/
		给予胃切饮食 2 号,静脉内输液:台大 5 号(400 ml/瓶),1 200 ml + 氨基-钾(500 ml/瓶) 500 ml + 氯化钾注射剂(20 毫克当量钾和氯/10 ml)(10 - 10)毫克当量每天 1 次静脉滴注					/
							/
							/
		胃切饮食 3 号,静脉内输液:台大 5 号(400 ml/瓶)800 ml + 氨基-钾(500 ml/瓶) 500 ml 每天 1 次静脉滴注					/
							/
		胃切饮食 4 号,停止静脉内输液并拔除中心静脉导管					/
		□ 康彼申 1 片每天 3 次口服					/
		□ 盐酸甲氧氯普胺(5 mg/片) 1 片每天 3 次口服					/
		□ 其他:________________					/
		适应证:________________					/
		每天记录引流量					/
			拔除左侧橡胶引流管				/
			拔除右侧橡胶引流管				/
			在____月____日检查血常规				/
							/
							/
							/
							/
							/
							/
							/

使用方法:(1) 无盖章或签字的医嘱无效。(2) 长期医嘱由粗线边缘,临时医嘱由细线边缘起写,务求端正。(3) 临时医嘱要写明时间。(4) 停药的医嘱必须重新写明。(5) 长期医嘱每周重整一次。

注　意:(1) 限用原子笔用力书写。(2) 除非附有处方签,勿用此医嘱单。　　夹存病历

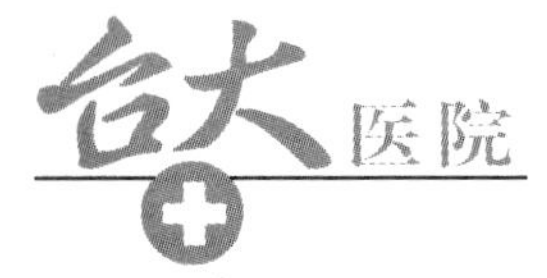

台湾大学医学院附属医院

胃部分切除与空肠吻合术医嘱单

病历号　　　　　　　　　　姓名　　　　　　　　　　床号　　　　　　　　　　第 6 页

性别	男　　女	年龄		过敏记录		自费　　医保

开始日期	停止日期	（长期）	（临时）　医　　嘱	医师盖章	护士签字
			〈**胃部分切除与空肠吻合术,出院医嘱**〉		/
			由________医生同意可予以出院		/
			门诊预约单:____年____月____日,医生________		/
			出院前更换敷料		/
			□ 拆除缝线		/
			出院带药:		/
			□ 康彼申 1 片每天 3 次 口服 ×7 天		/
			□ 盐酸甲氧氯普胺(5 mg/片)1 片每天 3 次 口服 ×7 天		/
			□ 开具诊断书____份		/
			□ 开具重大伤病卡		/
			□ 其他:________________		/
			适应证:________________		/
			出院状态:		/
			□是□否　疼痛指数 <3 分		/
			□是□否　引流管已拔除		/
			□是□否　手术伤口干净无红肿		/
			□是□否　进食后无腹胀腹痛		/
			□是□否　进食后无恶心头晕冒汗		/
					/
					/
					/
					/
					/
					/
					/
					/
					/
					/

使用方法:(1) 无盖章或签字的医嘱无效。(2) 长期医嘱由粗线边缘,临时医嘱由细线边缘起写,务求端正。(3) 临时医嘱要写明时间。(4) 停药的医嘱必须重新写明。(5) 长期医嘱每周重整一次。

注　　意:(1) 限用原子笔用力书写。(2) 除非附有处方签,勿用此医嘱单。　　　　夹 存 病 历

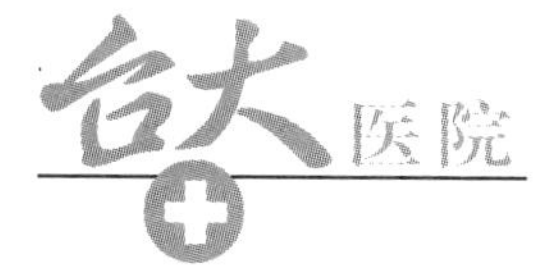

台湾大学医学院附属医院

临床路径收案标准

病历号　　　　姓名　　　　床号　　　　第 1 页

〈腹腔镜乙状结肠切除术　标准〉

纳入标准:

- □ 年龄 20 ~ 75 岁
- □ 无严重系统疾病
- □ 血小板计数不低于 $100 \times 10^9/L$
- □ 凝血酶原时间比正常值延长少于 2 秒钟
- □ 心电图和胸片均正常

排除标准:

- □ 妊娠妇女
- □ 血流动力学不稳定者
- □ 同时进行其他腹部手术者
- □ 结肠癌晚期伴邻近器官转移

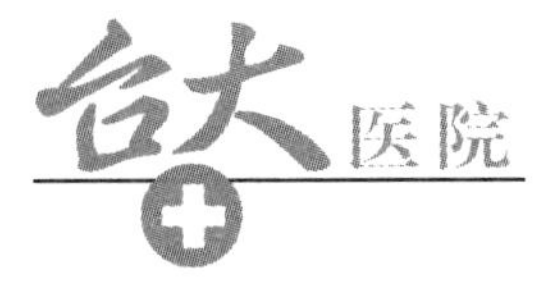

台湾大学医学院附属医院

腹腔镜乙状结肠切除术医嘱单

病历号　　　　　　　　　　姓名　　　　　　　　　　床号　　　　　　　　　　第 2 页

性别	男　　女	年龄		过敏记录		自费　　医保

开始日期	停止日期	(长期)	(临时)	医　　嘱	医师盖章	护士签字
			〈腹腔镜乙状结肠切除术，入院医嘱〉			/
		主管医生：主治医生 ________ / 住院医生 ________				/
		诊断：				/
		药物过敏：				/
		常规测量体温、脉搏、呼吸、血压				/
		活动：在病人耐受范围内				/
		给予低渣饮食				/
			□ 血常规，血蛋白，谷草转氨酶，血清尿素氮，肌酐，钠，钾，钙，空腹血糖，凝血酶原时间/活化部分凝血活酶时间，癌胚抗原			/
			□ 胸片　□ 心电图			/
			□ 腹部超声			/
			□ 结肠镜检查			/
			□ 腹部 + 盆腔 CT			/
			□ 下消化道摄影检查			/
			□ 其他：________________			/
			适应证：________________			/
						/
						/
						/
						/
						/
						/
						/
						/
						/
						/
						/
						/
						/

使用方法：(1) 无盖章或签字的医嘱无效。(2) 长期医嘱由粗线边缘，临时医嘱由细线边缘起写，务求端正。(3) 临时医嘱要写明时间。(4) 停药的医嘱必须重新写明。(5) 长期医嘱每周重整一次。

注　　意：(1) 限用原子笔用力书写。(2) 除非附有处方签，勿用此医嘱单。　　夹存病历

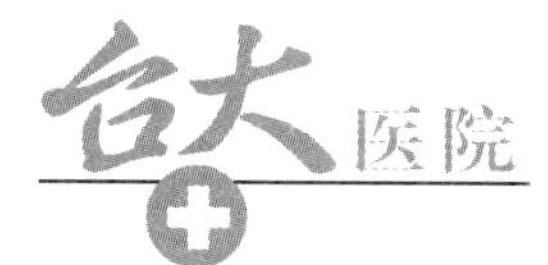

台湾大学医学院附属医院

腹腔镜乙状结肠切除术医嘱单

病历号　　　　　　　　　　　　姓名　　　　　　　　　　　　床号　　　　　　　　　　　　第 3 页

性别	男　女	年龄		过敏记录		自费　医保	

开始日期	停止日期	(长期)	(临时)	医　嘱	医师盖章	护士签字
				〈**腹腔镜乙状结肠切除术，术前第 2 天医嘱**〉		/
				常规测量体温、脉搏、呼吸、血压		/
				给予清流质饮食		/
				肠道准备药物:		/
				新霉素(250 mg/胶囊) 2 粒口服,每天 4 次		/
				甲硝唑(250 mg/片) 2 片口服,每天 4 次		/
				□ 硫酸钠(清洁准备)1 包;术前第 2 天使用		/
				□ 其他: ________________		/
				适应证: ________________		/
						/
						/
						/
						/
						/
						/
						/
						/
						/
						/
						/
						/
						/
						/
						/
						/
						/
						/
						/
						/
						/
						/

使用方法:(1) 无盖章或签字的医嘱无效。(2) 长期医嘱由粗线边缘,临时医嘱由细线边缘起写,务求端正。(3) 临时医嘱要写明时间。(4) 停药的医嘱必须重新写明。(5) 长期医嘱每周重整一次。

注　　意:(1) 限用原子笔用力书写。(2) 除非附有处方签,勿用此医嘱单。　　夹存病历

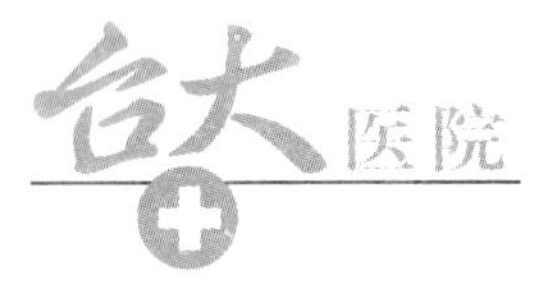

台湾大学医学院附属医院

腹腔镜乙状结肠切除术医嘱单

病历号　　　　　　　　　　　姓名　　　　　　　　　　　床号　　　　　　　　　　　第 4 页

性别	男　女	年龄		过敏记录		自费　医保

开始日期	停止日期	(长期)	(临时) 医嘱	医师盖章	护士签字
			〈腹腔镜乙状结肠切除术,术前第 1 天医嘱〉		/
			常规测量体温、脉搏、呼吸、血压		/
			给予清流质饮食,午夜 12 点开始禁食		/
			签署麻醉基本资料及麻醉同意书		/
			签署手术同意书、检验标本收集同意书		/
			肠道准备药物:		/
			新霉素(250 mg/胶囊) 2 粒口服,每天 4 次		/
			甲硝唑(250 mg/片) 2 片口服,每天 4 次		/
			□ 磷酸钠(45 ml/瓶) 1 瓶术前使用		/
			术前 1 天早上 9 点 和 下午 1 点(自费) 或____		/
			□ 术前 1 天使用聚乙二醇和电解质 1 包进行清洁准备		/
			□ 清洁灌肠		/
			备血: □ 浓缩红细胞____单位、□ 新鲜冷冻血浆____单位、		/
			□ 血小板____单位		/
			术前药物:		/
			2.5% 葡萄糖 +0.45% 氯化钠(500 ml/瓶) 500 ml 静脉滴注,开始		/
			时间____		/
			带预防性抗生素至手术室:		/
			头孢唑林(1 000 mg/小瓶) 1 瓶		/
			□ 其他: ________________		/
			适应证: ________________		/
			备皮		/
			置静脉导管		/
			送病人至手术室,携带病历和 □外院资料		/
			□ 其他:____		/
					/
					/
					/

使用方法:(1) 无盖章或签字的医嘱无效。(2) 长期医嘱由粗线边缘,临时医嘱由细线边缘起写,务求端正。(3) 临时医嘱要写明时间。(4) 停药的医嘱必须重新写明。(5) 长期医嘱每周重整一次。

注　意:(1) 限用原子笔用力书写。(2) 除非附有处方签,勿用此医嘱单。　　夹存病历

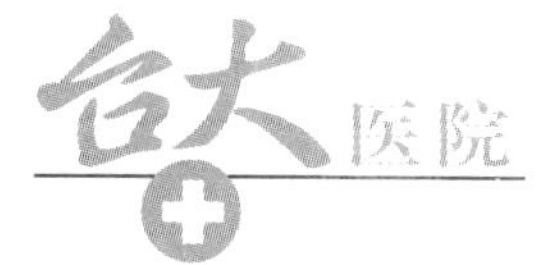

台湾大学医学院附属医院

腹腔镜乙状结肠切除术医嘱单

病历号　　　　　　　　姓名　　　　　　　　床号　　　　　　　　第 5 页

性别	男　女	年龄		过敏记录		自费　医保
开始日期	停止日期	(长期)	(临时)	医　嘱	医师盖章	护士签字
				〈腹腔镜乙状结肠切除术，术后医嘱〉		/
				测量生命体征：术后即刻 1 次，每 1 小时 1 次 ×1，后按常规测量		/
				活动：在病人耐受范围内		/
				禁食及鼻胃管减压		/
				静脉输液：		/
				台大 5 号(400 ml/瓶) 1 200 ml + 生理盐水(500 ml/瓶) 500 ml +		/
				乳酸林格注射剂(500 ml/瓶)500 ml 每天 1 次静脉滴注		/
				氯化钾 10-10-10 毫克当量静脉滴注，每天 1 次		/
				法莫替丁注射剂(20 mg/安瓿)20 mg 每 12 小时 1 次静脉滴注，使用 1 天		/
				头孢美唑(500 mg/小瓶)1 000 mg 每 8 小时 1 次静脉滴注，使用 1 天		/
				庆大霉素注射剂(80 mg/小瓶)80 mg 每 12 小时 1 次静脉滴注(时间超过 30 分钟)，使用 1 天		/
				甲硝唑注射剂(500 mg/100 ml/袋) 500 mg 每 8 小时 1 次静脉滴注(时间超过 1 小时)，		/
				使用 1 天		/
				□ 盐酸哌替啶注射剂(50 mg/ml/安瓿) 50 mg 每 4 小时 1 次肌内注射，长期备用医嘱		/
				□ 布托啡诺鼻喷剂(25 mg/2. 5 ml/瓶)喷两下，每天 1 次(自费)		/
				□ 甲氧氯普胺(10 mg/安瓿)10 mg 每 8 小时 1 次静脉滴注直至术后第 3 天肛门排气		/
				□ 比沙可啶栓剂(10 mg/片)2 粒每 8 小时 1 次直肠给药直至术后第 3 天肛门排气		/
				□ 其他：________________		/
				适应证：________________		/
						/
						/
						/
						/
						/
						/
						/

使用方法：(1) 无盖章或签字的医嘱无效。(2) 长期医嘱由粗线边缘，临时医嘱由细线边缘起写，务求端正。(3) 临时医嘱要写明时间。(4) 停药的医嘱必须重新写明。(5) 长期医嘱每周重整一次。

注　　意：(1) 限用原子笔用力书写。(2) 除非附有处方签，勿用此医嘱单。　　夹存病历

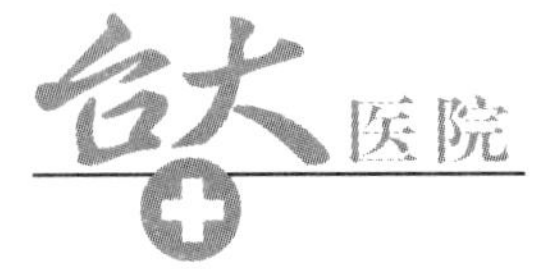

台湾大学医学院附属医院

腹腔镜乙状结肠切除术医嘱单

病历号　　　　　　　　　　　　姓名　　　　　　　　　　　　床号　　　　　　　　　　　　第 6 页

性别	男　女	年龄		过敏记录		自费　医保

开始日期	停止日期	(长期)	(临时)	医嘱	医师盖章	护士签字
			〈腹腔镜乙状结肠切除术，术后（排气后）医嘱〉			/
			常规测量体温、脉搏、呼吸、血压			/
			给予________饮食			/
		药物：				/
		☐ 对乙酰氨基酚(500 mg/片) 1 片口服 每天 4 次				/
		☐ 西甲硅油(40 mg/片)1 片口服 每天 4 次				/
		☐ 氧化镁(250 mg/片)1 片口服 每天 4 次				/
			☐ 其他：______________			/
			适应证：______________			/
						/
						/
						/
						/
						/
						/
						/
						/
						/
						/
						/
						/
						/
						/
						/
						/
						/
						/
						/

使用方法：(1) 无盖章或签字的医嘱无效。(2) 长期医嘱由粗线边缘，临时医嘱由细线边缘起写，务求端正。(3) 临时医嘱要写明时间。(4) 停药的医嘱必须重新写明。(5) 长期医嘱每周重整一次。

注　　意：(1) 限用原子笔用力书写。(2) 除非附有处方签，勿用此医嘱单。　　夹存病历

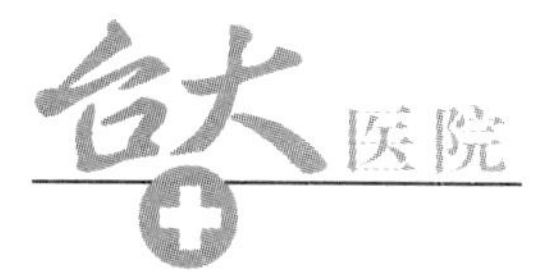

台湾大学医学院附属医院

腹腔镜乙状结肠切除术医嘱单

病历号　　　　　　　　　　姓名　　　　　　　　　　床号　　　　　　　　　　第 7 页

性别	男　女	年龄		过敏记录		自费　医保

开始日期	停止日期	(长期)	(临时) 医嘱	医师盖章	护士签字
			〈腹腔镜乙状结肠切除术,出院医嘱〉		/
			由________医生同意可以出院		/
			门诊预约单:____年____月____日, 执行医生________		/
		出院带药:			/
		□ 对乙酰基酚(500 mg/片) 1 片口服每天 4 次 ×7 天			/
		□ 西甲硅油(40 mg/片)1 片口服每天 4 次 ×7 天			/
		□ 氧化镁(250 mg/片)1 片口服每天 4 次 ×7 天			/
			□ 其他: ________________		/
			适应证: ________________		/
			门诊随访日期: ____年____月____日		/
			出院状态:		/
			□是□否　无发烧		/
			□是□否　引流管已拔除		/
			□是□否　进食低渣饮食正常		/
					/
					/
					/
					/
					/
					/
					/
					/
					/
					/
					/
					/
					/
					/

使用方法:(1) 无盖章或签字的医嘱无效。(2) 长期医嘱由粗线边缘,临时医嘱由细线边缘起写,务求端正。(3) 临时医嘱要写明时间。(4) 停药的医嘱必须重新写明。(5) 长期医嘱每周重整一次。

注　意:(1) 限用原子笔用力书写。(2) 除非附有处方签,勿用此医嘱单。　　夹存病历

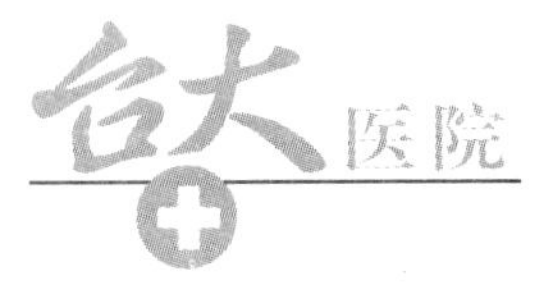

台湾大学医学院附属医院

临床路径收案标准

病历号　　姓名　　床号　　第1页

〈全胃切除术　标准〉

纳入标准:

- ☐ 年龄不超过75岁
- ☐ 诊断为胃癌或胃溃疡

排除标准:

- ☐ 年龄超过75岁
- ☐ 妊娠或哺乳妇女
- ☐ 血流动力学不稳定者
- ☐ 心电图异常或有新发心肌梗死
- ☐ 异常胸片或肺功能差
- ☐ 血小板计数少于 $100 \times 10^9/L$
- ☐ 凝血酶原时间比正常值延长超过2秒钟
- ☐ 存在其他严重并发症或慢性病,可影响康复护理
- ☐ 使用全胃肠营养者

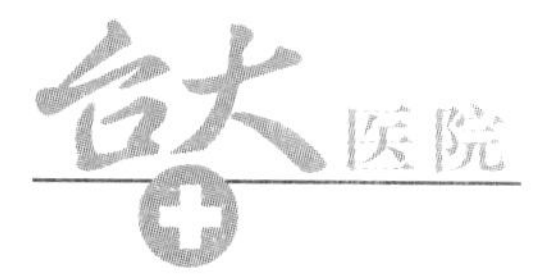

台湾大学医学院附属医院

其他全胃切除术医嘱单

病历号　　　　　　　　　　姓名　　　　　　　　　　床号　　　　　　　　　　第 2 页

性别	男　女		年龄		过敏记录		自费　医保
开始日期	停止日期	(长期)	(临时)	医　嘱		医师盖章	护士签字
				〈其他全胃切除术，入院医嘱〉			/
		主管医生：主治医生 ________/住院医生________					/
		诊断：☐ 胃部肿瘤　☐ 胃溃疡					/
		药物过敏：☐ 无　☐ ________					/
		常规测量 体温、脉搏、呼吸、血压					/
		活动：在病人耐受范围内					/
			☐ 心电图				/
			☐ 胸片				/
			☐ 腹部平片				/
			☐ 血常规，白细胞分类/计数				/
			☐ 谷草转氨酶，血清尿素氮，肌酐，钠，钾，钙，空腹血，餐后血				/
			☐ 凝血酶原时间/活化部分凝血活酶时间				/
			☐ 其他：________________				/
			适应证：________________				/
			麻醉科医师访视				/
							/
							/
							/
							/
							/
							/
							/
							/
							/
							/
							/
							/
							/

使用方法：(1) 无盖章或签字的医嘱无效。(2) 长期医嘱由粗线边缘，临时医嘱由细线边缘起写，务求端正。
(3) 临时医嘱要写明时间。(4) 停药的医嘱必须重新写明。(5) 长期医嘱每周重整一次。

注　意：(1) 限用原子笔用力书写。(2) 除非附有处方签，勿用此医嘱单。　夹存病历

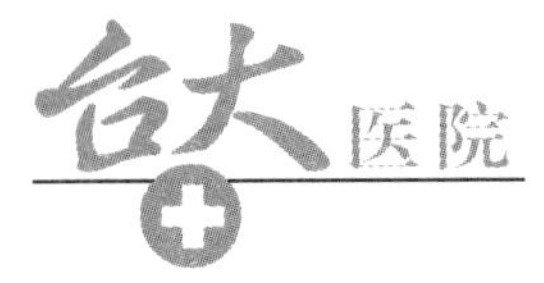

台湾大学医学院附属医院

其他全胃切除术医嘱单

病历号　　　　姓名　　　　床号　　　　第 3 页

性别	男　女	年龄		过敏记录		自费　医保
开始日期	停止日期	(长期)	(临时)	医　嘱	医师盖章	护士签字
				〈其他全胃切除术，术前医嘱〉		/
				从午夜 12 点开始禁食		/
				签署麻醉基本资料及麻醉同意书		/
				签署手术同意书、检验标本收集同意书		/
				2.5% 葡萄糖 + 0.45% 氯化钠(500 ml/瓶) 500 ml 静脉滴注，开始时间____		/
				带预防性抗生素至手术室：		/
				□ 头孢唑林(1 000 mg/小瓶) 1 瓶通知时即刻使用		/
				□ 头孢拉定(500 mg/小瓶) 2 瓶通知时即刻使用		/
				备皮：		/
				备血：□ 全血　【□新鲜　□库存】____单位		/
				□ 浓缩红细胞____单位、□新鲜冷冻血浆____单位、□血小板____单位		/
				□ 用聚乙二醇和电解质一包和 1 000 ml 水在术前 2pm，4pm 口服		/
				进行肠道准备		/
				送病人至手术室前插鼻胃管		/
				置静脉导管		/
				手术部位标记及佩戴手术手圈		/
				送病人至手术室，携带病历和　□外院资料		/
				□ 其他：____		/
				□ 其他：________________		/
				适应证：________________		/
						/
						/
						/
						/
						/
						/

使用方法：(1) 无盖章或签字的医嘱无效。(2) 长期医嘱由粗线边缘，临时医嘱由细线边缘起写，务求端正。(3) 临时医嘱要写明时间。(4) 停药的医嘱必须重新写明。(5) 长期医嘱每周重整一次。

注　　意：(1) 限用原子笔用力书写。(2) 除非附有处方签，勿用此医嘱单。　　夹存病历

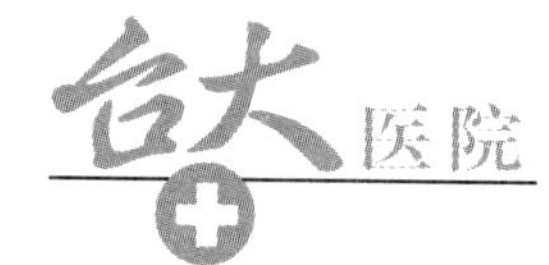

台湾大学医学院附属医院

其他全胃切除术医嘱单

病历号　　　　　　　　　　　　姓名　　　　　　　　　　　　床号　　　　　　　　　　　　第 4 页

性别	男　　女	年龄		过敏记录		自费　　医保

开始日期	停止日期	（长期）	（临时） 医　　嘱	医师盖章	护士签字
			〈**其他全胃切除术，术后医嘱**〉		/
		测量体温、脉搏、呼吸、血压，术后即刻，每 1 小时测量 1 次 ×3，每 3 小时测量 1 次 ×3，之后按常规测量			/
		禁食及鼻胃减压			/
		台大 5 号(400 ml/瓶) 1 200 ml + 乳酸林格注射剂(500 ml/瓶) 500 ml + 氨基-钾(500 ml/瓶) 500 ml + 氯化钾注射剂(20 mEq/10 ml) 10-10-10 mEq + 复合维生素(2 ml/安瓿) 2 ml 每天 1 次静脉滴注			/ / /
		□ 20% 脂肪乳剂(250 ml/瓶) 250 ml 每天 1 次静脉滴注			/
		□ 头孢唑林(1 000 mg/小瓶) 1 000 mg 每 8 小时 1 次静脉滴注，使用 5 天			/
		□ 力百汀注射剂(阿莫西林 500 mg 和 克拉维酸钾 100 mg/小瓶)1 瓶 每 8 小时 1 次静脉滴注，使用 5 天(青霉素试验阴性)			/ /
		□ 其他：________			/
		□ 盐酸哌替啶注射剂(50 mg/ml/安瓿) 50 mg 每 6 小时 1 次肌内注射，长期备用医嘱			/
		□ 使用镇痛泵			/
		硫酸沙丁胺醇喷雾剂(5 mg/2.5 ml/安瓿) 每 8 小时 1 次皮下注射，使用 3 天			/
		□ 其他：________________			/
		适应证：________________			/
		每 8 小时记录 1 次出入水量 ×2 天			/
		每天 1 次记录引流量			/
		在____月____日及每星期检查____次血常规 + 白细胞分类/计数，谷草转氨酶，血清尿素氮，总胆红素，肌酐 + 钠，钾，氯，血糖			/ /
					/
					/
					/
					/
					/
					/
					/

使用方法：(1) 无盖章或签字的医嘱无效。(2) 长期医嘱由粗线边缘，临时医嘱由细线边缘起写，务求端正。(3) 临时医嘱要写明时间。(4) 停药的医嘱必须重新写明。(5) 长期医嘱每周重整一次。

注　意：(1) 限用原子笔用力书写。(2) 除非附有处方签，勿用此医嘱单。　　夹存病历

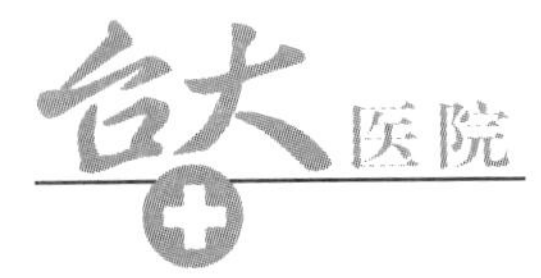

台湾大学医学院附属医院

其他全胃切除术医嘱单

病历号　　　　姓名　　　　床号　　　　第 5 页

性别	男　女	年龄		过敏记录		自费　医保

开始日期	停止日期	（长期）	（临时）	医嘱	医师盖章	护士签字
				〈其他全胃切除术，更新术后医嘱〉		/
		常规测量 体温、脉搏、呼吸、血压				/
			如果已肛门排气,从____月____日开始夹闭鼻胃管并尝试饮水			/
			在____月____日拔除鼻胃管			/
			从____月____日开始胃切饮食			/
		给予胃切饮食 1 号,静脉输液:台大 5 号(400 ml/瓶)1 200 ml + 氨基-钾(500 ml/瓶) 500 ml + 氯化钾(20 毫克当量钾 和 氯/10 ml)(10-10)毫克当量每天 1 次静脉滴注				/ /
		给予胃切饮食 2 号,静脉输液:台大 5 号(400 ml/瓶) 1 200 ml + 氨基-钾(500 ml/瓶) 500 ml + 氯化钾注射剂(20 毫克当量钾和氯/10 ml)(10-10)毫克当量 +20% 脂肪乳剂(250 ml/瓶)250 ml 每天 1 次静脉滴注				/ / /
		给予胃切饮食 3 号,静脉输液:台大 5 号(400 ml/瓶) 1 200 ml + 氨基-钾(500 ml/瓶) 500 ml 每天 1 次静脉滴注				/ /
		给予胃切饮食 4 号,静脉输液:台大 5 号(400 ml/btl) 800 ml 每天 1 次静脉滴注				/
		给予胃切饮食 5 号,停止静脉输液并拔除中心静脉导管				/
		□ 康彼申 1 片每天 3 次 口服				/
		□ 盐酸甲氧氯普胺(5 mg/片)1 片每天 3 次 口服				/
		□ 其他: ______________				/
		适应证: ______________				/
		每天记录引流量				/
			拔除左侧橡胶引流管			/
			拔除右侧橡胶引流管			/
			每星期检查血常规 + 白细胞分类/计数,血生化 + 电解质,血糖 1 次			/
						/
						/
						/
						/
						/
						/

使用方法:(1) 无盖章或签字的医嘱无效。(2) 长期医嘱由粗线边缘,临时医嘱由细线边缘起写,务求端正。(3) 临时医嘱要写明时间。(4) 停药的医嘱必须重新写明。(5) 长期医嘱每周重整一次。

注　　意:(1) 限用原子笔用力书写。(2) 除非附有处方签,勿用此医嘱单。　　夹存病历

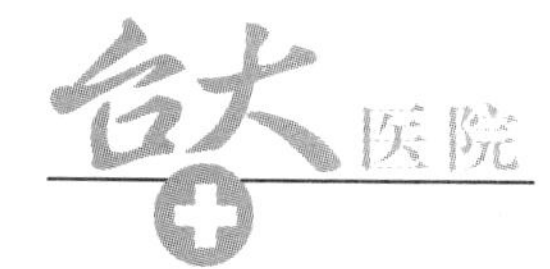

台湾大学医学院附属医院

其他全胃切除术医嘱单

病历号　　　　　　　　姓名　　　　　　　　床号　　　　　　　　第 6 页

性别	男　女	年龄		过敏记录		自费　医保

开始日期	停止日期	(长期)	(临时) 医嘱	医师盖章	护士签字
			〈其他全胃切除术，出院医嘱〉		/
			由________医生同意可以出院		/
			门诊预约单:____年____月____日，执行医生________		/
			出院前更换敷料		/
			□ 拆线		/
			出院带药:		/
			□ 康彼申 1 片每天 3 次口服 ×7 天		/
			□ 盐酸甲氧氯普胺(5 mg/片)1 片每天 3 次口服 ×7 天		/
			□ 开具诊断书____份		/
			□ 开具重大伤病卡		/
			□ 其他: ________________		/
			适应证: ________________		/
			出院状态:		/
			□是□否　疼痛指数 <3 分		/
			□是□否　引流管已拔除		/
			□是□否　手术伤口干净无红肿		/
			□是□否　进食后无腹胀腹痛		/
			□是□否　进食后无恶心头晕冒汗		/
					/
					/
					/
					/
					/
					/
					/
					/
					/
					/

使用方法:(1) 无盖章或签字的医嘱无效。(2) 长期医嘱由粗线边缘，临时医嘱由细线边缘起写，务求端正。(3) 临时医嘱要写明时间。(4) 停药的医嘱必须重新写明。(5) 长期医嘱每周重整一次。

注　　意:(1) 限用原子笔用力书写。(2) 除非附有处方签，勿用此医嘱单。　　夹存病历

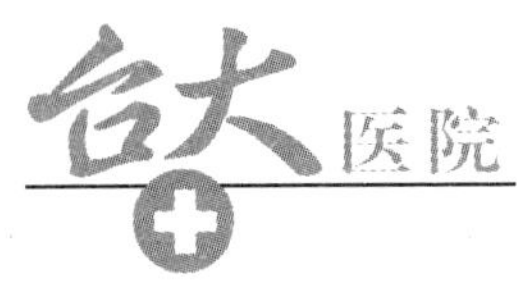

台湾大学医学院附属医院

临床路径收案标准

病历号　　　　　　　　姓名　　　　　　　　床号　　　　　　　　第 1 页

〈总胆管探查取石术　标准〉

纳入标准：

- □ 年龄 20～75 岁
- □ 体格检查、疾病史正常，除胆总管结石病
- □ 血流动力学稳定
- □ 血小板计数 > 100×10^9/L
- □ 凝血酶原时间正常
- □ 预定手术：胆总管探查取石术

排除标准：

- □ 妊娠或哺乳妇女
- □ 不能控制的感染
- □ 血流动力学不稳定
- □ 其他未明确的疾病

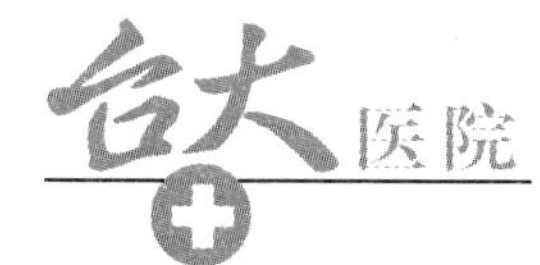

台湾大学医学院附属医院

胆总管探查取石术医嘱单

病历号　　　　　　　　　　姓名　　　　　　　　　　床号　　　　　　　　　　第 2 页

性别	男　　女	年龄		过敏记录		自费　　医保

开始日期	停止日期	(长期)	(临时) 医嘱	医师盖章	护士签字
			〈胆总管探查取石术，入院医嘱〉		/
		主管医生：主治医生________/ 住院医生________			/
		诊断：			/
		药物过敏：□ 无　□________			/
		常规测量体温、脉搏、呼吸、血压			/
		活动：在病人耐受范围内			/
		普食			/
			□ 心电图　□ 胸片　□ 血常规 + 白细胞分类/计数　□ 凝血酶原时间		/
			□ 血清尿素氮，肌酐，钠，钾，氯，钙，空腹血糖		/
			□ 腹部超声		/
			□ 腹部 CT 扫描		/
			□ 腹部 MRI		/
			□ 内镜下逆行胰胆管造影术		/
			□ 经皮肝穿刺胆道引流术		/
			麻醉科医师访视		/
					/
					/
					/
					/
					/
					/
					/
					/
					/
					/
					/
					/

使用方法：(1) 无盖章或签字的医嘱无效。(2) 长期医嘱由粗线边缘，临时医嘱由细线边缘起写，务求端正。(3) 临时医嘱要写明时间。(4) 停药的医嘱必须重新写明。(5) 长期医嘱每周重整一次。

注　　意：(1) 限用原子笔用力书写。(2) 除非附有处方签，勿用此医嘱单。　　夹存病历

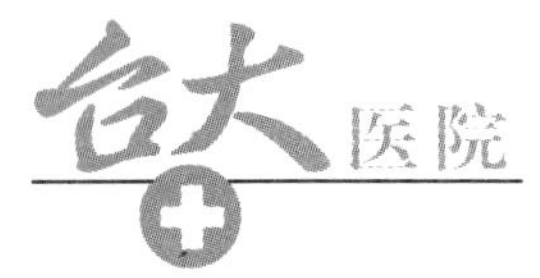

台湾大学医学院附属医院

胆总管探查取石术医嘱单

病历号　　　　　　　　　　　　姓名　　　　　　　　　　　　床号　　　　　　　　　　　　第 3 页

性别	男　女	年龄		过敏记录		自费　医保

开始日期	停止日期	(长期)	(临时) 医嘱	医师盖章	护士签字
			〈胆总管探查取石术，术前医嘱〉		/
			从午夜 12 点开始禁食		/
			签署麻醉基本资料及麻醉同意书		/
			签署手术同意书、检验标本收集同意书		/
			2.5% 葡萄糖 + 0.45% 氯化钠(500 ml/瓶) 500 ml 静脉滴注，开始时间____		/
			若原有点滴则继续		/
			若原本使用治疗性抗生素则继续使用		/
			带预防性抗生素至手术室:		/
			□ 头孢美唑(500 mg/小瓶) 2 瓶通知时即刻使用		/
			□ 舒他西林(1 500 mg/小瓶) 2 瓶，如青霉试验阴性则通知时即刻使用		/
			□ 力百汀注射剂(500 mg 阿莫西林和 100 mg 克拉维酸钾/小瓶)		/
			1 瓶，如青霉素试验阴性则通知时即刻使用		/
			备皮:		/
			备血:□ 全血【□新鲜　□库存】____单位		/
			□ 浓缩红细胞____单位、□ 新鲜冷冻血浆____单位、□ 血小板____单位		/
			比沙可啶栓剂(10 mg/丸剂) 2 粒 睡前直肠给药，长期备用医嘱		/
			送病人至手术室前置鼻胃管		/
			置静脉导管		/
			手术部位标记及佩戴手术手圈		/
			送病人至手术室，携带病历和　□外院资料		/
			□ 其他:____		/
			□ 其他: ______________		/
			适应证: ______________		/
					/
					/

使用方法:(1) 无盖章或签字的医嘱无效。(2) 长期医嘱由粗线边缘，临时医嘱由细线边缘起写，务求端正。(3) 临时医嘱要写明时间。(4) 停药的医嘱必须重新写明。(5) 长期医嘱每周重整一次。

注　意:(1) 限用原子笔用力书写。(2) 除非附有处方签，勿用此医嘱单。　　　　夹存病历

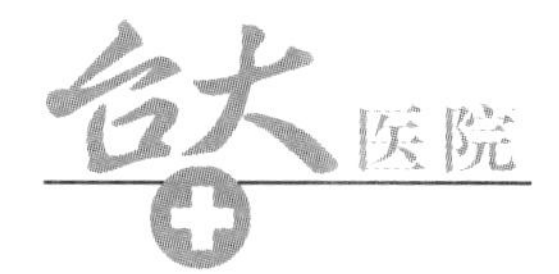

台湾大学医学院附属医院

胆总管探查取石术医嘱单

病历号　　　　　　　　　　　姓名　　　　　　　　　　　床号　　　　　　　　　　　第 4 页

性别	男　　女	年龄		过敏记录		自费　　医保

开始日期	停止日期	(长期)	(临时)	医　　嘱	医师盖章	护士签字
				〈**胆总管探查取石术，术后医嘱**〉		/
		测量体温、脉搏、呼吸、血压，术后即刻、术后 1 小时各测 1 次，接着按常规测量				/
		禁食并给予鼻胃管减压				/
		台大 5 号（400 ml/瓶）1 200 ml + 乳酸林格（氏）注射剂（500 ml/瓶）1 000 ml 每天 1 次静脉滴注				/ /
		□ 头孢美唑（500 mg/小瓶）1 000 mg 每 8 小时静脉滴注 1 次，使用 2 天				/
		□ 舒他西林（1 500 mg/小瓶）3 000 mg 每 8 小时静脉滴注 1 次，使用 2 天（如青霉素试验阴性）				/
		□ 力百汀注射剂（500 mg 阿莫西林和 100 mg 克拉维酸钾/小瓶）1 瓶 每 8 小时静脉滴注 1 次，使用 2 天（如青霉素试验阴性）				/ /
		□ 其他：________				/
		□ 盐酸哌替啶注射剂（50 mg/ml/安瓿）50 mg 每 6 小时 1 次肌内注射，长期备用医嘱				/
		□ 使用镇痛泵				/
		法莫替丁注射剂（20 mg/安瓿）20 mg 每 12 小时 1 次静脉滴注				/
		从____时间开始肠道刺激				/
		□ 比沙可啶栓剂（10 mg/丸剂）2 粒，每 8 小时 1 次直肠给药				/
		□ 盐酸甲氧氯普胺注射剂（10 mg/2 ml/安瓿）10 mg 每 8 小时 1 次静脉滴注				/
		每天记录出入水量				/
		□ 其他：________________				/
		适应证：________________				/
		在____时间检查血常规、血蛋白、谷草转氨酶，谷丙转氨酶，总/直接-胆红素，碱性磷酸酶，钠，钾，血糖				/
						/
						/
						/
						/
						/
						/
						/

使用方法：(1) 无盖章或签字的医嘱无效。(2) 长期医嘱由粗线边缘，临时医嘱由细线边缘起写，务求端正。
(3) 临时医嘱要写明时间。(4) 停药的医嘱必须重新写明。(5) 长期医嘱每周重整一次。
注　　意：(1) 限用原子笔用力书写。(2) 除非附有处方签，勿用此医嘱单。　　夹存病历

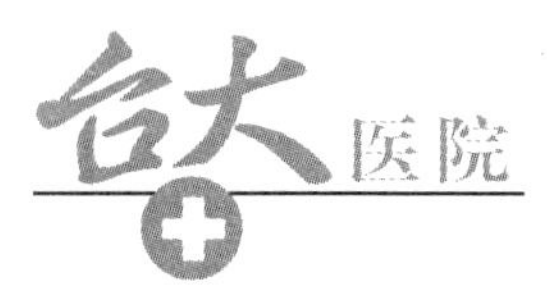

台湾大学医学院附属医院

胆总管探查取石术医嘱单

病历号　　　　　　　　　　姓名　　　　　　　　　　床号　　　　　　　　　　第 5 页

性别	男　　女	年龄		过敏记录		自费　　医保
开始日期	停止日期	(长期)	(临时)	医　　嘱	医师盖章	护士签字
				〈胆总管探查取石术，进食后医嘱〉		/
		常规测量体温、脉搏、呼吸、血压				/
		拔除鼻胃管并尝试喂食				/
		台大 5 号(400 ml/瓶) 800 ml 静脉滴注 2 天，接着台大 5 号(400 ml/瓶)				/
		800 ml 静脉滴2 天				/
		对乙酰氨基酚(500 mg/片) 1 片每天 3 次口服				/
		熊去氧胆酸(100 mg/片) 1 片每天 3 次口服				/
		铝碳酸镁(500 mg/片) 1 片每天 4 次口服				/
		盐酸甲氧氯普胺(5 mg/片) 1 片每天 3 次口服				/
		□ 其他：________				/
		适应证：________				/
		每天记录引流量				/
						/
						/
						/
						/
						/
						/
						/
						/
						/
						/
						/
						/
						/
						/
						/
						/

使用方法：(1) 无盖章或签字的医嘱无效。(2) 长期医嘱由粗线边缘，临时医嘱由细线边缘起写，务求端正。(3) 临时医嘱要写明时间。(4) 停药的医嘱必须重新写明。(5) 长期医嘱每周重整一次。

注　　意：(1) 限用原子笔用力书写。(2) 除非附有处方签，勿用此医嘱单。　　　　夹存病历

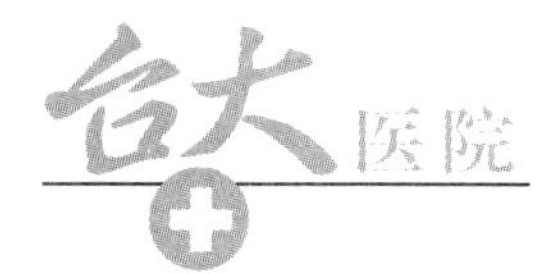

台湾大学医学院附属医院

胆总管探查取石术医嘱单

病历号　　　　　　　　姓名　　　　　　　　床号　　　　　　　　第 6 页

性别	男　女		年龄		过敏记录		自费　医保

开始日期	停止日期	(长期)	(临时)	医　嘱	医师盖章	护士签字
				〈胆总管探查取石术，出院医嘱〉		/
				由_______医生同意可以出院		/
				门诊预约单：____年____月____日，执行医生_______		/
				出院前更换敷料		/
				出院带药____天		/
				对乙酰氨基酚(500 mg/片) 1 片每天 3 次口服		/
				熊去氧胆酸(100 mg/片) 1 片每天 3 次口服		/
				铝碳酸镁(500 mg/片) 1 片每天 4 次口服		/
				盐酸甲氧氯普胺(5 mg/片) 1 片每天 3 次口服		/
				□ 其他：_______________		/
				适应证：_______________		/
				出院状态：		/
				□是□否　无发烧		/
				□是□否　进食清淡饮食正常		/
				□是□否　病人可自行活动，伤口微痛		/
				□是□否　T 管留置，可自行计量		/
				□是□否　引流管拔除，无并发症		/
						/
						/
						/
						/
						/
						/
						/
						/
						/
						/
						/

使用方法：(1) 无盖章或签字的医嘱无效。(2) 长期医嘱由粗线边缘，临时医嘱由细线边缘起写，务求端正。(3) 临时医嘱要写明时间。(4) 停药的医嘱必须重新写明。(5) 长期医嘱每周重整一次。

注　意：(1) 限用原子笔用力书写。(2) 除非附有处方签，勿用此医嘱单。　夹存病历

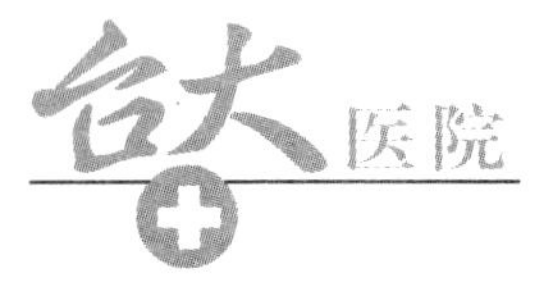

台湾大学医学院附属医院

临床路径收案标准

病历号　　姓名　　床号　　第 1 页

〈交感神经截断术　标准〉

纳入标准：

□ 由于交感神经引起的多汗症

排除标准：

□ 无

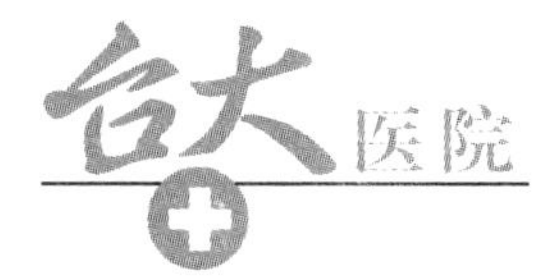

台湾大学医学院附属医院

交感神经截断术医嘱单

病历号　　　　　　　　　　姓名　　　　　　　　　　床号　　　　　　　　　　第2页

性别	男　女	年龄		过敏记录		自费　医保

开始日期	停止日期	(长期)	(临时)	医嘱	医师盖章	护士签字
			〈交感神经截断术，入院医嘱〉			/
		主管医生：主治医生________/ 住院医生________				/
		诊断：				/
		药物过敏：□无　□________				/
		常规测量 体温、脉搏、呼吸、血压				/
		活动：在病人耐受范围内				/
		完全饮食				/
			□ 心电图			/
			□ 胸片			/
			□ 血常规，血小板，凝血酶原时间，活化部分凝血活酶时间			/
			□ 钠，钾，氯，空腹血糖			/
			□ 其他：________________			/
			适应证：________________			/
			麻醉科医师访视			/
						/
						/
						/
						/
						/
						/
						/
						/
						/
						/
						/
						/
						/
						/

使用方法：(1) 无盖章或签字的医嘱无效。(2) 长期医嘱由粗线边缘，临时医嘱由细线边缘起写，务求端正。(3) 临时医嘱要写明时间。(4) 停药的医嘱必须重新写明。(5) 长期医嘱每周重整一次。

注　意：(1) 限用原子笔用力书写。(2) 除非附有处方签，勿用此医嘱单。　　夹存病历

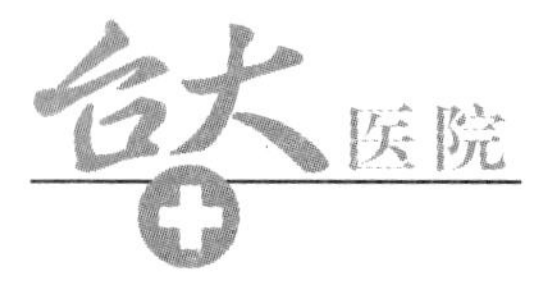

台湾大学医学院附属医院

交感神经截断术医嘱单

病历号　　　　　　　　　　　　姓名　　　　　　　　　　　　床号　　　　　　　　　　　　第 3 页

性别	男　　女	年龄		过敏记录		自费　　医保
开始日期	停止日期	(长期)	(临时)	医　　嘱	医师盖章	护士签字
				〈**交感神经截断术，术前医嘱**〉		/
				禁食:□ 从午夜 12 点开始　□ 早饭后开始		/
				签署麻醉基本资料及麻醉同意书		/
				签署手术同意书、检验标本收集同意书		/
				生理盐水(500 ml/瓶) 500 ml 静脉滴注,开始时间____		/
				带预防性抗生素至手术室:		/
				□ 头孢唑林(1 000 mg/小瓶) 1 瓶		/
				□ 其他: ____		/
				置静脉导管		/
				备皮		/
				手术部位标记及佩戴手术手圈		/
				送病人至手术室,携带病历和　□外院资料		/
				□ 其他:____		/
				□ 其他: ______________		/
				适应证: ______________		/
						/
						/
						/
						/
						/
						/
						/
						/
						/
						/
						/
						/
						/

使用方法:(1) 无盖章或签字的医嘱无效。(2) 长期医嘱由粗线边缘,临时医嘱由细线边缘起写,务求端正。(3) 临时医嘱要写明时间。(4) 停药的医嘱必须重新写明。(5) 长期医嘱每周重整一次。

注　　意:(1) 限用原子笔用力书写。(2) 除非附有处方签,勿用此医嘱单。　　　　夹存病历

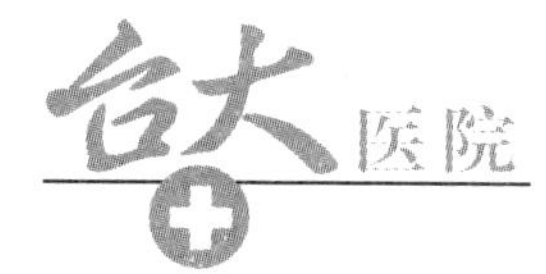

台湾大学医学院附属医院

交感神经截断术医嘱单

病历号　　　　　　　　　　姓名　　　　　　　　　　床号　　　　　　　　　　第4页

性别	男　女	年龄		过敏记录		自费　医保
开始日期	停止日期	（长期）	（临时）	医嘱	医师盖章	护士签字
				〈交感神经截断术，术后医嘱〉		/
				术后测量体温、脉搏、呼吸、血压		/
				活动：无限制		/
				在病人耐受范围内给予普食		/
				如呼吸困难给予氧气吸入 3 L/min		/
				盐酸哌替啶注射剂(50 mg/ml/安瓿)：□ 50 mg 或 □ 25 mg 每 6 小时 1 次肌内注射，长期备用医嘱		/
				对乙酰氨基酚(500 mg/片) 1 片每天 4 次口服		/
				头孢氨苄(250 mg/胶囊) 1 片每天 4 次口服		/
				□ 其他：(医师得依病人病情更改上列药物)		/
				____________________		/
				适应证：____________________		/
				□ 胸片		/
						/
						/
						/
						/
						/
						/
						/
						/
						/
						/
						/
						/
						/
						/
						/
						/

使用方法：(1) 无盖章或签字的医嘱无效。(2) 长期医嘱由粗线边缘，临时医嘱由细线边缘起写，务求端正。(3) 临时医嘱要写明时间。(4) 停药的医嘱必须重新写明。(5) 长期医嘱每周重整一次。

注　意：(1) 限用原子笔用力书写。(2) 除非附有处方签，勿用此医嘱单。　　夹存病历

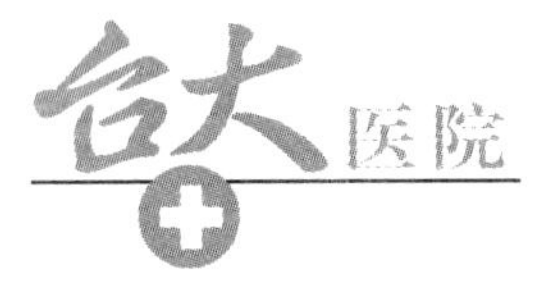

台湾大学医学院附属医院

交感神经截断术医嘱单

病历号　　　　　　　　姓名　　　　　　　　床号　　　　　　　　第 5 页

性别	男　　女	年龄		过敏记录		自费　　医保

开始日期	停止日期	(长期)	(临时) 医嘱	医师盖章	护士签字
			〈交感神经截断术，出院医嘱〉		/
			并发症：________________		/
			由________医生同意可以出院		/
			门诊预约单：____年____月____日，执行医生________		/
			对乙酰氨基酚(500 mg/片) 1 片每天 4 次口服 3 天		/
			头孢氨苄(250 mg/胶囊) 1 片每天 4 次口服 3 天		/
			□ 其他：________________		/
			适应证：________________		/
			出院状态：		/
			□是□否　出院日病人生命体征稳定，正常体温≤37.5℃		/
			□是□否　伤口无出血、感染		/
			□是□否　无呼吸困难		/
					/
					/
					/
					/
					/
					/
					/
					/
					/
					/
					/
					/
					/
					/
					/
					/

使用方法：(1) 无盖章或签字的医嘱无效。(2) 长期医嘱由粗线边缘，临时医嘱由细线边缘起写，务求端正。(3) 临时医嘱要写明时间。(4) 停药的医嘱必须重新写明。(5) 长期医嘱每周重整一次。

注　意：(1) 限用原子笔用力书写。(2) 除非附有处方签，勿用此医嘱单。　　夹存病历

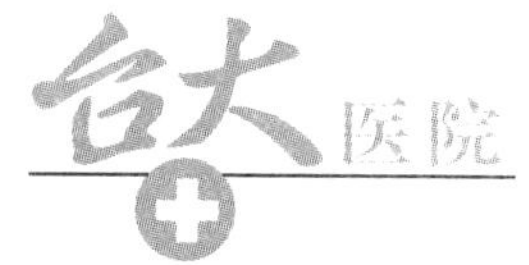

台湾大学医学院附属医院

临床路径收案标准

病历号　　　　　　　　　　　　　姓名　　　　　　　　　　　　　床号　　　　　　　　　　　　　第 1 页

〈自发性气胸手术　标准〉

纳入标准：

□ 年龄≤40 岁

□ 原发自发性气胸

排除标准：

□ 非诊断为原发自发性气胸

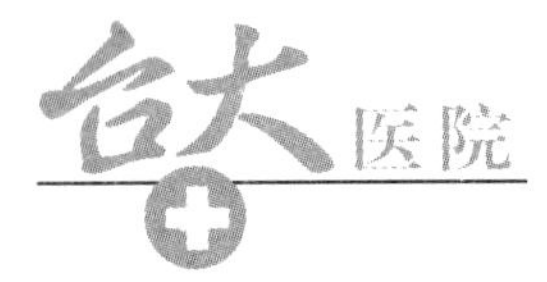

台湾大学医学院附属医院

自发性气胸手术医嘱单

病历号　　　　　　　　　　姓名　　　　　　　　　　床号　　　　　　　　　　第 2 页

性别	男　女	年龄		过敏记录		自费　医保	
开始日期	停止日期	(长期)	(临时)	医嘱		医师盖章	护士签字
				〈**自发性气胸，入院医嘱**〉			/
		主管医生：主治医生________/ 住院医生________					/
		诊断：□ 首发　□ 复发；□ 左侧　□ 右侧					/
		药物过敏：					/
		常规测量体温、脉搏、呼吸、血压					/
		活动：在病人耐受范围内					/
		普食					/
			□ 心电图，胸片				/
			□ 血常规，凝血酶原时间，活化部分凝血活酶时间，血清尿素氮，肌酐，总胆红素，谷草转氨酶，钠，钾，氯，钙，空腹血糖				/
			□ 其他：________________				/
			适应证：________________				/
							/
							/
							/
							/
							/
							/
							/
							/
							/
							/
							/
							/
							/
							/
							/
							/
							/

使用方法：(1) 无盖章或签字的医嘱无效。(2) 长期医嘱由粗线边缘，临时医嘱由细线边缘起写，务求端正。(3) 临时医嘱要写明时间。(4) 停药的医嘱必须重新写明。(5) 长期医嘱每周重整一次。

注　意：(1) 限用原子笔用力书写。(2) 除非附有处方签，勿用此医嘱单。　　夹存病历

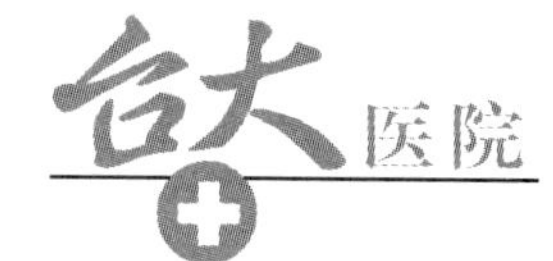

台湾大学医学院附属医院

自发性气胸手术医嘱单

病历号　　　　　　　　　　姓名　　　　　　　　　　床号　　　　　　　　　　第 3 页

性别	男　　女	年龄		过敏记录		自费　　医保	

开始日期	停止日期	(长期)	(临时)	医　　嘱	医师盖章	护士签字
				〈自发性气胸，术前医嘱〉		/
				□ 禁食(在急诊室) □ 从午夜 12 点开始禁食(在病房)		/
				签署麻醉基本资料及麻醉同意书		/
				签署手术同意书、□自费同意书		/
				2.5% 葡萄糖 0.45% 氯化钠(500 ml/瓶) 500 ml 静滴 开始时间 ____		/
				带预防性抗生素至手术室:		/
				□ 头孢唑林(1 000 mg/小瓶) 1 瓶通知时即刻使用		/
				□ 其他: ______________		/
				适应证: ______________		/
				备皮:(□ 左侧 □ 右侧) 在普通病房或急诊室		/
				置静脉导管		/
				手术部位标记及佩戴手术手圈		/
				通知时送病人至手术室		/
						/
						/
						/
						/
						/
						/
						/
						/
						/
						/
						/
						/
						/
						/

使用方法:(1) 无盖章或签字的医嘱无效。(2) 长期医嘱由粗线边缘,临时医嘱由细线边缘起写,务求端正。(3) 临时医嘱要写明时间。(4) 停药的医嘱必须重新写明。(5) 长期医嘱每周重整一次。

注　意:(1) 限用原子笔用力书写。(2) 除非附有处方签,勿用此医嘱单。　　夹存病历

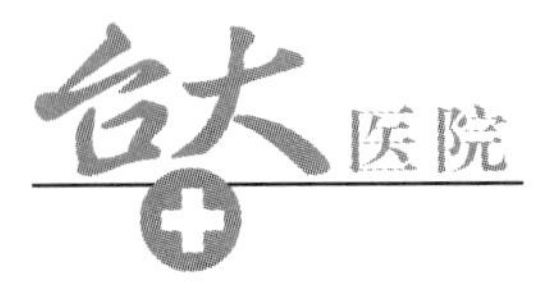

台湾大学医学院附属医院

自发性气胸手术医嘱单

病历号　　　　　　　　　　姓名　　　　　　　　　　床号　　　　　　　　　　第 4 页

性别	男　　女	年龄		过敏记录		自费　　医保

开始日期	停止日期	(长期)	(临时)	医　　嘱	医师盖章	护士签字
				〈自发性气胸，术后医嘱〉		/
				术后测量体温、脉搏、呼吸、血压		/
				活动：		/
				如果尝试饮水后无异常则给予普食		/
				手术日，台大 5 号(400 ml/瓶) 800 ml 静脉滴注		/
				头孢唑林(1 000 mg/小瓶) 1 000 mg 每 8 小时 1 次静脉滴注直至拔除胸管		/
				盐酸哌替啶注射剂(50 mg/ml/安瓿) 50 mg 每 4 小时肌内注射，长期备用医嘱		/
				萘普生(250 mg/片) 1 片每天 3 次口服		/
				氧化镁(250 mg/tab) 1 片每天 3 次口服		/
				对乙酰氨基酚(500 mg/片) 1 片每天 3 次口服		/
				胸片时间________		/
				拔除胸管后将头孢唑林改为荆豆属 1 片每天 4 次口服		/
						/
						/
						/
						/
						/
						/
						/
						/
						/
						/
						/
						/
						/
						/
						/

使用方法：(1) 无盖章或签字的医嘱无效。(2) 长期医嘱由粗线边缘，临时医嘱由细线边缘起写，务求端正。
(3) 临时医嘱要写明时间。(4) 停药的医嘱必须重新写明。(5) 长期医嘱每周重整一次。

注　　意：(1) 限用原子笔用力书写。(2) 除非附有处方签，勿用此医嘱单。　　　　夹存病历

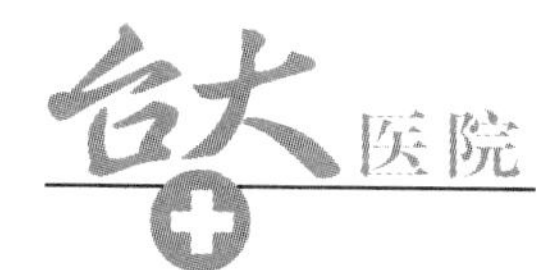

台湾大学医学院附属医院

自发性气胸手术医嘱单

病历号　　　　　　姓名　　　　　　床号　　　　　　第5页

性别	男　女	年龄		过敏记录		自费　医保	
开始日期	停止日期	(长期)	(临时)	医　嘱		医师盖章	护士签字
				〈自发性气胸，出院医嘱〉			/
				由________医生同意可以出院			/
				门诊预约单：____年____月____日，执行医生________			/
				出院带药：			/
				萘普生(250 mg/片) 1片每天3次口服,服用7天			/
				氧化镁(250 mg/片) 1片每天3次口服,服用7天			/
				荆豆属(250 mg/胶囊)1粒 每天4次口服,服用7天			/
				其他：(药师得依病人病情更改上列药物)			/
				________________________			/
				适应证：________________________			/
				出院状态：			/
				□是□否　出院日病人生命体征稳定,正常体温≤37.5℃			/
				□是□否　伤口无出血、感染			/
				□是□否　无呼吸困难			/
							/
							/
							/
							/
							/
							/
							/
							/
							/
							/
							/
							/
							/
							/

使用方法：(1) 无盖章或签字的医嘱无效。(2) 长期医嘱由粗线边缘，临时医嘱由细线边缘起写，务求端正。(3) 临时医嘱要写明时间。(4) 停药的医嘱必须重新写明。(5) 长期医嘱每周重整一次。

注　　意：(1) 限用原子笔用力书写。(2) 除非附有处方签，勿用此医嘱单。　　夹存病历

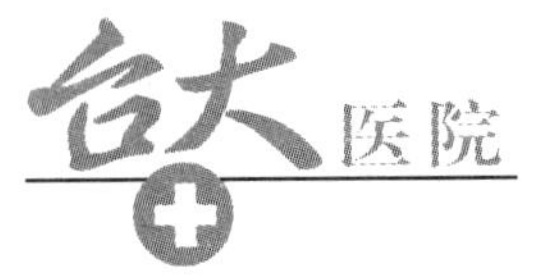

台湾大学医学院附属医院

临床路径收案标准

病历号　　　　姓名　　　　床号　　　　第 1 页

〈腹腔镜脾脏切除术　标准〉

纳入标准:

- □ 特发性血小板减少性紫癜
- □ 年龄 20 ~ 75 岁
- □ 血流动力性稳定
- □ 脾脏 < 15 cm（最大直径）

排除标准:

- □ 纽约心脏病学会心功能分级 III,静脉滴注
- □ 慢性阻塞性肺疾病肺功能差
- □ 巨脾

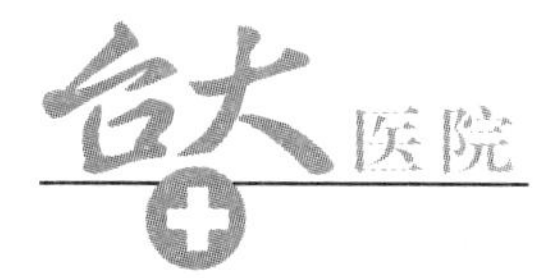

台湾大学医学院附属医院

腹腔镜脾脏切除术医嘱单

病历号　　　　　　　　　　姓名　　　　　　　　　　床号　　　　　　　　　　第 2 页

性别	男　女	年龄		过敏记录		自费　医保

开始日期	停止日期	(长期)	(临时)	医　嘱	医师盖章	护士签字
			〈腹腔镜脾脏切除术，入院医嘱〉			/
		主管医师：主治医师________/ 住院医师________				/
		诊断：				/
		药物过敏：□ 否 □ ________				/
		常规测量体温、脉搏、呼吸、血压				/
		活动：按患者耐受程度				/
		普食				/
			□ 心电图 □ 胸片 □ 血细胞计数 + 分类 □ 凝血酶原时间			/
			□ 尿素氮，肌酐，钠，钾，氯，钙，餐前血糖			/
			□ 腹部超声检查			/
			□ 其他：________________			/
			适应证：________________			/
			麻醉科医师访视			/
						/
						/
						/
						/
						/
						/
						/
						/
						/
						/
						/
						/
						/
						/
						/

使用方法：(1) 无盖章或签字的医嘱无效。(2) 长期医嘱由粗线边缘，临时医嘱由细线边缘起写，务求端正。(3) 临时医嘱要写明时间。(4) 停药的医嘱必须重新写明。(5) 长期医嘱每周重整一次。

注　意：(1) 限用原子笔用力书写。(2) 除非附有处方签，勿用此医嘱单。　　夹存病历

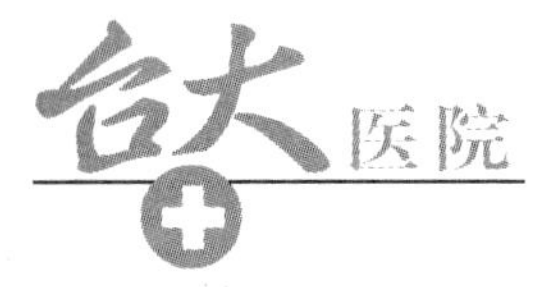

台湾大学医学院附属医院

腹腔镜脾脏切除术医嘱单

病历号　　　　　　　　　　姓名　　　　　　　　　　床号　　　　　　　　　　第 3 页

性别	男　女	年龄		过敏记录		自费　医保

开始日期	停止日期	(长期)	(临时) 医嘱	医师盖章	护士签字
			〈腹腔镜脾脏切除术,术前医嘱〉		/
			午夜后禁食		/
			签署麻醉基本资料及麻醉同意书		/
			签署手术同意书、检验标本收集同意书		/
			□ 自费同意书		/
			2.5% 葡萄糖 0.45% 氯化钠 (500 ml/瓶) 500 ml 静脉滴注 开始时间:________		/
			将预防性抗生素送至手术室:		/
			□ 头孢唑林 (1 000 mg/瓶) 1 瓶,需要时即刻使用		/
			□ 其他: ________		/
			备皮		/
			备血:□ 全血 [□ 新鲜 □ 库存] ____单位		/
			□ 浓缩红细胞 ____单位、□ 新鲜冰冻血浆 ____单位、□ 血小板 ____单位		/
			比沙可啶栓(10 mg/片) 2 片 睡前直肠给药,长期备用医嘱		/
			将患者送至手术室前放置鼻胃管		/
			静脉导管		/
			手术部位标记及佩戴手术手圈		/
			将患者送至手术室 携带病历资料和 □ 外院资料		/
			□ 其他: ____		/
			□ 其他: ______________		/
			适应证: ______________		/
					/
					/
					/
					/
					/
					/

使用方法:(1) 无盖章或签字的医嘱无效。(2) 长期医嘱由粗线边缘,临时医嘱由细线边缘起写,务求端正。(3) 临时医嘱要写明时间。(4) 停药的医嘱必须重新写明。(5) 长期医嘱每周重整一次。

注　意:(1) 限用原子笔用力书写。(2) 除非附有处方签,勿用此医嘱单。　　　　夹存病历

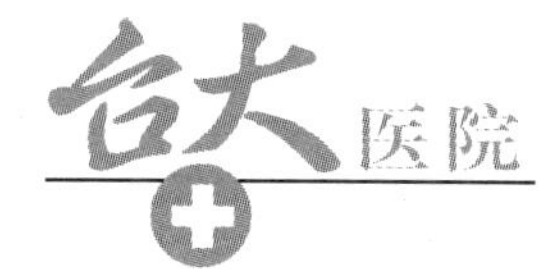

台湾大学医学院附属医院

腹腔镜脾脏切除术医嘱单

病历号 姓名 床号 第4页

性别	男 女	年龄		过敏记录		自费 医保

开始日期	停止日期	(长期)	(临时) 医嘱	医师盖章	护士签字
			〈腹腔镜脾脏切除术,术后医嘱〉		/
		测量体温、脉搏、呼吸、血压:术后 0 h,1 h,2 h,3 h 各测 1 次,每 3 小时测 1 次共计 3 次,之后常规测量			/
		活动:按患者耐受程度			/
		禁食			/
		2.5% 葡萄糖 0.45% 氯化钠(500 ml/瓶) 1 500 ml			/
		+ 乳酸钠林格液(500 ml/瓶) 500 ml qd 静脉滴注			/
		盐酸哌替啶注射液(50 mg/ml/安瓿) q6h 必要时用,长期医嘱 肌内注射			/
		阿莫西林克拉维酸钾干混悬剂(500 mg 阿莫西林和 100 mg 克拉维酸/瓶) 1 瓶			/
		q8h 静脉滴注 1 天(如果青霉素皮试阴性)			/
		☐ 其他:__________(医师得依病人病情更改上列药物)			/
		适应证:__________			/
			青霉素皮试检查:______		/
			☐ 医师检视后拔鼻胃管		/
			☐ 医师检视后拔导尿管		/
			☐ 其他:______		/
					/
					/
					/
					/
					/
					/
					/
					/
					/
					/
					/
					/
					/
					/

使用方法:(1) 无盖章或签字的医嘱无效。(2) 长期医嘱由粗线边缘,临时医嘱由细线边缘起写,务求端正。(3) 临时医嘱要写明时间。(4) 停药的医嘱必须重新写明。(5) 长期医嘱每周重整一次。

注 意:(1) 限用原子笔用力书写。(2) 除非附有处方签,勿用此医嘱单。 夹存病历

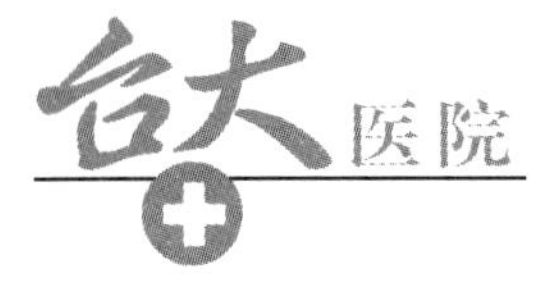

台湾大学医学院附属医院

腹腔镜脾脏切除术医嘱单

病历号　　　　　　　　姓名　　　　　　　　床号　　　　　　　　第 5 页

性别	男　女	年龄		过敏记录		自费　医保
开始日期	**停止日期**	**(长期)**	**(临时)**	**医嘱**	**医师盖章**	**护士签字**
				〈腹腔镜脾脏切除术，术后第 1 天医嘱〉		/
		常规测量体温、脉搏、呼吸、血压				/
		尝试饮水 之后 软食 按患者耐受程度				/
		2.5% 葡萄糖 0.45% 氯化钠(500 ml/瓶) 1 500 ml qd 静脉滴注				/
		盐酸哌替啶注射液(50 mg/ml/安瓿) 50 mg q6h 必要时用，肌内注射				/
		对乙酰氨基酚 (500 mg/片) 1 片 qid 口服				/
		氧化镁(250 mg/片) 1 片 qid 口服				/
		阿莫西林 (250 mg/片) 2 片 q8h 口服				/
		□ 其他：__________ (医师得依病人病情更改上列药物)				/
		适应证：__________				/
			如果肛门未排气，比沙可啶栓 (10 mg/片) 2 片 直肠给药 立即执行			/
			抽血：血细胞计数 立即执行			/
			□ 其他：__________			/
			适应证：__________			/
						/
						/
						/
						/
						/
						/
						/
						/
						/
						/
						/
						/
						/
						/

使用方法：(1) 无盖章或签字的医嘱无效。(2) 长期医嘱由粗线边缘，临时医嘱由细线边缘起写，务求端正。(3) 临时医嘱要写明时间。(4) 停药的医嘱必须重新写明。(5) 长期医嘱每周重整一次。

注　意：(1) 限用原子笔用力书写。(2) 除非附有处方签，勿用此医嘱单。　　夹存病历

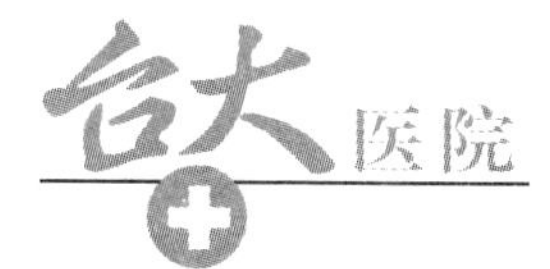

台湾大学医学院附属医院

腹腔镜脾脏切除术医嘱单

病历号　　　　　　　　　　　姓名　　　　　　　　　　　床号　　　　　　　　　　　第 6 页

性别	男　女	年龄		过敏记录		自费　医保	

开始日期	停止日期	(长期)	(临时) 医嘱	医师盖章	护士签字
			〈腹腔镜脾脏切除术,出院医嘱〉		/
			可以出院,____医师同意		/
			门诊 预约单:____年____月____日,____医生		/
			出院前更换敷料		/
			出院带药:		/
			对乙酰氨基酚 (500 mg/片) 1 片 qid 口服 3 天		/
			氧化镁(250 mg/片) 1 片 qid 口服 3 天		/
			阿莫西林(250 mg/片) 2 片 q8h 口服 3 天		/
			医师检查后拔除引流管		/
			□ 其他:____________(医师得依病人病情更改上列药物)		/
			适应证:________________		/
			出院状态:		/
			□是□否　出院日病人生命体征稳定,正常体温≤37.5℃		/
			□是□否　膀胱及肠道功能恢复,正常解尿、饮食		/
			□是□否　病人可自行活动,伤口微痛		/
			□是□否　无并发症的怀疑病人宣教包括:		/
			沐浴及个人卫生		/
			饮食指导		/
			门诊随访		/
			若有不正常疼痛、发烧应立即回院诊疗		/
					/
					/
					/
					/
					/
					/
					/
					/

使用方法:(1) 无盖章或签字的医嘱无效。(2) 长期医嘱由粗线边缘,临时医嘱由细线边缘起写,务求端正。(3) 临时医嘱要写明时间。(4) 停药的医嘱必须重新写明。(5) 长期医嘱每周重整一次。

注　意:(1) 限用原子笔用力书写。(2) 除非附有处方签,勿用此医嘱单。　　夹存病历

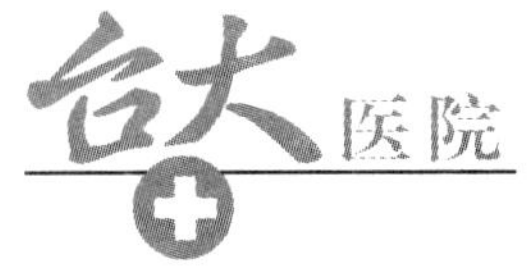

台湾大学医学院附属医院

临床路径收案标准

病历号　　　　　　　　　　姓名　　　　　　　　　　床号　　　　　　　　　　第 1 页

〈静脉曲张手术　标准〉

纳入标准：

☐ 诊断为腿部静脉曲张

排除标准：

☐ 有蜂窝组织炎(蜂窝织炎),需先使用抗生素

☐ 有伤口溃疡,需植皮

☐ 未控制糖尿病

☐ 出血倾向 如血小板计数小于 $100 \times 10^9/L$ 或凝血酶原时间比正常值延长超过 2 秒钟

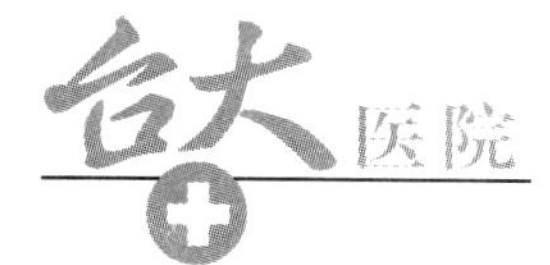

台湾大学医学院附属医院

静脉曲张手术医嘱单

病历号　　　　　　　　姓名　　　　　　　　床号　　　　　　　　第 2 页

性别	男　女	年龄		过敏记录		自费　医保

开始日期	停止日期	(长期)	(临时) 医嘱	医师盖章	护士签字
			〈静脉曲张,入院医嘱〉		/
		主管医师:主治医师________/ 住院医师:________			/
		诊断:简单静脉曲张(☐ 左侧 ☐ 右侧 ☐ 双侧)			/
		药物过敏:☐ 否 ☐ ____			/
		常规测量体温、脉搏、呼吸、血压			/
		活动:按患者耐受程度			/
		普食			/
			☐ 心电图		/
			☐ 胸片		/
			☐ 血细胞计数,血小板计数,凝血酶原时间,活化部分凝血活酶时间		/
			☐ 总胆红素,谷草转氨酶,尿素氮,肌酐,钠,钾,氯,餐前血糖		/
			☐ 其他:____________		/
			适应证:____________		/
			麻醉科医师访视		/
					/
					/
					/
					/
					/
					/
					/
					/
					/
					/
					/
					/
					/
					/
					/
					/
					/
					/

使用方法:(1) 无盖章或签字的医嘱无效。(2) 长期医嘱由粗线边缘,临时医嘱由细线边缘起写,务求端正。(3) 临时医嘱要写明时间。(4) 停药的医嘱必须重新写明。(5) 长期医嘱每周重整一次。

注　意:(1) 限用原子笔用力书写。(2) 除非附有处方签,勿用此医嘱单。　　夹存病历

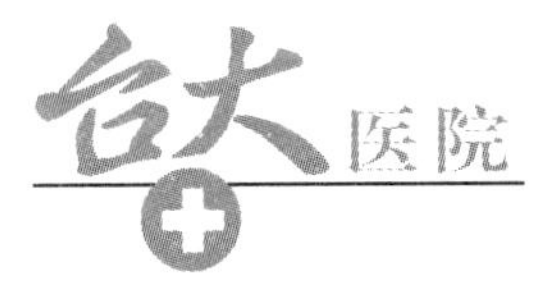

台湾大学医学院附属医院

静脉曲张手术医嘱单

病历号　　　　姓名　　　　床号　　　　第3页

性别	男　女	年龄		过敏记录		自费　医保

开始日期	停止日期	(长期)	(临时) 医嘱	医师盖章	护士签字
			〈静脉曲张，术前医嘱〉		/
			术式:		/
			□ 多重切除术		/
			□ 静脉剥脱术		/
			□ 联合手术		/
			□ 其他:________		/
			午夜后禁食		/
			签署麻醉基本资料及麻醉同意书		/
			签署手术同意书、检验标本收集同意书		/
			□ 自费同意书		/
			2.5% 葡萄糖 0.45% 氯化钠(500 ml/瓶) 500 ml 静脉滴注 开始时间: ____		/
			将预防性抗生素:送至手术室:		/
			□ 头孢唑林(1 000 mg/瓶) 1 瓶		/
			□ 其他:____________		/
			置静脉导管		/
			手术部位标记:请患者站立,以油性笔描绘扩张静脉		/
			外围手术部位标记		/
			佩戴手术手圈		/
			将患者送至手术室 携带病历和 □ 外院资料		/
			□ 其他:________ 等待通知		/
			□ 其他: ______________		/
			适应证: ______________		/
					/
					/
					/
					/
					/

使用方法:(1) 无盖章或签字的医嘱无效。(2) 长期医嘱由粗线边缘,临时医嘱由细线边缘起写,务求端正。(3) 临时医嘱要写明时间。(4) 停药的医嘱必须重新写明。(5) 长期医嘱每周重整一次。

注　意:(1) 限用原子笔用力书写。(2) 除非附有处方签,勿用此医嘱单。　　夹存病历

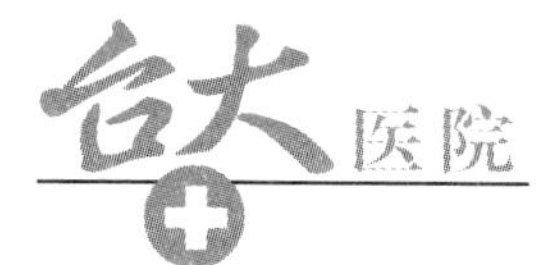

台湾大学医学院附属医院

静脉曲张手术医嘱单

病历号　　　　　　　　　姓名　　　　　　　　　床号　　　　　　　　　第 4 页

性别	男　女	年龄		过敏记录		自费　医保

开始日期	停止日期	(长期)	(临时) 医嘱	医师盖章	护士签字
			〈静脉曲张，术后医嘱〉		/
		术后 测量体温、脉搏、呼吸、血压			/
		活动：卧床休息			/
		普食 当患者完全苏醒			/
		对乙酰氨基酚（500 mg/片）1 片 qid 口服			/
		铝碳酸镁(500 mg/片）1 片 qid 口服			/
		□ 其他：(医师得依病人病情更改上列药物)			/
		________________			/
		适应证：________________			/
		术侧下肢包扎弹力绷带并用一个枕头垫高			/
		□ 其他：________			/
					/
					/
					/
					/
					/
					/
					/
					/
					/
					/
					/
					/
					/
					/
					/
					/
					/

使用方法：(1) 无盖章或签字的医嘱无效。(2) 长期医嘱由粗线边缘，临时医嘱由细线边缘起写，务求端正。(3) 临时医嘱要写明时间。(4) 停药的医嘱必须重新写明。(5) 长期医嘱每周重整一次。

注　意：(1) 限用原子笔用力书写。(2) 除非附有处方签，勿用此医嘱单。　　夹存病历

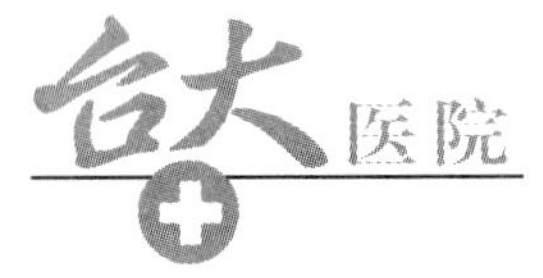

台湾大学医学院附属医院

静脉曲张手术医嘱单

病历号　　　　　　　　　　姓名　　　　　　　　　　床号　　　　　　　　　　第 5 页

性别	男　　女	年龄		过敏记录		自费　　医保

开始日期	停止日期	(长期)	(临时) 医嘱	医师盖章	护士签字
			〈静脉曲张,出院医嘱〉		/
			可以出院,________医师同意		/
			门诊 预约单:____年____月____日,____医生		/
			对乙酰氨基酚(500 mg/片)1 片 qid 口服 3 天		/
			铝碳酸镁(500 mg/片)1 片 qid 口服 3 天		/
			□ 其他:________(医师得依病人病情更改上列药物)		/
			________________		/
			适应证:________		/
			出院状态:		/
			□是□否　出院日病人生命体征稳定,正常体温≤37.5℃		/
			□是□否　膀胱及肠道功能恢复,已自行解尿,可正常进食清淡饮食		/
			□是□否　病人可自行活动,可忍受伤口的疼痛		/
			□是□否　无并发症的怀疑		/
			□是□否　病人宣教包括:		/
			1. 两天后可拿下绷带及纱布,伤口上的纸胶布不动,		/
			若其下潮湿可涂上优碘并以吹风机吹干,纸胶布		/
			脱落可再贴上新的纸胶布		/
			2. 两天后可沐浴但需以吹风机吹干并保持干燥		/
			3. 门诊随访		/
			4. 若有不正常疼痛、发烧应立即回院诊疗		/
					/
					/
					/
					/
					/
					/
					/
					/

使用方法:(1) 无盖章或签字的医嘱无效。(2) 长期医嘱由粗线边缘,临时医嘱由细线边缘起写,务求端正。(3) 临时医嘱要写明时间。(4) 停药的医嘱必须重新写明。(5) 长期医嘱每周重整一次。

注　意:(1) 限用原子笔用力书写。(2) 除非附有处方签,勿用此医嘱单。　　夹存病历

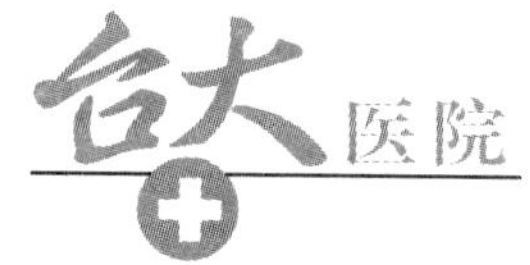

台湾大学医学院附属医院

临床路径收案标准

病历号　　　　　　　　　　姓名　　　　　　　　　　床号　　　　　　　　　　第1页

〈腹腔镜肾脏切除术　标准〉

纳入标准：

☐ 活体亲属供肾

排除标准：

☐ 肾功能异常

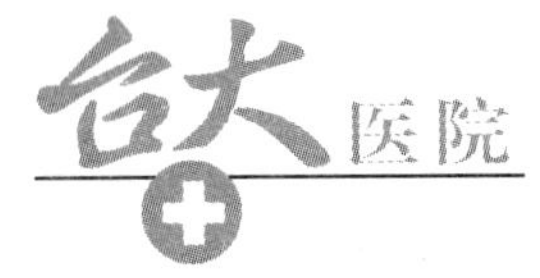

台湾大学医学院附属医院

腹腔镜肾脏切除术医嘱单

病历号　　　　姓名　　　　床号　　　　第2页

性别	男　女	年龄		过敏记录		自费　医保	

开始日期	停止日期	(长期)	(临时)	医嘱	医师盖章	护士签字
				〈活体亲属供肾移植,入院医嘱〉		/
		主管医师:主治医师________/ 住院医师:________				/
		诊断:				/
		药物过敏:□ 否 □________				/
		测体温、脉搏、呼吸、血压,按病房常规				/
						/
		普食				/
			□ 心电图			/
			□ 胸片			/
			□ 凝血酶原时间,活化部分凝血活酶时间,血细胞计数分类			/
			□ 总胆红素,谷草转氨酶,尿素氮,肌酐,钠,钾,氯,餐前血糖			/
			□ 其他:________________			/
			适应证:________________			/
			麻醉科医师访视			/
						/
						/
						/
						/
						/
						/
						/
						/
						/
						/
						/
						/
						/
						/

使用方法:(1) 无盖章或签字的医嘱无效。(2) 长期医嘱由粗线边缘,临时医嘱由细线边缘起写,务求端正。(3) 临时医嘱要写明时间。(4) 停药的医嘱必须重新写明。(5) 长期医嘱每周重整一次。

注　意:(1) 限用原子笔用力书写。(2) 除非附有处方签,勿用此医嘱单。　夹存病历

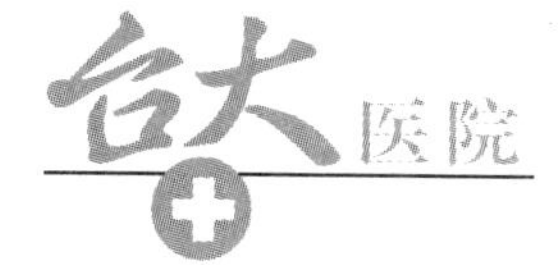

台湾大学医学院附属医院

腹腔镜肾脏切除术医嘱单

病历号　　姓名　　床号　　第 3 页

性别	男　女	年龄		过敏记录		自费　医保	

开始日期	停止日期	(长期)	(临时) 医嘱	医师盖章	护士签字
			〈活体亲属供肾移植,术前医嘱〉		/
			午夜后禁食		/
			签署麻醉基本资料及麻醉同意书		/
			签署手术同意书、检验标本收集同意书		/
			签署腹腔镜自费同意书		/
			备血:☐ 全血 [☐ 新鲜 ☐ 库存] ____单位		/
			☐ 浓缩红细胞 ____单位、☐ 新鲜冰冻血浆 ____单位、☐ 血小板 ____单位		/
			灌肠:☐ 甘油灌肠 时间 ____☐ 肥皂水灌肠 时间 ____		/
			静脉置管		/
			2.5% 葡萄糖 0.45% 氯化钠注射液(500 ml/ 瓶) 500 ml 静脉滴注 开始时间:________		/
			将预防性抗生素送至手术室:		/
			☐ 头孢唑林 (1 000 mg/ 瓶) 2 瓶		/
			☐ 其他:____		/
			将患者送至手术室前放置鼻胃管		/
			手术部位标记及佩戴手术手圈		/
			将患者送至手术室 ☐ 时间____ ☐ 携带病历和☐ 外院资料等待,		/
			☐ 其他:		/
			☐ 其他: ______________		/
			适应证: ______________		/
					/
					/
					/
					/
					/
					/
					/
					/
					/

使用方法:(1) 无盖章或签字的医嘱无效。(2) 长期医嘱由粗线边缘,临时医嘱由细线边缘起写,务求端正。(3) 临时医嘱要写明时间。(4) 停药的医嘱必须重新写明。(5) 长期医嘱每周重整一次。

注　意:(1) 限用原子笔用力书写。(2) 除非附有处方签,勿用此医嘱单。　夹存病历

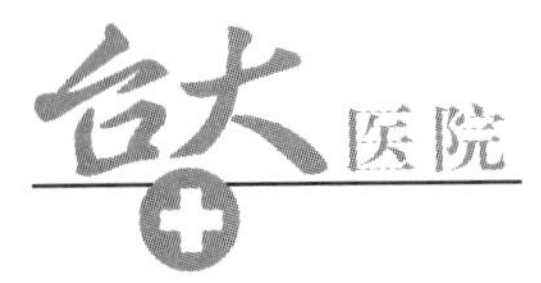

台湾大学医学院附属医院

腹腔镜肾脏切除术医嘱单

病历号　　　　姓名　　　　床号　　　　第 4 页

性别	男　女	年龄		过敏记录		自费　医保	
开始日期	停止日期	(长期)	(临时)	医　嘱		医师盖章	护士签字
			〈活体亲属供肾移植,术后医嘱〉				/
		测量体温、脉搏、呼吸、血压:术后即刻、术后 1 小时各测 1 次,之后病房常规					/
		活动:禁止剧烈活动					/
		禁食一天					/
		静脉输液:					/
		□ 台大 5 号 (400 ml/瓶) 1 200 ml + 乳酸钠林格液(500 ml/ 瓶)					/
		1 000 ml qd 静脉滴注					/
		□ 盐酸哌替啶注射液(50 mg/ml/ 安瓿) ____mg q6h 必要时肌内注射					/
		□ 患者自控镇痛					/
		□ 布托啡诺鼻喷剂(25 mg/2.5 ml/瓶) 1 喷 必要时用,长期医嘱 (自费)					/
		抗生素:					/
		□ 头孢唑林(1 000 mg/瓶) 1 000 mg q8h 静脉滴注 用 2 天					/
		□ 其他:____					/
		□ 硫酸沙丁胺醇(5 mg/2.5 ml/安瓿) 1 瓶 q8h IH					/
		记录尿量 qd 3 天					/
		记录引流量 qd					/
		血细胞计数 计数分类,生化 + 电解质,凝血酶原时间,活化部分凝血活酶时间 检查时间:____ 之后 qWl,4					/
							/
							/
							/
							/
							/
							/
							/
							/
							/
							/
							/

使用方法:(1) 无盖章或签字的医嘱无效。(2) 长期医嘱由粗线边缘,临时医嘱由细线边缘起写,务求端正。(3) 临时医嘱要写明时间。(4) 停药的医嘱必须重新写明。(5) 长期医嘱每周重整一次。

注　意:(1) 限用原子笔用力书写。(2) 除非附有处方签,勿用此医嘱单。　　夹存病历

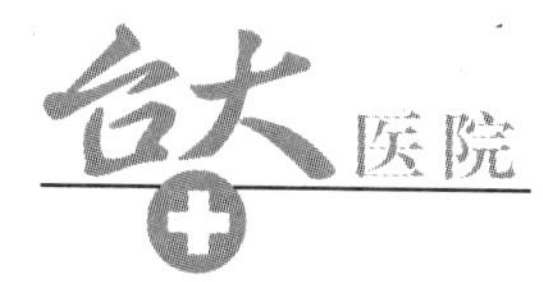

台湾大学医学院附属医院

腹腔镜肾脏切除术医嘱单

病历号　　　　　　　　　　姓名　　　　　　　　　　床号　　　　　　　　　　第 5 页

性别	男　　女	年龄		过敏记录		自费　　医保

开始日期	停止日期	(长期)	(临时)	医　　嘱	医师盖章	护士签字
				〈活体亲属供肾移植,术后医嘱 进食后〉		/
		测量体温、脉搏、呼吸、血压：按病房常规				/
		软食 当患者耐受				/
		静脉输液： ☐ 台大 5 号（400 ml/瓶）400 ml + 乳酸钠林格液（500 ml/瓶）500 ml qd 静脉滴注				/ / /
		☐ 盐酸哌替啶注射液（50 mg/ ml/ 安瓿）____mg q6h 必要时肌内注射 ☐ 患者自控镇痛 ☐ 布托啡诺鼻喷剂（25 mg/2.5 ml/瓶）1 喷 必要时用,长期医嘱（自费）				/ / /
		☐ 对乙酰氨基酚（500 mg/片）1 片 qid 口服 3 天				/
		☐ 氧化镁（250 mg/片）1 片 tid 口服 3 天				/
		☐ 头孢氨苄（250 mg/ 片）1 片 q6h 口服 3 天				/
		记录引流量 qd				/
		血细胞计数 计数分类,生化 + 电解质,凝血酶原时间,活化部分凝血活酶时间 qW1,4				/
						/
						/
						/
						/
						/
						/
						/
						/
						/
						/
						/
						/

使用方法：(1) 无盖章或签字的医嘱无效。(2) 长期医嘱由粗线边缘，临时医嘱由细线边缘起写，务求端正。(3) 临时医嘱要写明时间。(4) 停药的医嘱必须重新写明。(5) 长期医嘱每周重整一次。

注　　意：(1) 限用原子笔用力书写。(2) 除非附有处方签，勿用此医嘱单。　　　　夹存病历

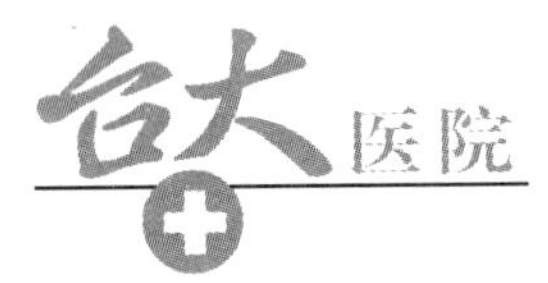

台湾大学医学院附属医院

腹腔镜肾脏切除术医嘱单

病历号　　　　姓名　　　　床号　　　　第 6 页

性别	男　女	年龄		过敏记录		自费　医保

开始日期	停止日期	(长期)	(临时) 医嘱	医师盖章	护士签字
			〈活体亲属供肾移植,出院医嘱〉		/
			可以出院,________医师同意		/
			门诊 预约单:____年____月____日,________医生		/
			□ 对乙酰氨基酚(500 mg/片)1 片 tid 口服 3 天		/
			□ 氧化镁(250 mg/片)1 片 tid 口服 3 天		/
			医师检查后拔除引流管		/
			出院状态:		/
			□是□否　出院日病人生命体征稳定,正常体温≤37.5℃		/
			□是□否　膀胱及肠道功能恢复,正常解尿、饮食		/
			□是□否　病人可自行活动,伤口微痛		/
			□是□否　无并发症的怀疑,病人宣教包括:		/
			沐浴及个人卫生		/
			饮食指导		/
			门诊随访		/
			若有不正常疼痛、发烧应立即回院诊疗		/
					/
					/
					/
					/
					/
					/
					/
					/
					/
					/
					/
					/
					/

使用方法:(1) 无盖章或签字的医嘱无效。(2) 长期医嘱由粗线边缘,临时医嘱由细线边缘起写,务求端正。(3) 临时医嘱要写明时间。(4) 停药的医嘱必须重新写明。(5) 长期医嘱每周重整一次。

注　意:(1) 限用原子笔用力书写。(2) 除非附有处方签,勿用此医嘱单。　　夹存病历

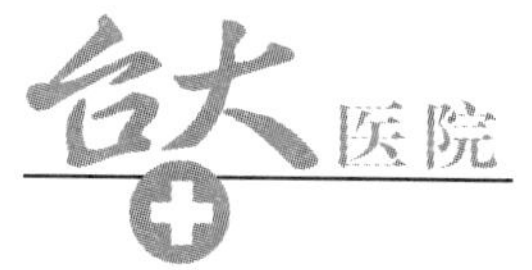

台湾大学医学院附属医院

临床路径收案标准

病历号 姓名 床号 第 1 页

〈腹壁疝气修补术 标准〉

纳入标准：

☐ 男性或女性，年龄 20 ~ 70 岁

☐ 无严重系统性疾病

☐ 血流动力性稳定

☐ 血小板不小于 $100 \times 10^9/L$

☐ 凝血酶原时间比正常值延长少于 2 秒钟

☐ 心电图正常

排除标准：

☐ 妊娠或哺乳期妇女

☐ 血液透析或移植术后

☐ 同时伴有其他手术

☐ 不符合纳入标准的病人

☐ 其他，原因：

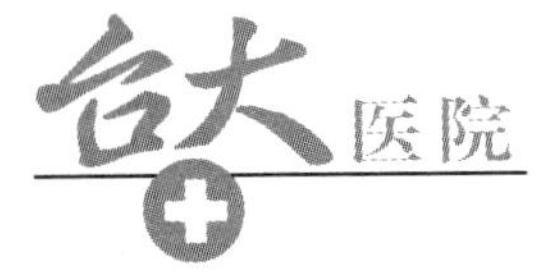

台湾大学医学院附属医院

腹壁疝气修补术医嘱单

病历号　　　　　　　　姓名　　　　　　　　床号　　　　　　　　第 2 页

性别	男　女	年龄		过敏记录		自费　医保	

开始日期	停止日期	(长期)	(临时) 医嘱	医师盖章	护士签字
			〈腹壁疝气修补术,入院医嘱〉		/
		主管医师:主治医师________/ 住院医师:________			/
		诊断:			/
		药物过敏:□ 否 □________			/
		常规测量体温、脉搏、呼吸、血压			/
		普通饮食			/
			□ 心电图		/
			□ 胸片		/
			□ 血细胞计数,凝血酶原时间,活化部分凝血活酶时间		/
			□ 总胆红素,谷草转氨酶,尿素氮,肌酐,钠,钾,氯,餐前血糖		/
			□ 其他:________________		/
			适应证:________________		/
			麻醉科医师访视		/
					/
					/
					/
					/
					/
					/
					/
					/
					/
					/
					/
					/
					/
					/
					/
					/

使用方法:(1) 无盖章或签字的医嘱无效。(2) 长期医嘱由粗线边缘,临时医嘱由细线边缘起写,务求端正。(3) 临时医嘱要写明时间。(4) 停药的医嘱必须重新写明。(5) 长期医嘱每周重整一次。

注　意:(1) 限用原子笔用力书写。(2) 除非附有处方签,勿用此医嘱单。　夹存病历

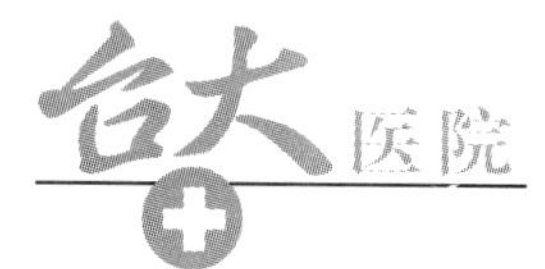

台湾大学医学院附属医院

腹壁疝气修补术医嘱单

病历号　　　　　　　　　　姓名　　　　　　　　　　床号　　　　　　　　　　第 3 页

性别	男　女	年龄		过敏记录		自费　医保

开始日期	停止日期	(长期)	(临时)	医嘱	医师盖章	护士签字
				〈腹壁疝气修补术,术前医嘱〉		/
				午夜后禁食		/
				签署麻醉基本资料及麻醉同意书		/
				签署手术同意书、检验标本收集同意书		/
				□ 自费同意书		/
				备血:□ 全血［□ 新鲜 □ 库存］____单位		/
				□ 浓缩红细胞 ____单位、□ 新鲜冰冻血浆 ____单位、□ 血小板 ____单位		/
				备皮		/
				灌肠:□ 甘油灌肠 时间____ □ 肥皂水灌肠 时间____		/
				□ 比沙可啶栓（10 mg/片）2 片 必要时用,长期医嘱 睡前直肠给药		/
				静脉置管		/
				2.5% 葡萄糖 0.45% 氯化钠(500 ml/瓶）500 ml 静脉滴注 开始时间:________		/
				将预防性抗生素送至手术室:		/
				□ 头孢唑林（1 000 mg/瓶）2 瓶		/
				□ 其他:____		/
				将患者送至手术室前放置鼻胃管		/
				佩戴手术手圈		/
				将患者送至手术室 □ 时间____ □ 携带病历和 X 线片		/
				□ 外院资料等待,□ 其他:________		/
				□ 其他:________________		/
				适应证:________________		/
						/
						/
						/
						/
						/

使用方法:(1) 无盖章或签字的医嘱无效。(2) 长期医嘱由粗线边缘,临时医嘱由细线边缘起写,务求端正。(3) 临时医嘱要写明时间。(4) 停药的医嘱必须重新写明。(5) 长期医嘱每周重整一次。

注　意:(1) 限用原子笔用力书写。(2) 除非附有处方签,勿用此医嘱单。　　夹存病历

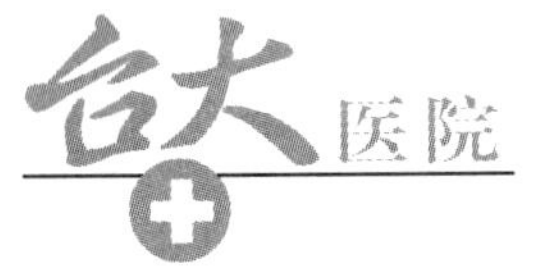

台湾大学医学院附属医院

腹壁疝气修补术医嘱单

病历号　　姓名　　床号　　第 4 页

性别	男　女	年龄		过敏记录		自费　医保
开始日期	停止日期	（长期）	（临时）	医嘱	医师盖章	护士签字
				〈腹壁疝气修补术，术后医嘱〉		/
		生命体征：术后即刻，术后 1 小时各测 1 次，之后病房常规				/
		活动：禁止剧烈活动				/
		禁食 胃肠减压				/
		静脉输液：				/
		□ 台大 5 号（400 ml/瓶）1 200 ml qd 静脉滴注				/
		□ 乳酸钠林格液（500 ml/瓶）1 000 ml qd 静脉滴注				/
		□ 盐酸哌替啶注射液（50 mg/ml/安瓿）____ mg q6h 必要时肌内注射				/
		□ 患者自控镇痛（自费）				/
		□ 布托啡诺鼻喷剂（25 mg/2.5 ml/瓶）1 喷，必要时用（自费）				/
		抗生素：				/
		□ 头孢唑林（1 000 mg/瓶）1 000 mg q8h 静脉滴注 3 天				/
		□ 头孢美唑（500 mg/瓶）1 000 mg q8 h 静脉滴注 3 天				/
		□ 其他：____				/
		□ 硫酸沙丁胺醇（5 mg/2.5 ml/安瓿）1 瓶 q8h IH				/
		□ 其他：________（医师得依病人病情更改上列药物）				/
		适应证：________________				/
		□ 记录尿量 qd 两天				/
		□ 记录引流量 qd				/
		血细胞计数 计数分类，生化 + 电解质 时间：____ 之后 qW1,4				/
						/
						/
						/
						/
						/
						/
						/
						/

使用方法：(1) 无盖章或签字的医嘱无效。(2) 长期医嘱由粗线边缘，临时医嘱由细线边缘起写，务求端正。(3) 临时医嘱要写明时间。(4) 停药的医嘱必须重新写明。(5) 长期医嘱每周重整一次。

注　意：(1) 限用原子笔用力书写。(2) 除非附有处方签，勿用此医嘱单。　　夹存病历

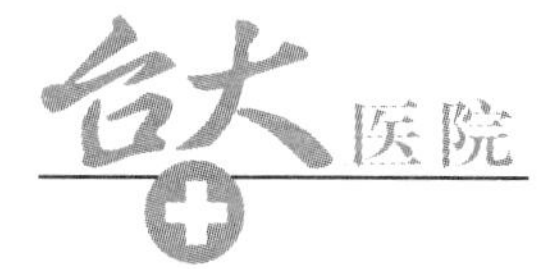

台湾大学医学院附属医院

腹壁疝气修补术医嘱单

病历号　　　　　　　　　　　　　姓名　　　　　　　　　　　　　床号　　　　　　　　　　　　　第 5 页

性别	男　女	年龄		过敏记录		自费　医保
开始日期	**停止日期**	**(长期)**	**(临时)**	**医　嘱**	**医师盖章**	**护士签字**
			〈腹壁疝气修补术,术后医嘱 进食后〉			/
		测量体温、脉搏、呼吸、血压,按病房常规				/
		静脉输液:				/
		☐ 台大 5 号（400 ml/瓶）400 ml qd 静脉滴注				/
		☐ 乳酸钠林格液（500 ml/瓶）500 ml qd 静脉滴注				/
		☐ 盐酸哌替啶注射液（50 mg/ml/安瓿）____mg q6h 必要时肌内注射				/
		☐ 患者自控镇痛(自费)				/
		☐ 布托啡诺鼻喷剂(25 mg/2.5 ml/瓶) 1 喷 必要时用,长期医嘱(自费)				/
		☐ 头孢氨苄（250 mg/片）1 片 q6h 口服				/
		☐ 对乙酰氨基酚（500 mg/片）1 片 qid 口服 3 天				/
		☐ 氧化镁（250 mg/片）1 片 qid 口服 3 天				/
		☐ 咳嗽合剂__ml qid 口服 3 天				/
		☐ 记录引流量 qd				/
		血细胞计数 计数分类,生化 + 电解质,凝血酶原时间,活化部分凝血活酶时间:____,之后 qW1,4				/
						/
						/
						/
						/
						/
						/
						/
						/
						/
						/
						/
						/
						/
						/

使用方法:(1) 无盖章或签字的医嘱无效。(2) 长期医嘱由粗线边缘,临时医嘱由细线边缘起写,务求端正。(3) 临时医嘱要写明时间。(4) 停药的医嘱必须重新写明。(5) 长期医嘱每周重整一次。

注　意:(1) 限用原子笔用力书写。(2) 除非附有处方签,勿用此医嘱单。　　　　夹存病历

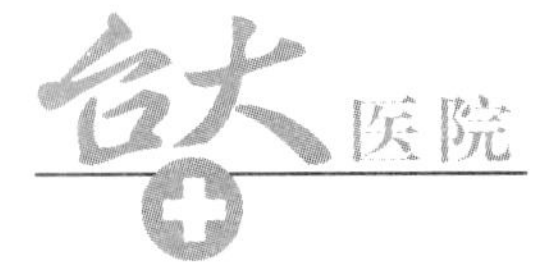

台湾大学医学院附属医院

腹壁疝气修补术医嘱单

病历号　　姓名　　床号　　第 6 页

性别	男　女	年龄		过敏记录		自费　医保

开始日期	停止日期	(长期)	(临时)	医　嘱	医师盖章	护士签字
				〈腹壁疝气修补术,出院医嘱〉		/
				可以出院,________医师同意		/
				门诊 预约单:____年____月____日,________医生		/
				□ 对乙酰氨基酚 (500 mg/片) 1 片 qid 口服 3 天		/
				□ 氧化镁(250 mg/片) 1 片 qid 口服 3 天		/
				□ 咳嗽合剂__ml qid 口服 3 天		/
				□ 其他:________(医师得依病人病情更改上列药物)		/
				________________		/
				适应证:________________		/
				医师检查后拔除引流管		/
				出院状态:		/
				□是□否　出院日病人生命体征稳定,正常体温≤37.5℃		/
				□是□否　膀胱及肠道功能恢复,正常解尿、饮食		/
				□是□否　病人可自行活动,伤口微痛		/
				□是□否　无并发症的怀疑,病人宣教包括:		/
				沐浴及个人卫生		/
				饮食指导		/
				门诊随访		/
				若有不正常疼痛、发烧应立即回院诊疗		/
						/
						/
						/
						/
						/
						/
						/
						/
						/

使用方法:(1) 无盖章或签字的医嘱无效。(2) 长期医嘱由粗线边缘,临时医嘱由细线边缘起写,务求端正。(3) 临时医嘱要写明时间。(4) 停药的医嘱必须重新写明。(5) 长期医嘱每周重整一次。

注　意:(1) 限用原子笔用力书写。(2) 除非附有处方签,勿用此医嘱单。　　夹存病历

台大医院内科部

临床路径医师篇目录

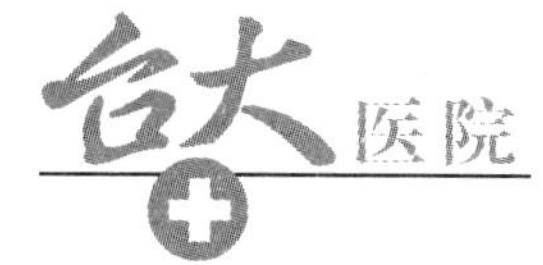

台湾大学医学院附属医院

临床路径收案标准

病历号　　　　　　　　　　姓名　　　　　　　　　　床号　　　　　　　　　　第 1 页

〈心脏电气生理检查/心脏起搏器植入术/电气烧灼术 标准〉

纳入标准：

☐ 有症状的心动过缓或重度心脏传导阻滞

☐ 室上性或室性心动过速

☐ 晕厥

排除标准：

☐ 急性感染

☐ 未控制的出血倾向

☐ 未控制的甲状腺疾病

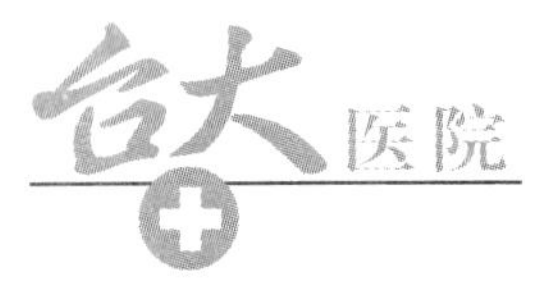

台湾大学医学院附属医院

心脏电气生理检查/心脏起搏器植入术/电气烧灼术医嘱单

病历号　　　　　　　　　　　　姓名　　　　　　　　　　　　床号　　　　　　　　　　　　第 2 页

性别	男　　女	年龄		过敏记录		自费　　医保

开始日期	停止日期	（长期）	（临时）	医嘱	医师盖章	护士签字
				〈心脏电气生理检查/心脏起搏器植入术/电气烧灼术,入院医嘱〉		/
				主管医师:主治医师 ________/ 住院医师: ________		/
				诊断:		/
				药物过敏:		/
				常规测量体温、脉搏、呼吸、血压		/
				活动:		/
				饮食:□ 低胆固醇□ 低钠 □ 糖尿病饮食 □ 一般		/
				□ 避免 □ β-受体阻断药 □ 维拉帕米 □ 地尔硫卓,如果可能		/
				□ 血细胞计数 +血小板计数,□ 凝血酶原时间,活化部分凝血活酶时间,□ 总胆红素,白蛋白		/
				□ 谷草转氨酶,尿素氮, 肌酐,钠,钾,氯,钙,镁,血糖		/
				尿液分析		/
				心电图		/
				胸片		/
						/
						/
						/
						/
						/
						/
						/
						/
						/
						/
						/
						/
						/
						/
						/

使用方法:(1) 无盖章或签字的医嘱无效。(2) 长期医嘱由粗线边缘,临时医嘱由细线边缘起写,务求端正。(3) 临时医嘱要写明时间。(4) 停药的医嘱必须重新写明。(5) 长期医嘱每周重整一次。

注　意:(1) 限用原子笔用力书写。(2) 除非附有处方签,勿用此医嘱单。　　夹存病历

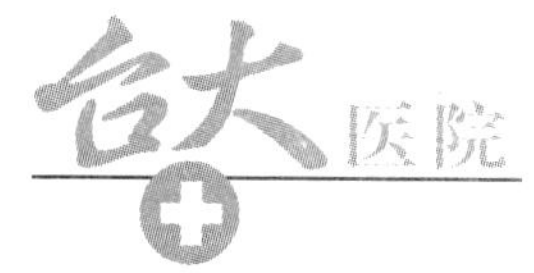

台湾大学医学院附属医院

心脏电气生理检查/心脏起搏器植入术/电气烧灼术医嘱单

病历号　　　　　　　　　　姓名　　　　　　　　　　床号　　　　　　　　　　第 3 页

性别	男　女	年龄		过敏记录		自费　医保

开始日期	停止日期	(长期)	(临时) 医嘱	医师盖章	护士签字
			〈心脏电气生理检查/心脏起搏器植入术/电气烧灼术,术前医嘱〉		/
			禁食 除药物外 开始时间:□ 午夜 □ 早餐后		/
			签署手术同意书及说明书		/
			□ 自费同意书		/
			2.5% 葡萄糖 0.45% 氯化钠注射液(500 ml/瓶) 500 ml 静脉滴注 开始时间:________		/
			□ 头孢唑林 (1 000 mg/瓶) 1 000 mg 立即执行 静脉滴注 将患者送至导管室前		/
					/
			□ 丙泊酚 (200 mg/20 ml/安瓿) 5 瓶 送至导管室		/
			备皮:□ 脖子、双肩、前胸 □ 双侧腹股沟		/
			静脉置管		/
			去导管室前排便排尿		/
			将患者送至导管室 时间 □ 8 am □ 等待通知		/
					/
					/
					/
					/
					/
					/
					/
					/
					/
					/
					/
					/
					/
					/
					/
					/

使用方法:(1) 无盖章或签字的医嘱无效。(2) 长期医嘱由粗线边缘,临时医嘱由细线边缘起写,务求端正。(3) 临时医嘱要写明时间。(4) 停药的医嘱必须重新写明。(5) 长期医嘱每周重整一次。

注　意:(1) 限用原子笔用力书写。(2) 除非附有处方签,勿用此医嘱单。　　夹存病历

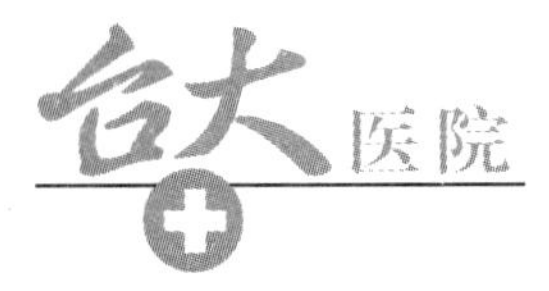

台湾大学医学院附属医院

心脏电气生理检查/心脏起搏器植入术/电气烧灼术医嘱单

病历号　　　　　　　　　　姓名　　　　　　　　　　床号　　　　　　　　　　第 4 页

性别	男　女	年龄		过敏记录		自费　医保

开始日期	停止日期	（长期）	（临时） 医嘱	医师盖章	护士签字
			〈心脏电气生理检查/心脏起搏器植入术/电气烧灼术，术后医嘱〉		/
		测量体温、脉搏、呼吸、血压 q30min×2，q1h×2，之后 qid×1 天			/
		□ 遥测　□ 心电监测 夜间和必要时			/
		□ 卧床休息 夜间			/
		□ 卧床休息 12 小时			/
		□ 卧床休息 24 小时			/
		□ 左手三角巾 □ 右手三角巾固定			/
		心电图立即执行			/
		检查伤口 qd 和 必要时			/
		更换敷料 qd			/
		□ 头孢唑林（1 000 mg/瓶） 1 000 mg q8h 静脉滴注 用 2 天			/
		□ 头孢氨苄（250 mg/片） 2 片 q6h 口服 3 天			/
			□ 心电图 必要时用，长期医嘱		/
			适应证：________________		/
			□ 胸片（正侧位）第二天		/
					/
					/
					/
					/
					/
					/
					/
					/
					/
					/
					/
					/
					/

使用方法：(1) 无盖章或签字的医嘱无效。(2) 长期医嘱由粗线边缘，临时医嘱由细线边缘起写，务求端正。(3) 临时医嘱要写明时间。(4) 停药的医嘱必须重新写明。(5) 长期医嘱每周重整一次。

注　意：(1) 限用原子笔用力书写。(2) 除非附有处方签，勿用此医嘱单。　　夹存病历

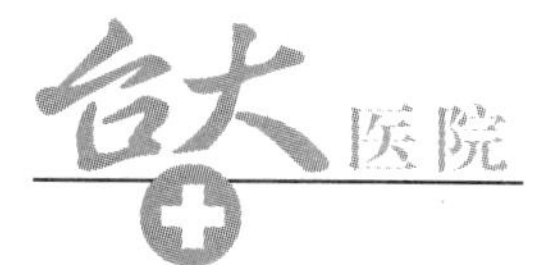

台湾大学医学院附属医院

心脏电气生理检查/心脏起搏器植入术/电气烧灼术医嘱单

病历号　　　　　　　　　　姓名　　　　　　　　　　床号　　　　　　　　　　第 5 页

性别	男　女	年龄		过敏记录		自费　医保

开始日期	停止日期	(长期)	(临时) 医嘱	医师盖章	护士签字
			〈心脏电气生理检查/心脏起搏器植入术/电气烧灼术,出院医嘱〉		/
			出院日期:____年____月____日,________医师同意		/
			门诊 预约单:____年____月____日,____科____午____诊,____医生		/
			出院状态:		/
			☐ 检查或手术后心脏节律稳定		/
			☐ 无需继续住院治疗		/
			☐ 拆线 时间:________ 地点:________		/
					/
					/
					/
					/
					/
					/
					/
					/
					/
					/
					/
					/
					/
					/
					/
					/
					/
					/
					/

使用方法:(1) 无盖章或签字的医嘱无效。(2) 长期医嘱由粗线边缘,临时医嘱由细线边缘起写,务求端正。(3) 临时医嘱要写明时间。(4) 停药的医嘱必须重新写明。(5) 长期医嘱每周重整一次。

注　意:(1) 限用原子笔用力书写。(2) 除非附有处方签,勿用此医嘱单。　　　　夹存病历

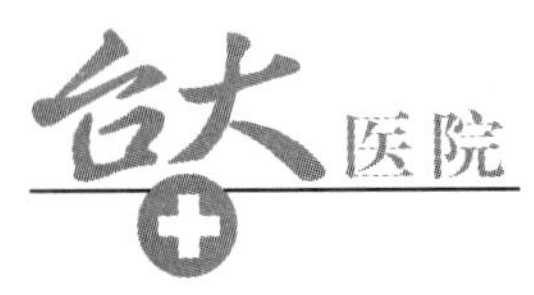

台湾大学医学院附属医院

临床路径收案标准

病历号　　　　　　　　　　　　姓名　　　　　　　　　　　　床号　　　　　　　　　　　　第 1 页

〈经皮冠状动脉扩张术 标准〉

纳入标准:

□ 男性或女性,年龄≥18 岁

□ 诊断为心绞痛,心绞痛等同症或冠状动脉疾病

排除标准:

□ 男性或女性,年龄 <18 岁

□ 妊娠或哺乳期妇女

□ 心理健康的患者拒绝行此手术

□ 未控制的心室激惹状态

□ 未纠正的低钾血症或洋地黄中毒

□ 未纠正的高血压

□ 心衰失代偿

□ 凝血酶原时间 >18 秒

□ 对造影剂严重过敏

□ 严重肾功能不全和(或)无尿:除非通过透析解除容量和造影剂负荷

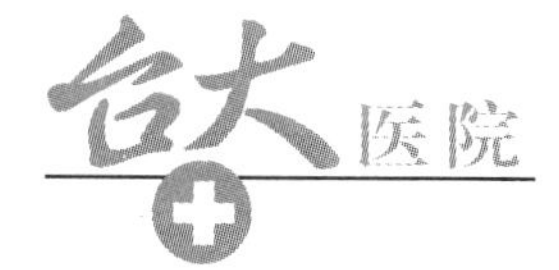

台湾大学医学院附属医院

经皮冠状动脉扩张术医嘱单

病历号　　　　　　　　　　　　姓名　　　　　　　　　　　　床号　　　　　　　　　　　　第 2 页

性别	男　　女	年龄		过敏记录		自费　　医保

开始日期	停止日期	(长期)	(临时)	医嘱	医师盖章	护士签字
				〈经皮冠状动脉扩张术,入院医嘱〉		/
		主管医师:主治医师________/住院医师________				/
		诊断:				/
		药物过敏:□否　□ ________				/
		常规测量体温、脉搏、呼吸、血压				/
		活动:按患者耐受程度				/
		饮食　□ 一般　□ 糖尿病饮食　□ 低钠　□ 低脂				/
			□ 心电图　□ 胸片　□ 血细胞计数,血小板计数,凝血酶原时间,活化部分凝血活酶时间			/
			□ 胆固醇,甘油三酯,总蛋白,总胆红素,谷草转氨酶,尿素氮,肌酐,尿液分析,钠,钾,氯,钙,餐前或餐后血糖			/
						/
			□ 尿液分析			/
			□ 其他:________________________			/
			适应证:________________________			/
			门诊药物(自备自服)			/
						/
						/
						/
						/
						/
			入院后新增药物			/
						/
						/
						/
						/
						/
						/
						/
						/

使用方法:(1) 无盖章或签字的医嘱无效。(2) 长期医嘱由粗线边缘,临时医嘱由细线边缘起写,务求端正。(3) 临时医嘱要写明时间。(4) 停药的医嘱必须重新写明。(5) 长期医嘱每周重整一次。

注　　意:(1) 限用原子笔用力书写。(2) 除非附有处方签,勿用此医嘱单。　　夹存病历

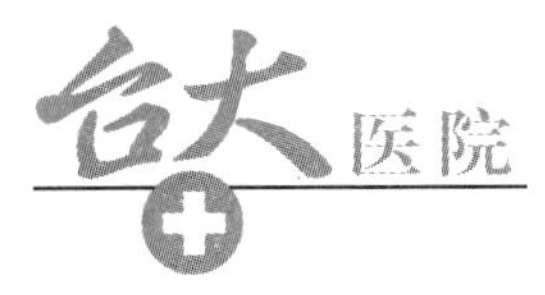

台湾大学医学院附属医院

经皮冠状动脉扩张术医嘱单

病历号　　　　　　　　　　姓名　　　　　　　　　　床号　　　　　　　　　　第3页

性别	男　女	年龄		过敏记录		自费　医保

开始日期	停止日期	(长期)	(临时) 医嘱	医师盖章	护士签字
			〈经皮冠状动脉扩张术,术前医嘱〉		/
			禁食 □ 午夜后 □ 早餐后 □ 午餐后		/
			□ 其他:____________________________		/
			签署手术同意书		/
			检验标本收集同意书		/
			□ 自费同意书		/
			2.5% 葡萄糖 0.45% 氯化钠(500 ml/瓶) 500 ml 静脉滴注 开始时间:____		/
			备皮 □ 腹股沟, □ 其他:____		/
			静脉置管 □ 左手□ 右手 □ 其他:____		/
			备血:□ 浓缩红细胞 ____单位、□ 血小板 ____单位 □ 其他:____		/
			将患者送至导管室并携带病历时间 □ 8am		/
			□ 携带病历等待;血压:____ 心率:____呼吸:____ 体温 ____		/
			□ 其他:(医师得依病人病情更改上列药物)		/
			____________________________		/
			适应证:____________________________		/
					/
					/
					/
					/
					/
					/
					/
					/
					/
					/
					/
					/

使用方法:(1) 无盖章或签字的医嘱无效。(2) 长期医嘱由粗线边缘,临时医嘱由细线边缘起写,务求端正。(3) 临时医嘱要写明时间。(4) 停药的医嘱必须重新写明。(5) 长期医嘱每周重整一次。

注　意:(1) 限用原子笔用力书写。(2) 除非附有处方签,勿用此医嘱单。　　　夹存病历

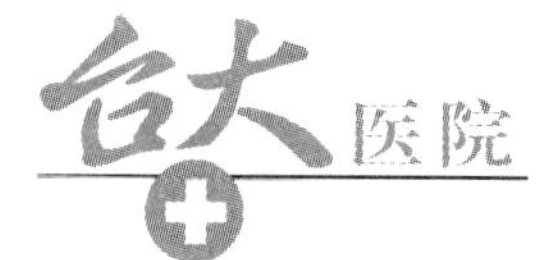

台湾大学医学院附属医院

经皮冠状动脉扩张术医嘱单

病历号　　　　　　　　姓名　　　　　　　　床号　　　　　　　　第 4 页

性别	男　女	年龄		过敏记录		自费　医保

开始日期	停止日期	(长期)	(临时)	医嘱	医师盖章	护士签字
				〈经皮冠状动脉扩张术,术后医嘱〉		/
				□ 卧床休息 12 小时		/
				测量体温、脉搏、呼吸、血压 q30min ×2,之后 q 1 h ×2,之后 常规测量		/
				□ 血细胞计数　□ 肌酐　□ 心肌酶谱　□ 心电图　□ 活化部分凝血活酶时间		/
				□ 其他 q __h × __次		/
				□ 肝素(25 000 单位/5 ml/瓶)15 000 单位 于生理盐水(500 ml/瓶)500 ml 静脉滴注维持____小时(边增加边观察凝血酶原时间至 55 ~75 秒)		/
						/
				□ 血液透析肝素 时间:____ am/pm		/
				□ 拔除套管　时间 ____ am/pm		/
				□ 其他:________________		/
				重新开始置管前用药 开始时间(请列药名)		/
						/
						/
						/
						/
				新处方:		/
						/
						/
						/
						/
						/
						/
						/
						/
						/
						/
						/

使用方法:(1) 无盖章或签字的医嘱无效。(2) 长期医嘱由粗线边缘,临时医嘱由细线边缘起写,务求端正。(3) 临时医嘱要写明时间。(4) 停药的医嘱必须重新写明。(5) 长期医嘱每周重整一次。

注　　意:(1) 限用原子笔用力书写。(2) 除非附有处方签,勿用此医嘱单。　　夹存病历

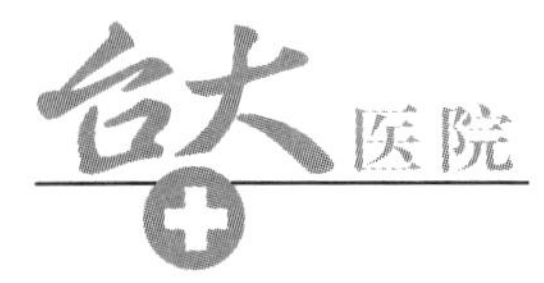

台湾大学医学院附属医院

经皮冠状动脉扩张术医嘱单

病历号　　　　姓名　　　　床号　　　　第 5 页

性别	男　女	年龄		过敏记录		自费　医保	

开始日期	停止日期	(长期)	(临时) 医嘱	医师盖章	护士签字
			〈经皮冠状动脉扩张术,出院医嘱〉		/
			可以出院,________医师同意		/
			门诊　预约单:____年____月____日,____科____午____诊,____医生		/
			出院带药:		/
			(除自备的自服药外,新加的药物需注明天数)		/
					/
					/
					/
					/
					/
			出院状态:		/
			□ 是□ 否　出院日病人生命体征稳定,正常体温≤37.5 ℃		/
			□ 是□ 否　病人可自行活动,伤口无明显肿胀疼痛		/
			□ 是□ 否　病人宣教包括:		/
			伤口换药		/
			饮食指导		/
			门诊随访		/
			若有不正常疼痛、发烧应立即回院诊疗		/
					/
					/
					/
					/
					/
					/
					/
					/
					/

使用方法:(1) 无盖章或签字的医嘱无效。(2) 长期医嘱由粗线边缘,临时医嘱由细线边缘起写,务求端正。(3) 临时医嘱要写明时间。(4) 停药的医嘱必须重新写明。(5) 长期医嘱每周重整一次。

注　　意:(1) 限用原子笔用力书写。(2) 除非附有处方签,勿用此医嘱单。　　夹存病历

台大医院小儿部

临床路径医师篇目录

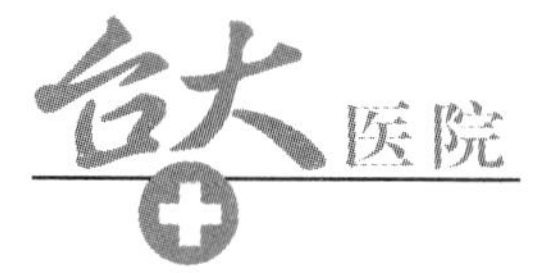

台湾大学医学院附属医院

临床路径收案标准

病历号　　　　　　　　　　　　　　　姓名　　　　　　　　　　　　　　　床号　　　　　　　　　　　　　　　第1页

〈经由心导管修补心房中隔缺损术 临床路径标准〉

纳入标准:

□ Ⅱ型房间隔缺损

□ 大于二岁且体重为10 kg以上的病人

□ 左心室向右心室分流量≥1.5

□ 右心房或右心室肥大

□ 有心衰症状

排除标准:

□ Ⅰ型房间隔缺损

□ 静脉窦型房间隔缺损伴肺静脉部分性回流异常

□ 左心室向右心室分流量<1.5 无症状

□ 修补移位

□ 补片展开失败

□ 发热或感染

□ 肾功能不全

□ 严重肺动脉高压伴艾森门格综合征

□ 血流动力学不稳定

□ 出血倾向,血小板减少

□ 妊娠或哺乳期妇女

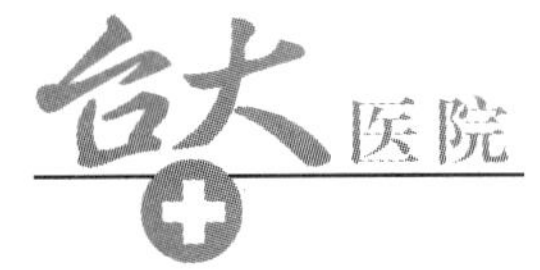

台湾大学医学院附属医院

经由心导管修补心房中膈缺损术医嘱单

病历号　　姓名　　床号　　第 2 页

性别	男　女	年龄		过敏记录		自费　医保	
开始日期	停止日期	(长期)	(临时)	医嘱		医师盖章	护士签字
				〈经由心导管修补心房中隔缺损术，入院医嘱〉			/
		主管医师：主治医师________/住院医师 ________					/
		诊断：房间隔缺损Ⅱ型					/
		药物过敏：□ 否　□ ____：________					/
		入院后常规测体温、脉搏、呼吸、四肢血压 和 血氧饱和度，之后每 6 小时测量 1 次体温、脉搏、呼吸					/
		活动：按患者耐受程度					/
		普通饮食					/
			□ 心电图（12 导联）				/
			□ 胸片（若一个月内未照过）				/
			□ 超声心动图（若四个月内未作做超声心动图）				/
			□ 血细胞计数　□ 计数分类				/
			□ 肌酐				/
			□ 钠，钾，氯				/
			□ 尿素氮				/
			□ 谷草转氨酶				/
			□ 谷丙转氨酶				/
			□ 总/直接胆红素				/
			□ 餐前血糖（大于 40 岁）				/
			□ 其他：________________________				/
			适应证：________________________				/
			麻醉科医师访视				/
							/
							/
							/
							/
							/
							/

使用方法：(1) 无盖章或签字的医嘱无效。(2) 长期医嘱由粗线边缘，临时医嘱由细线边缘起写，务求端正。(3) 临时医嘱要写明时间。(4) 停药的医嘱必须重新写明。(5) 长期医嘱每周重整一次。

注　　意：(1) 限用原子笔用力书写。(2) 除非附有处方签，勿用此医嘱单。　　夹存病历

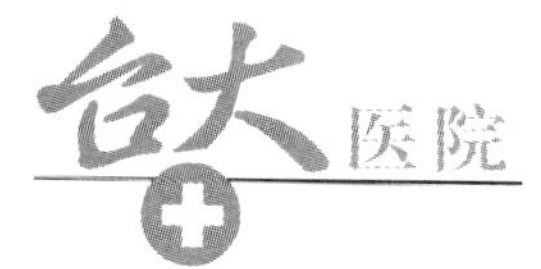

台湾大学医学院附属医院

经由心导管修补心房中膈缺损术医嘱单

病历号　　　　　　　　　　　　　姓名　　　　　　　　　　　　床号　　　　　　　　　　　　第 3 页

性别	男　女	年龄		过敏记录		自费　医保

开始日期	停止日期	(长期)	(临时)　医嘱	医师盖章	护士签字
			〈经由心导管修补心房中隔缺损术,术前医嘱〉		/
			从____月____日____am/pm 开始禁食		/
			签署麻醉基本资料及麻醉同意书		/
			签署“经由心导管修补心房中隔缺损同意书”		/
			□ 自费同意书		/
			置静脉导管		/
			□ 台大 5 号(400 ml/瓶)____ml/小时,从____开始(>30kg)		/
			□ 台大 2 号(500 ml/瓶) +50% 葡萄糖注射液(20 ml/安瓿)		/
			40 ml ________ml/小时,从____开始(<30 kg)		/
			皮肤准备:□ 无,□ 是,在腹股沟区域		/
			送病人至导管室　□ 时间 ____,□ 带旧病历和 X 光片　□ 其		/
			他:________		/
					/
					/
					/
					/
					/
					/
					/
					/
					/
					/
					/
					/
					/
					/
					/

使用方法:(1) 无盖章或签字的医嘱无效。(2) 长期医嘱由粗线边缘,临时医嘱由细线边缘起写,务求端正。(3) 临时医嘱要写明时间。(4) 停药的医嘱必须重新写明。(5) 长期医嘱每周重整一次。

注　意:(1) 限用原子笔用力书写。(2) 除非附有处方签,勿用此医嘱单。　　夹存病历

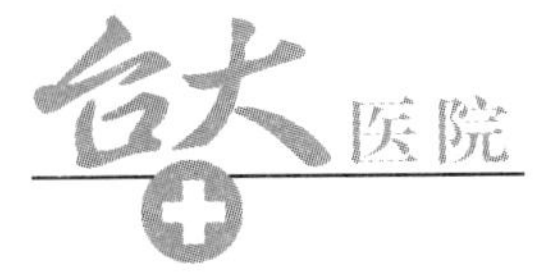

台湾大学医学院附属医院

经由心导管修补心房中膈缺损术医嘱单

病历号　　　　　　　　　　姓名　　　　　　　　　　床号　　　　　　　　　　第 4 页

性别	男　女	年龄		过敏记录		自费　医保

开始日期	停止日期	(长期)	(临时)	医嘱	医师盖章	护士签字
				〈经由心导管修补心房中隔缺损术，导管室医嘱〉		/
			肝素(25 000 单位/5 ml/瓶)______单位即刻静脉滴注(50 单位/kg)			/
			头孢唑林 (1 000 mg/瓶)____mg 静脉滴注(25 mg/kg,最大剂量 1 g)			/
			□氯胺酮 (500 mg/10 ml/瓶)____mg 即刻静脉滴注			/
			□ 咪达唑仑(5 mg/ml/瓶)____mg 即刻静脉滴注			/
			□ 其他：______________________			/
			适应证：______________________			/
			□ 经食道超声波			/
						/
						/
						/
						/
						/
						/
						/
						/
						/
						/
						/
						/
						/
						/
						/
						/
						/
						/
						/

使用方法：(1) 无盖章或签字的医嘱无效。(2) 长期医嘱由粗线边缘，临时医嘱由细线边缘起写，务求端正。(3) 临时医嘱要写明时间。(4) 停药的医嘱必须重新写明。(5) 长期医嘱每周重整一次。

注　　意：(1) 限用原子笔用力书写。(2) 除非附有处方签，勿用此医嘱单。　　夹存病历

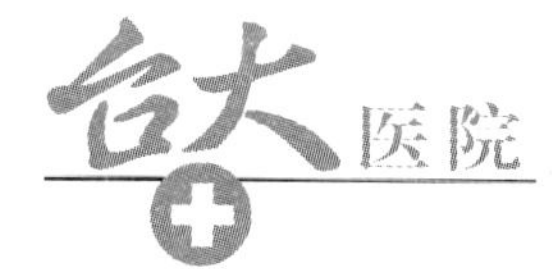

台湾大学医学院附属医院

经由心导管修补心房中膈缺损术医嘱单

病历号　　　　　　　　　　　姓名　　　　　　　　　　　床号　　　　　　　　　　　第 5 页

性别	男　　女	年龄		过敏记录		自费　　医保

开始日期	停止日期	（长期）	（临时）	医　　嘱	医师盖章	护士签字
			〈经由心导管修补心房中隔缺损术，术后重症监护室医嘱〉			/
			意识清晰后拔管			/
			1 小时后解除压力袋			/
		□ 活动：保护性约束				/
		生命体征：测量体温、脉搏、呼吸、血压 q1 h×4 次，之后按监护室常规				/
		禁食直至意识清醒，之后普通饮食				/
		□ 台大 5 号（400 ml/瓶）滴速____ml/小时 直至进食良好				/
		□ 台大 2 号（500 ml/瓶）+ 葡萄糖注射液 50%（20 ml/瓶）40 ml 滴速____				/
		ml/小时 直至进食良好				/
		头孢唑林（1 000 mg/瓶）____mg 每 6 小时 1 次静脉滴注用 3 剂（25 mg/kg，最大剂量 1 g）				/
		阿司匹林（100 mg/片）____片每天 1 次口服（每天 5 mg/kg，最大剂量：每天 20 mg）				/
		□ 其他：________________				/
		适应证：________________				/
						/
						/
						/
						/
						/
						/
						/
						/
						/
						/
						/
						/
						/

使用方法：（1）无盖章或签字的医嘱无效。（2）长期医嘱由粗线边缘，临时医嘱由细线边缘起写，务求端正。（3）临时医嘱要写明时间。（4）停药的医嘱必须重新写明。（5）长期医嘱每周重整一次。

注　　意：（1）限用原子笔用力书写。（2）除非附有处方签，勿用此医嘱单。　　夹存病历

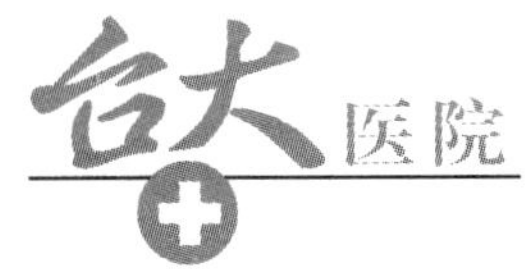

台湾大学医学院附属医院

经由心导管修补心房中膈缺损术医嘱单

病历号　　　　　　　　　　　　姓名　　　　　　　　　　　　床号　　　　　　　　　　　　第 6 页

性别	男　　女	年龄		过敏记录		自费　　医保

开始日期	停止日期	(长期)	(临时)	医嘱	医师盖章	护士签字
			〈经由心导管修补心房中隔缺损术，术后病房医嘱〉			/
			1 小时后解除压力袋			/
		□ 活动：保护性约束				/
		生命体征：测量体温、脉搏、呼吸、血压每 1 小时 1 次 ×4 次，之后按监护室常规				/
		禁食直至意识清晰，之后普通饮食				/
		□ 台大 5 号（400 ml/瓶）　滴速____ml/小时　直至进食良好				/
		□ 台大 2 号（500 ml/瓶）+ 葡萄糖注射液 50%（20 ml/瓶）40 ml　滴速				/
		____ml/小时　直至进食良好				/
		头孢唑林（1 000 mg/瓶）____mg 每 6 小时 1 次静脉滴注用 3 剂（25 mg/kg，最大剂量1 g）				/
		阿司匹林（100 mg/片）____片每天 1 次口服（每天 5 mg/kg，最大剂量：每天 20 mg）				/
		□ 其他：______________________				/
		适应证：______________________				/
			胸片（正位）和心电图时间：____			/
			超声心动图时间：____			/
						/
						/
						/
						/
						/
						/
						/
						/
						/
						/
						/

使用方法：(1) 无盖章或签字的医嘱无效。(2) 长期医嘱由粗线边缘，临时医嘱由细线边缘起写，务求端正。(3) 临时医嘱要写明时间。(4) 停药的医嘱必须重新写明。(5) 长期医嘱每周重整一次。

注　　意：(1) 限用原子笔用力书写。(2) 除非附有处方签，勿用此医嘱单。　　夹存病历

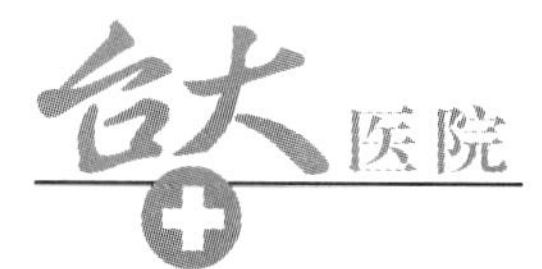

台湾大学医学院附属医院

经由心导管修补心房中膈缺损术医嘱单

病历号　　　　　　　　　　　　姓名　　　　　　　　　　　　床号　　　　　　　　　　　　第 7 页

性别	男　女	年龄		过敏记录		自费　医保
开始日期	停止日期	(长期)	(临时)	医　嘱	医师盖章	护士签字
				〈经由心导管修补心房中隔缺损术,出院医嘱〉		/
				并发症:________		/
				出院日期:___年___月___日,________医师同意		/
				阿司匹林(100 mg/片)片每天 1 次口服 7 天(每天 5 mg/kg,最大		/
				剂量:每天 200 mg)		/
				门诊预约单:___年___月___日,________医生		/
				出院状态:		/
				□ 是□ 否　出院日病人生命体征正常,体温 37.5 ℃以下		/
				□ 是□ 否　病人可自行活动		/
				□ 是□ 否　膀胱及肠道功能恢复,正常解尿、饮食		/
				□ 是□ 否　伤口无血肿,无渗出物		/
				□ 是□ 否　无并发症之怀疑,病人宣教包括:		/
				活动指导		/
				伤口照顾方法		/
				药物使用		/
				门诊追踪		/
				若有不正常疼痛、发烧应立即回院诊疗		/
						/
						/
						/
						/
						/
						/
						/
						/
						/
						/

使用方法:(1) 无盖章或签字的医嘱无效。(2) 长期医嘱由粗线边缘,临时医嘱由细线边缘起写,务求端正。(3) 临时医嘱要写明时间。(4) 停药的医嘱必须重新写明。(5) 长期医嘱每周重整一次。

注　意:(1) 限用原子笔用力书写。(2) 除非附有处方签,勿用此医嘱单。　　夹存病历

台大医院妇产部

临床路径医师篇目录

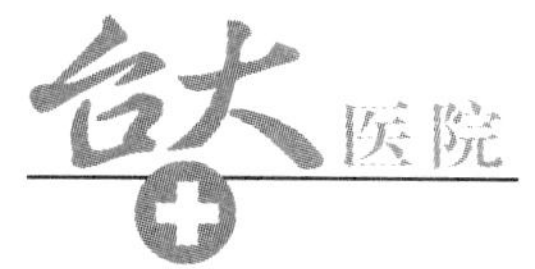

台 湾 大 学 医 学 院 附 属 医 院

临床路径收案标准

病历号　　　　姓名　　　　床号　　　　第 1 页

〈自然产　标准〉

纳入标准：

□ 自然产

排除标准：

□ 产后出血

□ 其他并发症

□ 4 度阴道裂伤

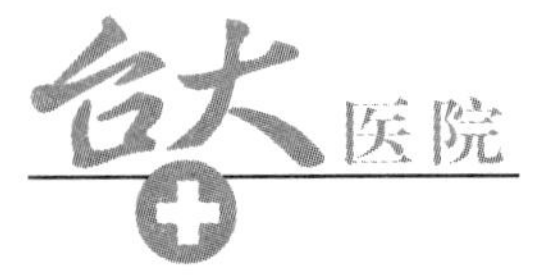

台湾大学医学院附属医院

自然产医嘱单

病历号　　　　　　　　　　　　姓名　　　　　　　　　　　　床号　　　　　　　　　　　　第 2 页

性别	男　女	年龄		过敏记录		自费　医保
开始日期	停止日期	(长期)	(临时)	医　嘱	医师盖章	护士签字
				〈自然产,入院医嘱〉		/
				主管医师:主治医师 ________/住院医师 ________		/
				诊断:自然产		/
				药物过敏:□ 否　□ ____		/
				常规测量体温、脉搏、呼吸、血压		/
				活动:按患者耐受程度		/
				普通饮食		/
				林格液(500 ml/瓶)500 ml 静脉滴注		/
				□ 催产素(10 IU/ml/瓶)5 IU/ml 放于林格液(500 ml/瓶)500 ml 中,以 8 ml/小时速度给药,并调节剂量直至产生有效宫缩		/ /
				□ 硫前列酮(500 mcg/瓶)____ mcg 放于林格液(500 ml/瓶)500 ml 中,以 ____ml/小时速度给药,并调节剂量直至产生有效宫缩		/ /
				□ 头孢氨苄(250 mg/片)1 片每 6 小时 1 次口服　适应证:____:膜破裂　□ 或者 ________		/ /
				□ 地诺前列酮阴道栓(3 mg/片)____片阴道用		/
				□ 米索前列醇阴道栓(200 mcg/片)____片阴道用		/ /
				东莨菪碱(20 mg/ml/瓶)20 mg 即刻　□ 静脉滴注　□ 肌内注射		/
				甘油灌肠		/
				超声检查		/
				胎儿监护		/
				血细胞计数 + 血小板计数		/
				尿液分析		/
				放置静脉留置针		/
						/
						/
						/
						/

使用方法:(1) 无盖章或签字的医嘱无效。(2) 长期医嘱由粗线边缘,临时医嘱由细线边缘起写,务求端正。(3) 临时医嘱要写明时间。(4) 停药的医嘱必须重新写明。(5) 长期医嘱每周重整一次。

注　意:(1) 限用原子笔用力书写。(2) 除非附有处方签,勿用此医嘱单。　　夹存病历

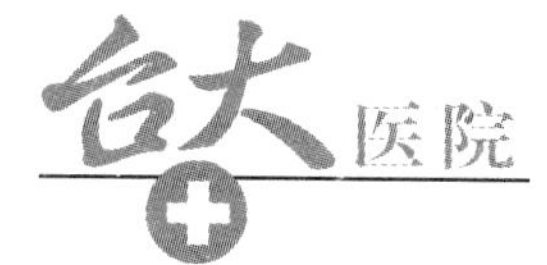

台湾大学医学院附属医院

自然产医嘱单

病历号　　　　　　　　姓名　　　　　　　　床号　　　　　　　　第 3 页

性别	男　女	年龄		过敏记录		自费　医保

开始日期	停止日期	(长期)	(临时)　医　嘱	医师盖章	护士签字
			〈自然产,产时医嘱〉		/
			测胎心率和产妇生命体征		/
			会阴切开并缝合		/
			婴儿护理		/
			□ 马来酸甲麦角新碱(0.2 mg/ml/瓶)0.2 mg 即刻,胎儿娩出后		/
			□ 肌内注射　□ 静脉注射		/
			□ 催产素(10 IU/ ml/瓶) ______单位　放于林格液(500 ml/		/
			瓶)500 ml 静脉滴注		/
					/
					/
					/
					/
					/
					/
					/
					/
					/
					/
					/
					/
					/
					/
					/
					/
					/
					/
					/
					/

使用方法:(1) 无盖章或签字的医嘱无效。(2) 长期医嘱由粗线边缘,临时医嘱由细线边缘起写,务求端正。
(3) 临时医嘱要写明时间。(4) 停药的医嘱必须重新写明。(5) 长期医嘱每周重整一次。

注　　意:(1) 限用原子笔用力书写。(2) 除非附有处方签,勿用此医嘱单。　　夹存病历

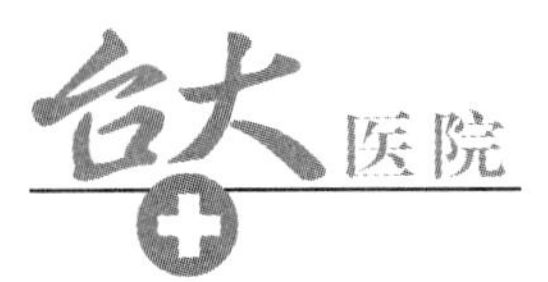

台湾大学医学院附属医院

自然产医嘱单

病历号　　　　姓名　　　　床号　　　　第 4 页

性别	男　女	年龄		过敏记录		自费　医保

开始日期	停止日期	(长期)	(临时)	医嘱	医师盖章	护士签字
				〈自然产,产后医嘱〉		/
		常规 测量体温、脉搏、呼吸、血压				/
		普通饮食				/
		抗生素:三选一				/
		□ 头孢氨苄(250 mg/片)1 片 q6h 口服 3 天				/
		□ 阿莫西林(250 mg/片)1 片 q8 h 口服 3 天				/
		□ 克林霉素(150 mg/片)1 片 q8 h 口服 3 天				/
		□ 麦角新碱(0.2 mg/片)1 片 tid 口服 3 天				/
		□ 对乙酰氨基酚(500 mg/片)1 片 tid 口服 3 天				/
		□ 铝碳酸镁 (500 mg/片)1 片 tid 口服 3 天				/
		□ 氧化镁(250 mg/片)2 片 tid 口服 3 天				/
		□ 痔宁软膏 1 管　外用,必要时用				/
		手术切口护理和乳房护理				/
						/
						/
						/
						/
						/
						/
						/
						/
						/
						/
						/
						/
						/
						/
						/

使用方法:(1) 无盖章或签字的医嘱无效。(2) 长期医嘱由粗线边缘,临时医嘱由细线边缘起写,务求端正。(3) 临时医嘱要写明时间。(4) 停药的医嘱必须重新写明。(5) 长期医嘱每周重整一次。

注　意:(1) 限用原子笔用力书写。(2) 除非附有处方签,勿用此医嘱单。　　夹存病历

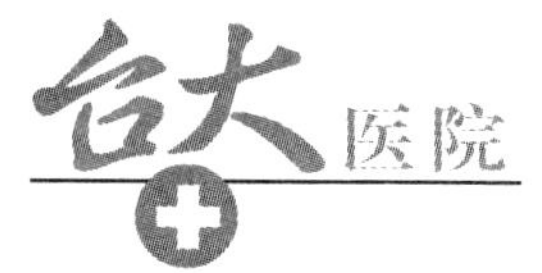

台湾大学医学院附属医院

自然产医嘱单

病历号　　　　姓名　　　　床号　　　　第 5 页

性别	男　女	年龄		过敏记录		自费　医保

开始日期	停止日期	(长期)	(临时) 医嘱	医师盖章	护士签字
			〈自然产,出院医嘱〉		/
			出院日期:___年___月___日,_____医师同意		/
			门诊预约单:___年___月___日,___科___午___诊,_____医生		/
			拆线		/
			□ 氧化镁(250 mg/片)2 片 tid 口服 3 天		/
			□ 痔宁软膏 1 管　外用,必要时用		/
			出院状态:		/
			□ 子宫收缩良好		/
			□ 会阴伤口愈合良好		/
			□ 恶露量正常		/
			□ 生命体征稳定		/
			□ 自行解尿顺畅		/
					/
					/
					/
					/
					/
					/
					/
					/
					/
					/
					/
					/
					/
					/
					/

使用方法:(1) 无盖章或签字的医嘱无效。(2) 长期医嘱由粗线边缘,临时医嘱由细线边缘起写,务求端正。(3) 临时医嘱要写明时间。(4) 停药的医嘱必须重新写明。(5) 长期医嘱每周重整一次。

注　意:(1) 限用原子笔用力书写。(2) 除非附有处方签,勿用此医嘱单。　夹存病历

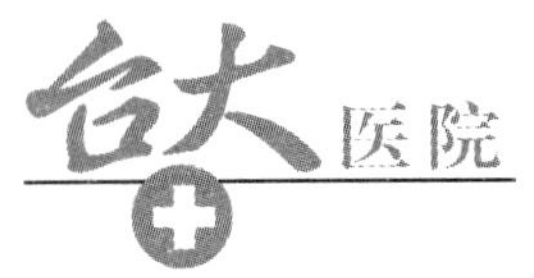

台湾大学医学院附属医院

临床路径收案标准

病历号　　　　　　　　　　　　姓名　　　　　　　　　　　　床号　　　　　　　　　　　　第 1 页

〈剖宫产分娩　标准〉

纳入标准：

□ 剖宫产术

排除标准：

□ 剖宫产子宫切除术

□ 其他并发症

□ 输血超过 2 单位

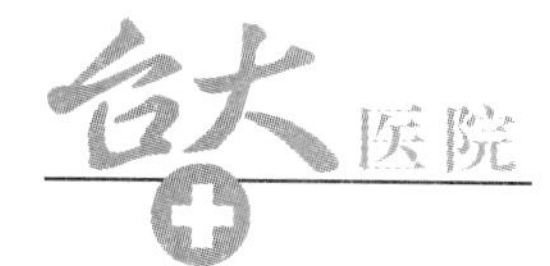

台湾大学医学院附属医院

剖宫产医嘱单

病历号　　　　　　　　　　　　姓名　　　　　　　　　　　　床号　　　　　　　　　　　　第 2 页

性别	男　女	年龄		过敏记录		自费　医保

开始日期	停止日期	(长期)	(临时)	医嘱	医师盖章	护士签字
				〈剖宫产分娩，入院医嘱〉		/
		主管医师：主治医师 ________ / 住院医师 ________				/
		诊断：剖宫产				/
		药物过敏：☐ 否　☐ ____ ________				/
		常规测量体温、脉搏、呼吸、血压，胎心监测				/
		活动：按患者耐受程度				/
		普通饮食				/
			无应激试验			/
			血细胞计数 + 血小板计数，尿素氮，谷草转氨酶，凝血酶原时间和活化部分凝血活酶时间			/
			尿液分析			/
			超声检查			/
			麻醉科医师访视			/
						/
						/
						/
						/
						/
						/
						/
						/
						/
						/
						/
						/
						/
						/
						/
						/
						/
						/

使用方法：(1) 无盖章或签字的医嘱无效。(2) 长期医嘱由粗线边缘，临时医嘱由细线边缘起写，务求端正。(3) 临时医嘱要写明时间。(4) 停药的医嘱必须重新写明。(5) 长期医嘱每周重整一次。

注　意：(1) 限用原子笔用力书写。(2) 除非附有处方签，勿用此医嘱单。　　夹存病历

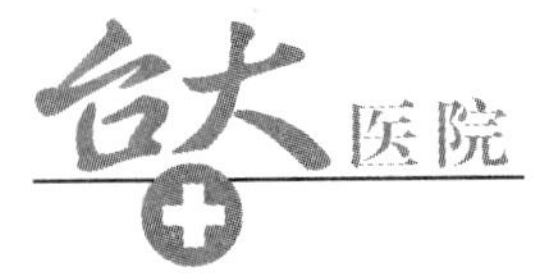

台湾大学医学院附属医院

剖宫产医嘱单

病历号　　　　　　　　　　姓名　　　　　　　　　　床号　　　　　　　　　　第 3 页

性别	男　女	年龄		过敏记录		自费　医保

开始日期	停止日期	(长期)	(临时) 医嘱	医师盖章	护士签字
			〈剖宫产分娩，术前医嘱〉		/
			午夜后禁食		/
			签署麻醉基本资料及麻醉同意书		/
			签署手术同意书、检体收集同意书		/
			□ 自费同意书		/
			林格液(500 ml/瓶)1 000 ml 静脉滴注 开始时间:____		/
			将预防性抗生素送至产房: 抗生素(脐带夹闭后静推): □ 头孢唑林(1 000 mg/瓶)1 000 mg 即刻静脉滴注 □ 头孢美唑(500 mg/瓶)1 000 mg 即刻静脉滴注		/ / / /
			催产素(10 IU/ ml/瓶)10 IU 加入林格液(500 ml/瓶)中,500 ml 静脉滴注 胎儿娩出后,必要时用		/ /
			□ 马来酸甲麦角新碱(0.2 mg/ml/瓶)0.2 mg 即刻静脉滴注胎儿娩出后,必要时用		/ /
			催产素(10 IU/ ml/瓶)10 IU,胎盘娩出后宫内注射必要时用		/ /
			□ 马来酸甲麦角新碱(0.2 mg/ml/瓶)0.2 mg 即刻胎盘娩出后宫内注射,必要时用		/ /
			备血:浓缩红细胞 2 单位		/
			备皮		/
			甘油灌肠时间 6:00 am 手术当日		/
			放置静脉留置针		/
			将患者送至产房 携带病历等待		/
			□ 其他:(医师得依病人病情更改上列药物)		/
			______________________		/
			适应证:______________________		/
					/
					/

使用方法:(1) 无盖章或签字的医嘱无效。(2) 长期医嘱由粗线边缘,临时医嘱由细线边缘起写,务求端正。(3) 临时医嘱要写明时间。(4) 停药的医嘱必须重新写明。(5) 长期医嘱每周重整一次。

注　　意:(1) 限用原子笔用力书写。(2) 除非附有处方签,勿用此医嘱单。　　夹存病历

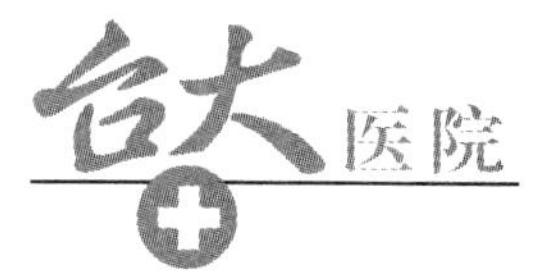

台湾大学医学院附属医院

剖宫产医嘱单

病历号　　　　　　　　　　姓名　　　　　　　　　　床号　　　　　　　　　　第 4 页

性别	男　女	年龄		过敏记录		自费　医保

开始日期	停止日期	(长期)	(临时)	医　嘱	医师盖章	护士签字
				〈**剖宫产分娩，术后医嘱**〉		/
				测量体温、脉搏、呼吸、血压 直至肛门排气		/
				禁食　直至肛门排气		/
				保留尿管　记录尿量和颜色　q8h 直至肛门排气		/
				静脉输液：		/
				5% 葡萄糖注射液(500 ml/瓶)1 000 ml + 林格液 500 ml/瓶		/
				500 ml + 台大 4 号注射液(500 ml/瓶)500 ml + 生理盐水		/
				(500 ml/瓶)500 ml 静脉滴注 qd		/
				抗生素：		/
				□ 头孢唑林(1 000 mg/瓶)1 000 mg q8h 静脉滴注用 2 剂		/
				□ 头孢美唑(500 mg/瓶)1 000 mg q8h 静脉滴注用 2 剂		/
				□ 患者自控镇痛		/
				□ 盐酸哌替啶注射液(50 mg/ml/瓶)50 mg q4h 必要时肌内注射，疼痛时		/
				□ 氯丙嗪注射液(5 mg/ ml/瓶)5 mg 必要时肌内注射，呕吐时		/
				□ 如果术后 24 小时肛门未排气，薄荷醇包和比沙可啶栓(10 mg/片)2 片		/
				q4h 必要时直肠给药		/
				替诺昔康(20 mg/2 ml/瓶)40 mg 即刻静脉滴注		/
				一般剂量 20 mg qd 或即刻静脉滴注，请确认剂量及用法		/
				□ 血细胞计数 + 分类计数		/
				□ 其他：____________		/
				适应证：____________		/
						/
						/
						/
						/
						/
						/
						/

使用方法：(1) 无盖章或签字的医嘱无效。(2) 长期医嘱由粗线边缘，临时医嘱由细线边缘起写，务求端正。(3) 临时医嘱要写明时间。(4) 停药的医嘱必须重新写明。(5) 长期医嘱每周重整一次。

注　意：(1) 限用原子笔用力书写。(2) 除非附有处方签，勿用此医嘱单。　　夹存病历

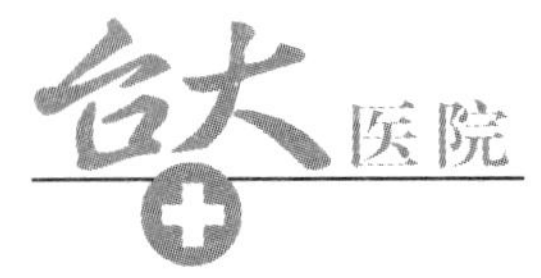

台湾大学医学院附属医院

剖宫产医嘱单

病历号　　　　　　　　　　姓名　　　　　　　　　　床号　　　　　　　　　　第 5 页

性别	男　　女	年龄		过敏记录		自费　　医保

开始日期	停止日期	(长期)	(临时)	医　　嘱	医师盖章	护士签字
				〈剖宫产分娩，肛门排气后医嘱〉		/
		常规　测量体温、脉搏、呼吸、血压				/
		普通饮食				/
		用药：				/
		抗生素：三选一				/
		□ 头孢氨苄(250 mg/片)1 片 q6h 口服 3 天				/
		□ 阿莫西林(250 mg/片)1 片 q8h 口服 3 天				/
		□ 克林霉素(150 mg/片)1 片 q6h 口服 3 天				/
		□ 对乙酰氨基酚(500 mg/片)1 片 tid 口服 3 天				/
		□ 萘普生(250 mg/片)1 片 tid 口服 3 天				/
		□ 麦角新碱(0.2 mg/片)1 片 tid 口服 3 天				/
		□ 铝碳酸镁(500 mg/片)1 片 tid 口服 3 天				/
		□ 氧化镁(250 mg/片)2 片 tid 口服 3 天				/
		□ 痔宁软膏 1 管 局部给药必要时用(cash)				/
			更换敷料			/
			□ 其他：________________			/
			适应证：________________			/
						/
						/
						/
						/
						/
						/
						/
						/
						/
						/
						/

使用方法：(1) 无盖章或签字的医嘱无效。(2) 长期医嘱由粗线边缘，临时医嘱由细线边缘起写，务求端正。(3) 临时医嘱要写明时间。(4) 停药的医嘱必须重新写明。(5) 长期医嘱每周重整一次。

注　　意：(1) 限用原子笔用力书写。(2) 除非附有处方签，勿用此医嘱单。　　夹存病历

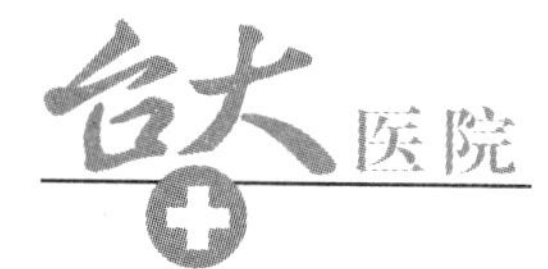

台湾大学医学院附属医院

剖宫产医嘱单

病历号　　　　姓名　　　　床号　　　　第6页

性别	男　女	年龄		过敏记录		自费　医保	

开始日期	停止日期	(长期)	(临时) 医嘱	医师盖章	护士签字
			〈剖宫产分娩,出院医嘱〉		/
			出院日期:____年____月____日,________医师同意		/
			门诊预约单:____年____月____日,____科____午____诊,______医生		/
			拆线		/
			□ 抗生素:________________		/
			适应证:________________		/
			□ 氧化镁(250 mg/片)2片　tid 口服3天		/
			□ 痔宁软膏1管　局部给药,必要时用		/
			□ 其他:________________		/
			适应证:________________		/
			出院状态:		/
			□ 体温低于37.7℃至少24小时		/
			□ 伤口干燥并愈合		/
			□ 病人可进全食		/
			□ 无其他并发症		/
					/
					/
					/
					/
					/
					/
					/
					/
					/
					/
					/
					/

使用方法:(1) 无盖章或签字的医嘱无效。(2) 长期医嘱由粗线边缘,临时医嘱由细线边缘起写,务求端正。(3) 临时医嘱要写明时间。(4) 停药的医嘱必须重新写明。(5) 长期医嘱每周重整一次。

注　意:(1) 限用原子笔用力书写。(2) 除非附有处方签,勿用此医嘱单。　　夹存病历

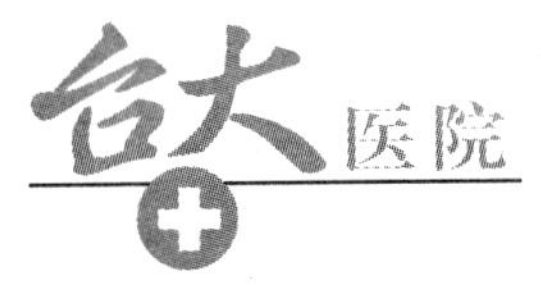

台湾大学医学院附属医院

临床路径收案标准

病历号　　　　　　姓名　　　　　　床号　　　　　　第 1 页

〈子宫肌瘤切除术　标准〉

纳入标准:

- □ 女性
- □ 诊断为子宫肌瘤
- □ 要求保留生育能力

排除标准:

- □ 妊娠或哺乳期妇女
- □ 血流动力学不稳定
- □ 心电图异常或最近 3 个月内有心肌梗死
- □ 胸片异常或肺功能差
- □ 血小板计数少于 $100 \times 10^9/L$
- □ 凝血酶原时间比正常值延长超过 2 秒钟
- □ 有严重并发症或慢性病,导致护理困难

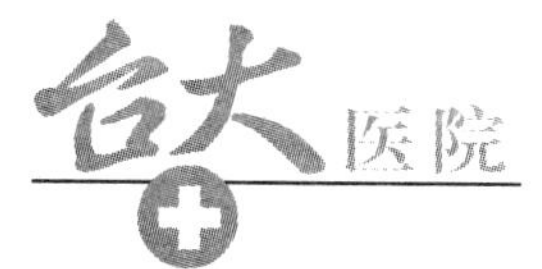

台湾大学医学院附属医院

子宫肌瘤切除术医嘱单

病历号　　　　　　　　　　姓名　　　　　　　　　　床号　　　　　　　　　　第 2 页

性别	男　女	年龄		过敏记录		自费　医保

开始日期	停止日期	(长期)	(临时)	医　嘱	医师盖章	护士签字
				〈子宫肌瘤切除术，入院医嘱〉		/
		主管医师：主治医师________/住院医师				/
		诊断：子宫肌瘤				/
		药物过敏：□ 否　□ ____ ________				/
		活动：按患者耐受程度				/
		普通饮食				/
			□ 心电图			/
			□ 胸片			/
			□ 血细胞计数，血小板计数，凝血酶原时间，活化部分凝血活酶时间			/
			□ 总胆红素，谷草转氨酶，尿素氮，肌酐，钠，钾，氯，餐前或餐后血糖			/
			□ 尿液分析			/
			□ 盆腔超声检查			/
			□ 其他：____________________			/
			适应证：____________________			/
			请麻醉科会诊			/
			____________________			/
			适应证：____________________			/
						/
						/
						/
						/
						/
						/
						/
						/
						/
						/
						/

使用方法：(1) 无盖章或签字的医嘱无效。(2) 长期医嘱由粗线边缘，临时医嘱由细线边缘起写，务求端正。
(3) 临时医嘱要写明时间。(4) 停药的医嘱必须重新写明。(5) 长期医嘱每周重整一次。
注　意：(1) 限用原子笔用力书写。(2) 除非附有处方签，勿用此医嘱单。　　夹存病历

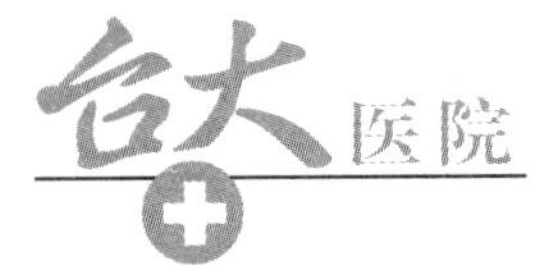

台湾大学医学院附属医院

子宫肌瘤切除术医嘱单

病历号　　　　　　　　　　姓名　　　　　　　　　　床号　　　　　　　　　　第 3 页

性别	男　女	年龄		过敏记录		自费　医保

开始日期	停止日期	(长期)	(临时) 医嘱	医师盖章	护士签字
			〈子宫肌瘤切除术,术前医嘱〉		/
			午夜后禁食		/
			签署麻醉基本资料及麻醉同意书		/
			签署手术同意书、检验收集同意书		/
			2.5% 葡萄糖　加入 0.45% 氯化钠(500 ml/瓶)500 ml 中静脉滴注 开始时间:________—________		/
			术前抗生素:		/
			□ 头孢唑林(1 000 mg/瓶)1 000 mg 静脉滴注,患者送至手术室前		/
					/
			□ 头孢美唑(500 mg/瓶)500 mg 静脉滴注,患者送至手术室前		/
					/
			□ 其他:(医师得依病人病情更改上列药物)		/
			____________________		/
			适应证:____________________		/
			备血:(到血库查血型,Rh 型)		/
			放置静脉留置针		/
			手术部位皮肤准备		/
			手术部位标记及佩戴手术手圈		/
			将患者送至手术室　□ 时间________,□ 携带病历等待		/
			□ 外院资料,□ 其他:________		/
					/
					/
					/
					/
					/
					/
					/
					/
					/

使用方法:(1) 无盖章或签字的医嘱无效。(2) 长期医嘱由粗线边缘,临时医嘱由细线边缘起写,务求端正。(3) 临时医嘱要写明时间。(4) 停药的医嘱必须重新写明。(5) 长期医嘱每周重整一次。

注　意:(1) 限用原子笔用力书写。(2) 除非附有处方签,勿用此医嘱单。　　夹存病历

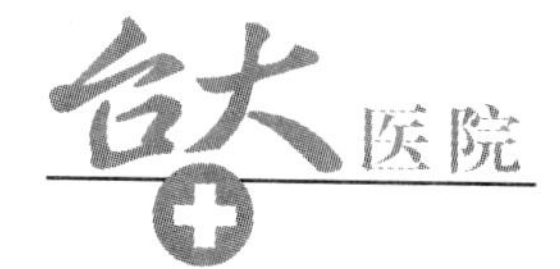

台湾大学医学院附属医院

子宫肌瘤切除术医嘱单

病历号　　　　　　　　　　姓名　　　　　　　　　　床号　　　　　　　　　　第4页

性别	男　女	年龄		过敏记录		自费　医保

开始日期	停止日期	(长期)	(临时)	医嘱	医师盖章	护士签字
				〈子宫肌瘤切除术,术后医嘱〉		/
		禁食直至肛门排气				/
		体温、脉搏、呼吸、血压和阴道分泌物护理 直至肛门排气				/
		留置导尿				/
		静脉输液:________				/
		□ 头孢唑林(1 000 mg/瓶)1 000 mg q8 h 静脉推注射,用3剂				/
		□ 头孢美唑(500 mg/瓶)500 mg q8h 静脉推注射,用3剂				/
		□ 患者自控镇痛必要时用,长期医嘱,如果患者同意				/
		□ 如果患者不用镇痛泵,盐酸哌替啶注射液(50 mg/ml/瓶)50 mg q4h 必要				/
		时肌内注射				/
		如果呕吐,氯丙嗪注射液(5 mg/ml/瓶)5 mg 即刻肌内注射				/
		如果术后24小时肛门未排气:				/
		比沙可啶栓(10 mg/片)2片 q4h 直肠给药,薄荷醇包 q4h 必要时用				/
		□ 其他:(医师得依病人病情更改上列药物)				/
		________________				/
		适应证:________________				/
		观察(如引流量、尿量)________				/
						/
						/
						/
						/
						/
						/
						/
						/
						/
						/
						/

使用方法:(1) 无盖章或签字的医嘱无效。(2) 长期医嘱由粗线边缘,临时医嘱由细线边缘起写,务求端正。(3) 临时医嘱要写明时间。(4) 停药的医嘱必须重新写明。(5) 长期医嘱每周重整一次。

注　意:(1) 限用原子笔用力书写。(2) 除非附有处方签,勿用此医嘱单。　　夹存病历

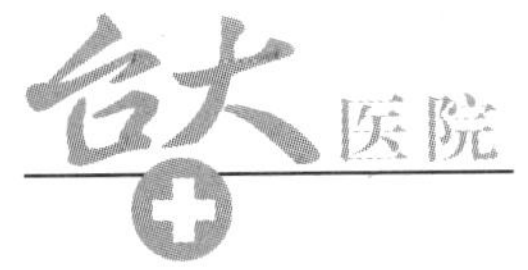

台湾大学医学院附属医院

子宫肌瘤切除术医嘱单

病历号　　姓名　　床号　　第5页

性别	男　女	年龄		过敏记录		自费　医保	
开始日期	停止日期	(长期)	(临时)	医嘱		医师盖章	护士签字
				〈子宫肌瘤切除术,肛门排气后医嘱〉			/
		常规测量体温、脉搏、呼吸、血压					/
		普通饮食					/
		对乙酰氨基酚(500 mg/片)1片 qid 口服					/
		抗生素:					/
		□ 头孢氨苄(250 mg/片)1片 q6h 口服					/
		□ 阿莫西林(250 mg/片)1片 q8h 口服					/
		□ 阿莫西林 875 mg + 克拉维酸 125 mg/片 1片 q12h 口服					/
		□ 其他:(医师得依病人病情更改上列药物)					/
		______________					/
		适应证:______________					/
		拔除尿管					/
							/
							/
							/
							/
							/
							/
							/
							/
							/
							/
							/
							/
							/
							/
							/
							/
							/

使用方法:(1) 无盖章或签字的医嘱无效。(2) 长期医嘱由粗线边缘,临时医嘱由细线边缘起写,务求端正。(3) 临时医嘱要写明时间。(4) 停药的医嘱必须重新写明。(5) 长期医嘱每周重整一次。

注　意:(1) 限用原子笔用力书写。(2) 除非附有处方签,勿用此医嘱单。　　夹存病历

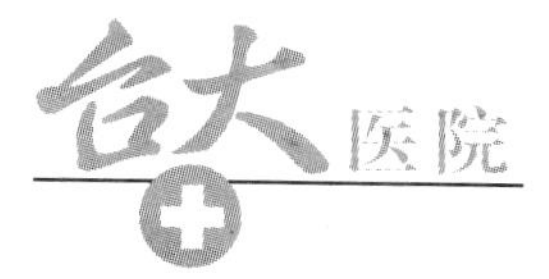

台湾大学医学院附属医院

子宫肌瘤切除术医嘱单

病历号　　　　　　　　　　姓名　　　　　　　　　　床号　　　　　　　　　　第6页

性别	男　女		年龄		过敏记录		自费　医保

开始日期	停止日期	(长期)	(临时)	医嘱	医师盖章	护士签字
				〈子宫肌瘤切除术,出院医嘱〉		/
				出院日期:____年____月____日,________医师同意		/
				门诊预约单:____年____月____日,____科____午____诊,医生______		/
				出院带药:		/
				对乙酰氨基酚(500 mg/片)1片 qid 口服3天		/
				□ 其他:(医师得依病人病情更改上列药物)		/
				________________________		/
				适应证:________________________		/
				出院状态:		/
				□ 是□ 否　出院前至少24小时内体温低于37.5℃		/
				□ 是□ 否　无并发症		/
				□ 是□ 否　可自行解尿		/
				□ 是□ 否　正常胃肠功能,出院前24小时内至少正常排便1次		/
				□ 是□ 否　病人宣教包括:		/
				沐浴及个人卫生		/
				饮食指导		/
				门诊追踪		/
				若有不正常疼痛、发烧应立即回院诊疗		/
						/
						/
						/
						/
						/
						/
						/
						/
						/

使用方法:(1) 无盖章或签字的医嘱无效。(2) 长期医嘱由粗线边缘,临时医嘱由细线边缘起写,务求端正。(3) 临时医嘱要写明时间。(4) 停药的医嘱必须重新写明。(5) 长期医嘱每周重整一次。

注　意:(1) 限用原子笔用力书写。(2) 除非附有处方签,勿用此医嘱单。　　夹存病历

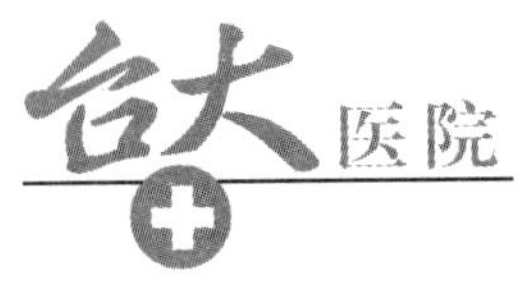

台湾大学医学院附属医院

临床路径收案标准

病历号　　姓名　　床号　　第1页

〈全子宫切除术　标准〉

纳入标准：

子宫肌瘤或子宫腺肌病伴有如下症状：

□ 月经过多伴有贫血

□ 顽固性痛经

□ 临近器官压迫症状

□ 尺寸大于孕12周

癌前病变或癌变：

□ 复发性高级别上皮内瘤变

□ 宫颈高级别上皮内瘤变不适合做锥形切除术

□ 宫颈癌Ial期

□ 宫颈原位腺癌

□ 子宫内膜增生伴核异形

□ 子宫内膜复杂性增生，患者同意手术

其他：

□ 难治性宫血伴贫血

□ 慢性盆腔炎

□ 输卵管卵巢脓肿

□ 慢性盆腔疼痛

□ 子宫内膜异位症

排除标准：

□ 血流动力学不稳定

□ 既往或目前有严重并发症或慢性病，导致护理困难

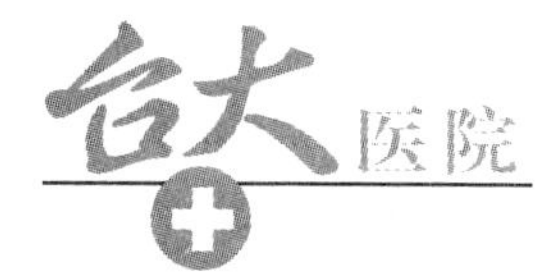

台湾大学医学院附属医院

全子宫切除术医嘱单

病历号　　　　　　　　　　姓名　　　　　　　　　　床号　　　　　　　　　　第 2 页

性别	男　　女	年龄		过敏记录		自费　　医保

开始日期	停止日期	(长期)	(临时) 医嘱	医师盖章	护士签字
			〈全子宫切除术,入院医嘱〉		/
		主管医师:主治医师________/住院医师________			/
		诊断:			/
		药物过敏:□　否 □			/
		常规测量体温、脉搏、呼吸、血压			/
		活动:			/
		普通饮食			/
			□ 心电图		/
			□ 胸片		/
			□ 血细胞计数 ,血小板计数,凝血酶原时间,活化部分凝血活酶时间		/
			□ 总胆红素 ,谷草转氨酶,尿素氮, 肌酐,钠,钾,氯,餐前或餐后血糖		/
			□ 尿液分析		/
			□ 其他:____________________		/
			适应证:____________________		/
			请麻醉科会诊		/
			____________________		/
			适应证:____________________		/
					/
					/
					/
					/
					/
					/
					/
					/
					/
					/
					/

使用方法:(1) 无盖章或签字的医嘱无效。(2) 长期医嘱由粗线边缘,临时医嘱由细线边缘起写,务求端正。
(3) 临时医嘱要写明时间。(4) 停药的医嘱必须重新写明。(5) 长期医嘱每周重整一次。

注　意:(1) 限用原子笔用力书写。(2) 除非附有处方签,勿用此医嘱单。　　夹存病历

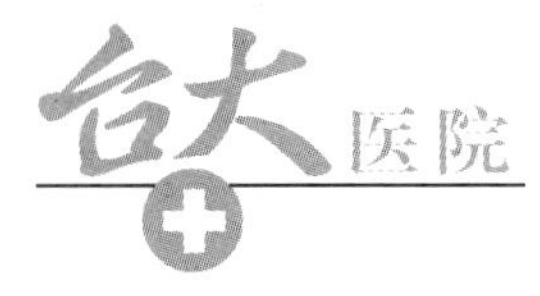

台湾大学医学院附属医院

全子宫切除术医嘱单

病历号　　　　　　　　　　姓名　　　　　　　　　　床号　　　　　　　　　　第 3 页

性别	男　女	年龄		过敏记录		自费　医保

开始日期	停止日期	(长期)	(临时) 医嘱	医师盖章	护士签字
			〈全子宫切除术,术前医嘱〉		/
			午夜后禁食		/
			签署麻醉基本资料及麻醉同意书		/
			签署手术同意书、检体收集同意书		/
			2.5% 葡萄糖加入 0.45% 氯化钠注射液(500 ml/瓶)500 ml 中静脉滴注　开始时间:____		/
			□ 头孢唑林(1 000 mg/瓶)1 000 mg 静脉滴注,术前　时间______		/
					/
			□ 头孢美唑(500 mg/瓶)500 mg 静脉滴注,术前　时间________		/
					/
			□ 其他:(医师得依病人病情更改上列药物)		/
			____________________________		/
			适应证:____________________________		/
			准备　浓缩红细胞 2 单位		/
			备皮		/
			灌肠　手术当日晨 6 点		/
			佩戴手术手圈		/
			将患者送至手术室 □ 时间________ ,□ 携带病历等待		/
			□ 外院资料,□ 其他:________		/
			□ 其他:____________________________		/
			适应证:____________________________		/
					/
					/
					/
					/
					/
					/
					/
					/

使用方法:(1) 无盖章或签字的医嘱无效。(2) 长期医嘱由粗线边缘,临时医嘱由细线边缘起写,务求端正。(3) 临时医嘱要写明时间。(4) 停药的医嘱必须重新写明。(5) 长期医嘱每周重整一次。

注　　意:(1) 限用原子笔用力书写。(2) 除非附有处方签,勿用此医嘱单。　　夹存病历

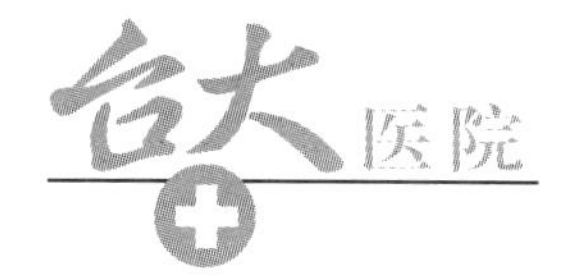

台湾大学医学院附属医院

全子宫切除术医嘱单

病历号　　　　　　　　　　　　姓名　　　　　　　　　　　　床号　　　　　　　　　　　　第 4 页

性别	男　女	年龄		过敏记录		自费　医保
开始日期	**停止日期**	**(长期)**	**(临时)**	**医　　嘱**	**医师盖章**	**护士签字**
				〈全子宫切除术,术后医嘱〉		/
		术后测量体温、脉搏、呼吸、血压 常规直至肛门排气				/
		禁食　直至肛门排气				/
		保留导尿并记录尿量 q8h 直至肛门排气				/
		静脉输液: ____				/
		□ 头孢唑林(1 000 mg/瓶)1 000 mg q8h 静脉滴注,用 2 剂				/
		□ 头孢美唑(500 mg/瓶)500 mg q8h 静脉滴注,用 2 剂				/
		患者自控镇痛或□ 吗啡注射液(10 mg/ml/瓶)5 mg q4 h 必要时肌内注射,				/
		如果疼痛				/
		氯丙嗪注射液(5 mg/ml/瓶)5 mg 必要时肌内注射,如果呕吐				/
		如果术后 24 小时肛门未排气,薄荷醇包 和 比沙可啶栓(10 mg/片)2 片				/
		q4h 必要时直肠给药				/
		□ 其他:(医师得依病人病情更改上列药物)				/
		________________________				/
		适应证: ____________________				/
		□ 其他: ____________________				/
						/
						/
						/
						/
						/
						/
						/
						/
						/
						/
						/
						/

使用方法:(1) 无盖章或签字的医嘱无效。(2) 长期医嘱由粗线边缘,临时医嘱由细线边缘起写,务求端正。(3) 临时医嘱要写明时间。(4) 停药的医嘱必须重新写明。(5) 长期医嘱每周重整一次。

注　　意:(1) 限用原子笔用力书写。(2) 除非附有处方签,勿用此医嘱单。　　夹存病历

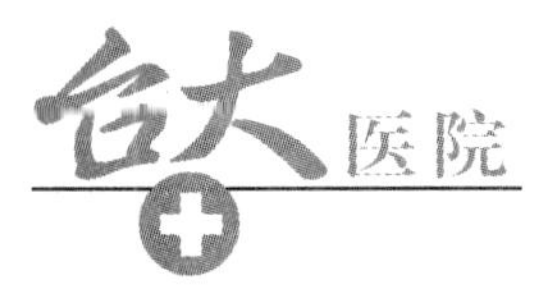

台湾大学医学院附属医院

全子宫切除术医嘱单

病历号　　　　　　　　　　姓名　　　　　　　　　　床号　　　　　　　　　　第 5 页

性别	男　女	年龄		过敏记录		自费　医保

开始日期	停止日期	(长期)	(临时)	医嘱	医师盖章	护士签字
				〈全子宫切除术,肛门排气后医嘱〉		/
		常规测体温、脉搏、呼吸				/
		普通饮食				/
		更换敷料				/
		对乙酰氨基酚(500 mg/片)1 片 qid 口服				/
		西甲硅油(40 mg/片)1 片 qid 必要时口服				/
		铝碳酸镁(500 mg/片)1 片 qid 必要时口服				/
		□ 其他:(医师得依病人病情更改上列药物)				/
		______________________				/
		适应证:______________________				/
		□ 其他:______________________				/
						/
						/
						/
						/
						/
						/
						/
						/
						/
						/
						/
						/
						/
						/
						/
						/
						/

使用方法:(1) 无盖章或签字的医嘱无效。(2) 长期医嘱由粗线边缘,临时医嘱由细线边缘起写,务求端正。(3) 临时医嘱要写明时间。(4) 停药的医嘱必须重新写明。(5) 长期医嘱每周重整一次。

注　意:(1) 限用原子笔用力书写。(2) 除非附有处方签,勿用此医嘱单。　　夹存病历

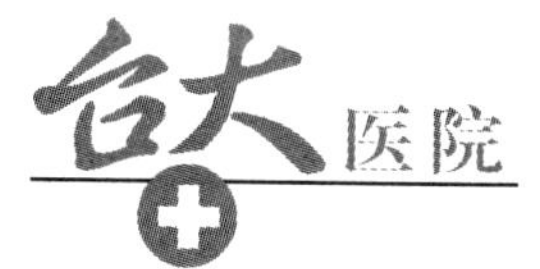

台湾大学医学院附属医院

全子宫切除术医嘱单

病历号　　　　姓名　　　　床号　　　　第 6 页

性别	男　女	年龄		过敏记录		自费　医保

开始日期	停止日期	(长期)	(临时) 医嘱	医师盖章	护士签字
			〈全子宫切除术,出院医嘱〉		/
			出院日期:____年____月____日,________医师同意		/
			门诊预约单:____年____月____日,____科____午____诊,______医生		/
			对乙酰氨基酚(500 mg/片)1 片 qid 口服 3 天		/
			□ 其他:(医师得依病人病情更改上列药物)		/
			______________________________		/
			适应证:______________________________		/
			更换敷料		/
			拆线		/
			出院状态:		/
			□ 出院前体温 <37.5 ℃(至少 24 小时)		/
			□ 无并发症		/
			□ 可自行解尿		/
			□ 正常胃肠功能,出院前 24 小时内至少正常排便 1 次		/
					/
					/
					/
					/
					/
					/
					/
					/
					/
					/
					/
					/
					/

使用方法:(1) 无盖章或签字的医嘱无效。(2) 长期医嘱由粗线边缘,临时医嘱由细线边缘起写,务求端正。(3) 临时医嘱要写明时间。(4) 停药的医嘱必须重新写明。(5) 长期医嘱每周重整一次。

注　意:(1) 限用原子笔用力书写。(2) 除非附有处方签,勿用此医嘱单。　　夹存病历

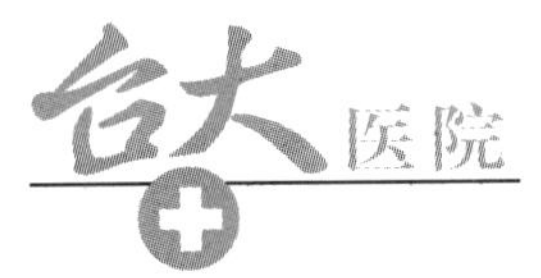

台湾大学医学院附属医院

临床路径收案标准

病历号　　　　姓名　　　　床号　　　　第 1 页

〈宫外孕　标准〉

纳入标准：

☐ 女性患者诊断或高度怀疑为宫外孕

排除标准：

血流动力学不稳定

☐ 既往或目前有严重并发症或慢性病，导致护理困难

☐ 同时合并其他手术

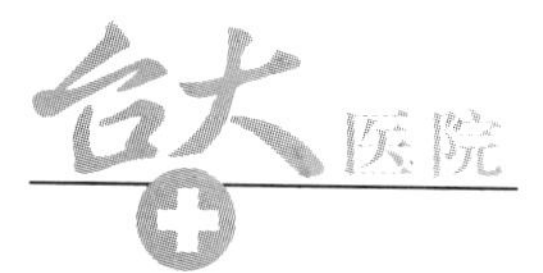

台湾大学医学院附属医院

宫外孕医嘱单

病历号　　　　　　　　　　姓名　　　　　　　　　　床号　　　　　　　　　　第 2 页

性别	男　女	年龄		过敏记录		自费　医保
开始日期	**停止日期**	**(长期)**	**(临时)**	**医嘱**	**医师盖章**	**护士签字**
				〈宫外孕,入院医嘱〉		/
		主管医师:主治医师________/住院医师				/
		诊断:宫外孕				/
		药物过敏:□　否 □				/
		常规测量体温、脉搏、呼吸、血压				/
		活动:				/
		禁食　诊断宫外孕后				/
			□ 心电图			/
			□ 胸片			/
			□ 血细胞计数,血小板计数,凝血酶原时间,活化部分凝血活酶时间			/
			□ 谷草转氨酶,尿素氮,肌酐,餐前或餐后血糖			/
			□ 尿液分析			/
			□ 妊娠试验			/
			准备红细胞 2 单位			/
			□ 其他:______________________			/
			适应证:______________________			/
			请麻醉科会诊			/
		□ 其他:______________________				/
		适应证:______________________				/
						/
						/
						/
						/
						/
						/
						/
						/
						/

使用方法:(1) 无盖章或签字的医嘱无效。(2) 长期医嘱由粗线边缘,临时医嘱由细线边缘起写,务求端正。(3) 临时医嘱要写明时间。(4) 停药的医嘱必须重新写明。(5) 长期医嘱每周重整一次。

注　意:(1) 限用原子笔用力书写。(2) 除非附有处方签,勿用此医嘱单。　　夹存病历

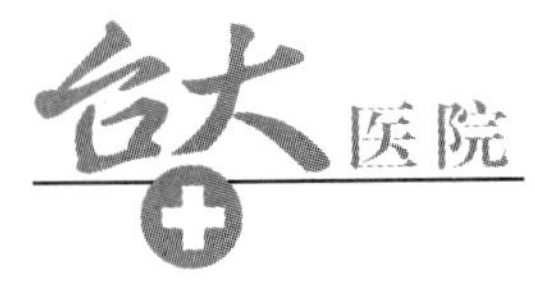

台湾大学医学院附属医院

宫外孕医嘱单

病历号　　　　　　　　　　姓名　　　　　　　　　　床号　　　　　　　　　　第3页

性别	男　女	年龄		过敏记录		自费　医保	

开始日期	停止日期	(长期)	(临时)	医　嘱	医师盖章	护士签字
				〈宫外孕,术前医嘱〉		/
				禁食　诊断宫外孕后		/
				签署麻醉基本资料及麻醉同意书		/
				签署手术同意书、检体收集同意书		/
				2.5%葡萄糖加入0.45%氯化钠注射液(500 ml/瓶)500 ml中静脉滴注　开始时间:____		/
				□ 头孢唑林(1 000 mg/瓶)1 000 mg静脉注射,将患者送至手术室前		/
						/
				□ 头孢美唑(500 mg/瓶)500 mg静脉注射,将患者送至手术室前		/
						/
				□ 其他:(医师得依病人病情更改上列药物)		/
				____________________		/
				适应证:____________________		/
				准备红细胞1单位(血库检测血型)		/
				备皮　如果患者病情稳定		/
				灌肠　如果患者病情稳定		/
				佩戴手术手圈		/
				将患者送至手术室 □ 时间____,□ 携带病历等待		/
				□外院资料,□ 其他:________		/
				□ 其他:____________________		/
				适应证:____________________		/
						/
						/
						/
						/
						/
						/
						/
						/

使用方法:(1) 无盖章或签字的医嘱无效。(2) 长期医嘱由粗线边缘,临时医嘱由细线边缘起写,务求端正。(3) 临时医嘱要写明时间。(4) 停药的医嘱必须重新写明。(5) 长期医嘱每周重整一次。

注　意:(1) 限用原子笔用力书写。(2) 除非附有处方签,勿用此医嘱单。　　夹存病历

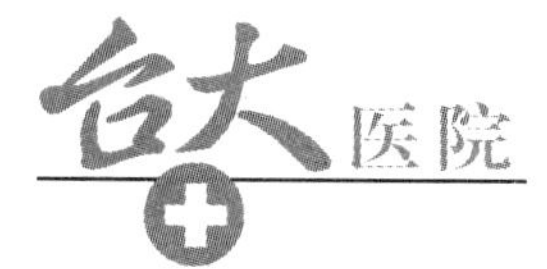

台湾大学医学院附属医院

宫外孕医嘱单

病历号　　　　姓名　　　　床号　　　　第 4 页

性别	男　女	年龄		过敏记录		自费　医保	

开始日期	停止日期	(长期)	(临时)	医　嘱	医师盖章	护士签字
				〈宫外孕,术后医嘱〉		/
		术后测量体温、脉搏、呼吸、血压 常规直至肛门排气				/
		禁食　直至肛门排气				/
		保留导尿　记录尿量 q8h 直至肛门排气				/
		静脉输液：____				/
		□ 头孢唑林(1 000 mg/瓶)1 000 mg q8h 静脉注射,用 3 剂				/
		□ 头孢美唑(500 mg/瓶)500 mg q8h 静脉注射,用 3 剂				/
		患者　控镇痛或□ 盐酸哌替啶注射液(50 mg/ml/瓶)50 mg q4h 必要时肌内注射,如果疼痛				/
						/
		氯丙嗪注射液(5 mg/ml/瓶)5 mg 必要时肌内注射,如果呕吐				/
		如果术后 24 小时肛门未排气,薄荷醇包和比沙可啶栓(10 mg/片)2 片 q4h 必要时直肠给药				/
						/
		□ 其他:(医师得依病人病情更改上列药物)				/
		____________				/
		适应证:____________				/
		□ 其他:____________				/
						/
						/
						/
						/
						/
						/
						/
						/
						/
						/
						/
						/

使用方法:(1) 无盖章或签字的医嘱无效。(2) 长期医嘱由粗线边缘,临时医嘱由细线边缘起写,务求端正。
(3) 临时医嘱要写明时间。(4) 停药的医嘱必须重新写明。(5) 长期医嘱每周重整一次。

注　意:(1) 限用原子笔用力书写。(2) 除非附有处方签,勿用此医嘱单。　　夹存病历

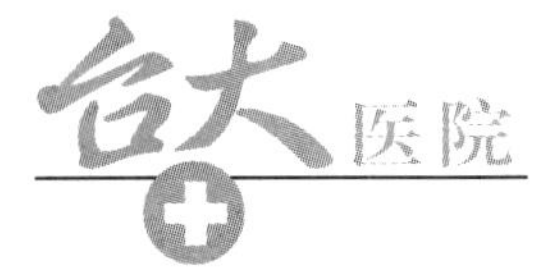

台湾大学医学院附属医院

宫外孕医嘱单

病历号　　　　　　　　姓名　　　　　　　　床号　　　　　　　　第 5 页

性别	男　　女	年龄		过敏记录		自费　　医保

开始日期	停止日期	(长期)	(临时)	医　　嘱	医师盖章	护士签字
				〈宫外孕,肛门排气后医嘱〉		/
		常规测体温、脉搏、呼吸				/
		普通饮食				/
		更换敷料				/
		□ 头孢氨苄(250 mg/片)1 片 q6h 口服				/
		□ 阿莫西林(250 mg/片)1 片 q8h 口服				/
		□ 阿莫西林 875 mg + 克拉维酸 125 mg/片 1 片 q12h 口服				/
		对乙酰氨基酚(500 mg/片)1 片 qid 口服				/
		□ 其他:(医师得依病人病情更改上列药物)				/
		______________________________				/
		适应证: ______________________________				/
		拔除导尿管和静脉置管				/
						/
						/
						/
						/
						/
						/
						/
						/
						/
						/
						/
						/
						/
						/
						/
						/

使用方法:(1) 无盖章或签字的医嘱无效。(2) 长期医嘱由粗线边缘,临时医嘱由细线边缘起写,务求端正。
(3) 临时医嘱要写明时间。(4) 停药的医嘱必须重新写明。(5) 长期医嘱每周重整一次。

注　　意:(1) 限用原子笔用力书写。(2) 除非附有处方签,勿用此医嘱单。　　夹存病历

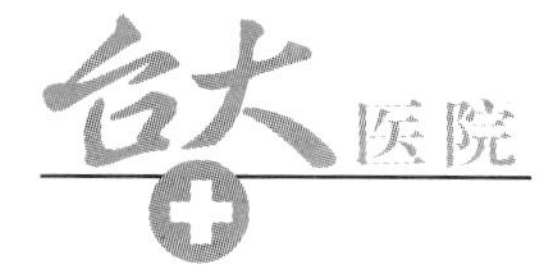

台湾大学医学院附属医院

宫外孕医嘱单

病历号　　　　姓名　　　　床号　　　　第 6 页

性别	男　女	年龄		过敏记录		自费　医保

开始日期	停止日期	(长期)	(临时)　医　嘱	医师盖章	护士签字
			〈宫外孕,出院医嘱〉		/
			可以出院,________医师同意		/
			门诊预约单:____年____月____日,____科____午____诊,______医生		/
			对乙酰氨基酚(500 mg/片)1 片 qid 口服 3 天		/
			□ 其他:(医师得依病人病情更改上列药物)		/
			____________________________		/
			适应证:____________________________		/
			更换敷料		/
			出院状态:		/
			□ 是□ 否　出院前至少 24 小时内体温低于 37.5℃		/
			□ 是□ 否　无并发症		/
			□ 是□ 否　可自行解尿		/
			□ 是□ 否　正常胃肠功能,出院前 24 小时内至少正常排便 1 次		/
			□ 是□ 否　病人宣教包括:		/
			沐浴及个人卫生		/
			饮食指导		/
			门诊追踪		/
			若有不正常疼痛、发烧应立即回院诊疗		/
					/
					/
					/
					/
					/
					/
					/
					/
					/

使用方法:(1) 无盖章或签字的医嘱无效。(2) 长期医嘱由粗线边缘,临时医嘱由细线边缘起写,务求端正。(3) 临时医嘱要写明时间。(4) 停药的医嘱必须重新写明。(5) 长期医嘱每周重整一次。

注　意:(1) 限用原子笔用力书写。(2) 除非附有处方签,勿用此医嘱单。　　夹存病历

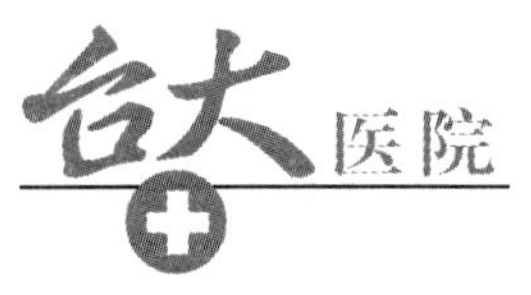

台 湾 大 学 医 学 院 附 属 医 院

临床路径收案标准

病历号　　　　　　　　　　　　　　　姓名　　　　　　　　　　　　　　　床号　　　　　　　　　　　　　　　第 1 页

〈卵巢切除术　标准〉

纳入标准：

□ 诊断为卵巢肿瘤，直径大于 5 cm

排除标准：

□ 血流动力学不稳定

□ 既往或目前有严重合并症或慢性病，导致护理困难

□ 入院后使用抗生素治疗可疑感染

□ 术中或术后使用成分输血

□ 心电图异常或近 3 个月内有心肌梗死病史

□ 胸片异常或肺功能差

□ 血小板计数小于 $100 \times 10^9/L$

□ 凝血酶原时间比正常值延长超过 2 秒钟

□ 同时合并其他手术

□ 高度怀疑卵巢恶性肿瘤

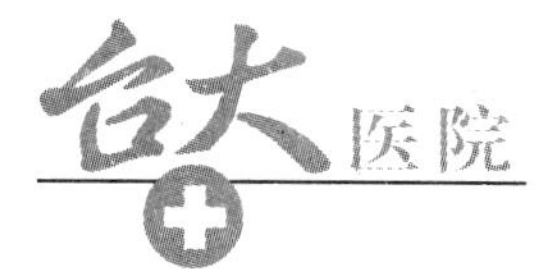

台湾大学医学院附属医院

卵巢切除医嘱单

病历号　　　　　　　　　　　　姓名　　　　　　　　　　　　床号　　　　　　　　　　　　第2页

性别	男　女	年龄		过敏记录		自费　医保
开始日期	停止日期	(长期)	(临时)	医　嘱	医师盖章	护士签字
			〈卵巢切除术，入院医嘱〉			/
		主管医师：主治医师________/住院医师				/
		诊断：				/
		药物过敏：□ 否　□ ____				/
		常规测量体温、脉搏、呼吸、血压				/
		普通饮食				/
		活动：按患者耐受程度				/
			□ 心电图			/
			□ 胸片			/
			□ 血细胞计数，血小板计数			/
			□ 谷草转氨酶，尿素氮，肌酐，餐前或餐后血糖			/
			□ 尿液分析			/
			□ 凝血酶原时间，活化部分凝血活酶时间			/
			□ 其他：______________________			/
			适应证：______________________			/
			请麻醉科会诊			/
		□ 其他：______________________				/
		适应证：______________________				/
						/
						/
						/
						/
						/
						/
						/
						/
						/
						/

使用方法：(1) 无盖章或签字的医嘱无效。(2) 长期医嘱由粗线边缘，临时医嘱由细线边缘起写，务求端正。(3) 临时医嘱要写明时间。(4) 停药的医嘱必须重新写明。(5) 长期医嘱每周重整一次。

注　意：(1) 限用原子笔用力书写。(2) 除非附有处方签，勿用此医嘱单。　　夹存病历

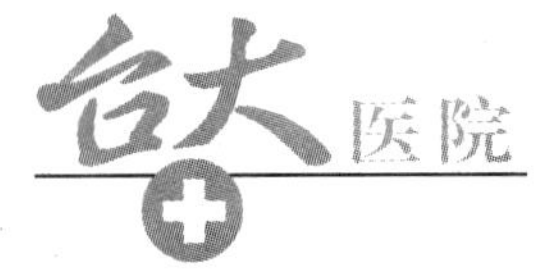

台湾大学医学院附属医院

卵巢切除医嘱单

病历号　　　　　　　　　　　姓名　　　　　　　　　　　床号　　　　　　　　　　　第 3 页

性别	男　　女	年龄		过敏记录		自费　　医保

开始日期	停止日期	（长期）	（临时）　医嘱	医师盖章	护士签字
			〈**卵巢切除术，术前医嘱**〉		/
			午夜后禁食		/
			签署麻醉基本资料及麻醉同意书		/
			签署手术同意书、检体收集同意书		/
			2.5% 葡萄糖加入 0.45% 氯化钠(500 ml/瓶)500 ml 中静脉滴注		/
			□ 头孢唑林(1 000 mg/ 瓶)1 瓶 随患者至手术室		/
			□ 头孢美唑(500 mg/ 瓶)1 瓶 随患者至手术室		/
			□ 其他:(医师得依病人病情更改上列药物)		/
			____________________		/
			适应证：____________________		/
			准备红细胞 2 单位(血库测血型)		/
			备皮　如果患者病情稳定		/
			碱性肥皂水灌肠如果患者病情稳定		/
			佩戴手术手圈		/
			将患者送至手术室 □ 时间____ ,□ 携带病历等待		/
			□ 外院资料,□ 其他:________		/
			□ 其他：____________________		/
			适应证：____________________		/
					/
					/
					/
					/
					/
					/
					/
					/
					/
					/

使用方法:(1) 无盖章或签字的医嘱无效。(2) 长期医嘱由粗线边缘,临时医嘱由细线边缘起写,务求端正。(3) 临时医嘱要写明时间。(4) 停药的医嘱必须重新写明。(5) 长期医嘱每周重整一次。

注　　意:(1) 限用原子笔用力书写。(2) 除非附有处方签,勿用此医嘱单。　　夹存病历

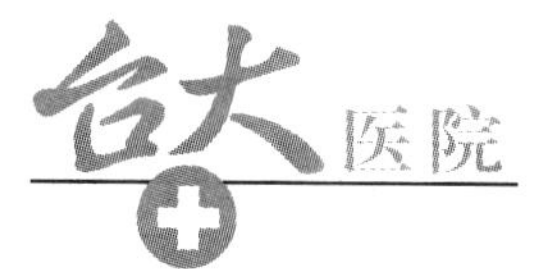

台湾大学医学院附属医院

卵巢切除医嘱单

病历号　　　　姓名　　　　床号　　　　第 4 页

性别	男　女	年龄		过敏记录		自费　医保	

开始日期	停止日期	(长期)	(临时)	医　嘱	医师盖章	护士签字
				〈卵巢切除术,术后医嘱〉		/
		测量体温、脉搏、呼吸、血压 q4h 直至肛门排气				/
		禁食　直至肛门排气				/
		保留导尿并记录尿量 q8h 直至肛门排气				/
		静脉输液:____				/
		□ 头孢唑林(1 000 mg/瓶)1 000 mg q8h 静脉滴注用 2 剂				/
		□ 头孢美唑(500 mg/瓶)500 mg q8h 静脉滴注用 2 剂				/
		患者自控镇痛 或 □ 盐酸哌替啶注射液(50 mg/ml/瓶)50 mg q4h 必要时肌				/
		内注射,或□ 吗啡 5 mg 肌内注射 q4h 必要时如果疼痛				/
		氯丙嗪注射液(5 mg/ml/瓶)5 mg 必要时肌内注射如果呕吐				/
		如果术后 24 小时肛门未排气,薄荷醇包和比沙可啶栓(10 mg/片)2 片 q4h				/
		必要时直肠给药				/
		□ 其他:(医师得依病人病情更改上列药物)				/
		________________				/
		适应证:________________				/
		□ 其他:________________				/
						/
						/
						/
						/
						/
						/
						/
						/
						/
						/
						/
						/

使用方法:(1) 无盖章或签字的医嘱无效。(2) 长期医嘱由粗线边缘,临时医嘱由细线边缘起写,务求端正。(3) 临时医嘱要写明时间。(4) 停药的医嘱必须重新写明。(5) 长期医嘱每周重整一次。

注　意:(1) 限用原子笔用力书写。(2) 除非附有处方签,勿用此医嘱单。　　夹存病历

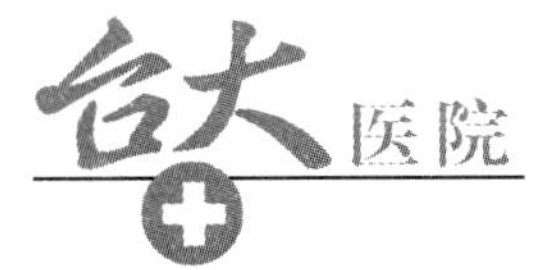

台湾大学医学院附属医院

卵巢切除医嘱单

病历号　　　　　　　　　　姓名　　　　　　　　　　床号　　　　　　　　　　第 5 页

性别	男　　女	年龄		过敏记录		自费　　医保	

开始日期	停止日期	(长期)	(临时)	医　　嘱	医师盖章	护士签字
				〈卵巢切除术，肛门排气后医嘱〉		/
		常规测体温、脉搏、呼吸				/
		普通饮食				/
		更换敷料				/
		□ 头孢氨苄(250 mg/片)1 片 q6h 口服				/
		□ 阿莫西林(250 mg/片)1 片 q8 h 口服				/
		对乙酰氨基酚(500 mg/片)1 片 qid 口服				/
		□ 铝碳酸镁(500 mg/片)1 片 qid 口服				/
		□ 磺胺甲氧达嗪 1 片 qid 口服				/
		□ 其他：(医师得依病人病情更改上列药物)				/
		________________				/
		适应证：________________				/
		拔除导尿管和静脉置管				/
		□ 其他：________________				/
						/
						/
						/
						/
						/
						/
						/
						/
						/
						/
						/
						/
						/
						/

使用方法：(1) 无盖章或签字的医嘱无效。(2) 长期医嘱由粗线边缘，临时医嘱由细线边缘起写，务求端正。(3) 临时医嘱要写明时间。(4) 停药的医嘱必须重新写明。(5) 长期医嘱每周重整一次。

注　意：(1) 限用原子笔用力书写。(2) 除非附有处方签，勿用此医嘱单。　　夹存病历

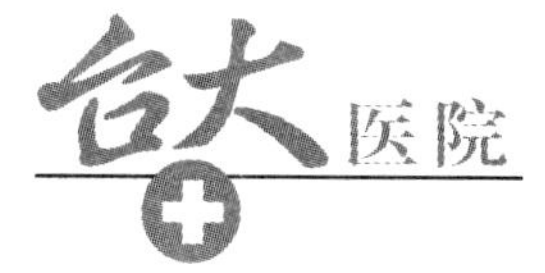

台湾大学医学院附属医院

卵巢切除医嘱单

病历号　　　　　　　　姓名　　　　　　　　床号　　　　　　　　第 6 页

性别	男　女	年龄		过敏记录		自费　医保

开始日期	停止日期	(长期)	(临时) 医　嘱	医师盖章	护士签字
			〈卵巢切除术,出院医嘱〉		/
			可以出院,________医师同意		/
			门诊预约单:____年____月____日,____科____午____诊,______医生		/
			对乙酰氨基酚(500 mg/片)1 片 qid 口服 3 天		/
			□ 其他:(医师得依病人病情更改上列药物)		/
			____________________________		/
			适应证:____________________________		/
			更换敷料		/
			出院状态:		/
			□ 是□ 否　出院前至少 24 小时内体温低于 37.5℃		/
			□ 是□ 否　无并发症		/
			□ 是□ 否　可自行解尿		/
			□ 是□ 否　正常胃肠功能,出院前 24 小时内至少正常排便 1 次		/
			□ 是□ 否　病人宣教包括:		/
			沐浴及个人卫生		/
			饮食指导		/
			门诊追踪		/
			若有不正常疼痛、发烧应立即回院诊疗		/
					/
					/
					/
					/
					/
					/
					/
					/
					/

使用方法:(1) 无盖章或签字的医嘱无效。(2) 长期医嘱由粗线边缘,临时医嘱由细线边缘起写,务求端正。(3) 临时医嘱要写明时间。(4) 停药的医嘱必须重新写明。(5) 长期医嘱每周重整一次。

注　意:(1) 限用原子笔用力书写。(2) 除非附有处方签,勿用此医嘱单。　　夹存病历

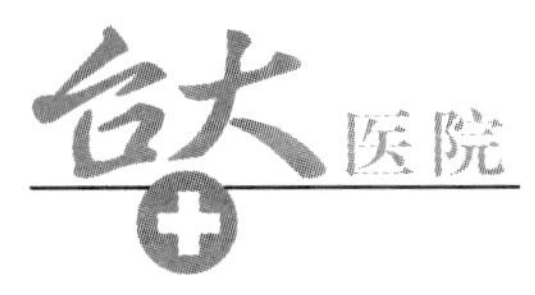

台湾大学医学院附属医院

临床路径收案标准

病历号　　　　　　　　　　　　姓名　　　　　　　　　　　　床号　　　　　　　　　　　　第1页

〈腹腔镜子宫切除术　标准〉

纳入标准:

☐ 女性,医学上需要切除子宫

排除标准:

☐ 怀疑严重粘连

☐ 子宫或肌瘤太大不能从阴道取出

☐ 血流动力学不稳定

☐ 心电图异常近3个月内有心肌梗死

☐ 胸片异常或 肺功能差

☐ 血小板计数小于 $100 \times 10^9/L$

☐ 凝血酶原时间比正常值延长超过2秒钟

☐ 既往或目前有严重合并症或慢性病,导致护理困难

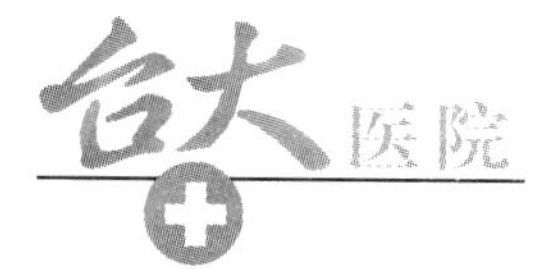

台湾大学医学院附属医院

腹腔镜子宫切除术医嘱单

病历号　　　　　　　　　　姓名　　　　　　　　　　床号　　　　　　　　　　第 2 页

性别	男　女	年龄		过敏记录		自费　医保	
开始日期	停止日期	(长期)	(临时)	医　嘱		医师盖章	护士签字
				〈腹腔镜子宫切除术,入院医嘱〉			/
		主管医师:主治医师________/住院医师					/
		诊断:					/
		药物过敏:□　否 □					/
		常规测量体温、脉搏、呼吸、血压					/
		活动:					/
		普通饮食					/
				□ 心电图			/
				□ 胸片			/
				□ 血细胞计数,血小板计数,白细胞分类计数,凝血酶原时间,活化部分凝血活酶时间			/
				□ 总胆红素,谷草转氨酶,尿素氮,肌酐,钠,钾,氯,餐前血糖			/
				□ 准备红细胞 1 单位			/
				□ 盆腔超声检查			/
				□ 尿液分析			/
				□ 其他:________________			/
				适应证:________________			/
				麻醉科医师会诊			/
		□ 其他:________________					/
		适应证:________________					/
							/
							/
							/
							/
							/
							/
							/
							/
							/

使用方法:(1) 无盖章或签字的医嘱无效。(2) 长期医嘱由粗线边缘,临时医嘱由细线边缘起写,务求端正。
(3) 临时医嘱要写明时间。(4) 停药的医嘱必须重新写明。(5) 长期医嘱每周重整一次。
注　意:(1) 限用原子笔用力书写。(2) 除非附有处方签,勿用此医嘱单。　　夹存病历

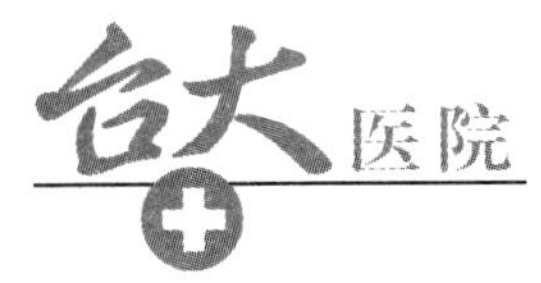

台湾大学医学院附属医院

腹腔镜子宫切除术医嘱单

病历号　　　　姓名　　　　床号　　　　第3页

性别	男　女	年龄		过敏记录		自费　医保

开始日期	停止日期	(长期)	(临时) 医嘱	医师盖章	护士签字
			〈腹腔镜子宫切除术,术前医嘱〉		/
			午夜后禁食		/
			签署麻醉基本资料及麻醉同意书		/
			签署手术同意书、检体收集同意书		/
			静脉输液:____,将患者送至手术室前		/
			□ 头孢唑林(1 000 mg/ 瓶)1 000 mg 静脉滴注,将患者送至手术		/
			室前		/
					/
			□ 头孢美唑(500 mg/ 瓶)500 mg 静脉滴注,将患者送至手术室前		/
			□ 其他:(医师得依病人病情更改上列药物)		/
			______________________________		/
			适应证:______________________________		/
			将患者送至手术室 □ 时间____,□ 携带病历等待		/
			□ 外院资料,□ 其他:________		/
			放置静脉留置针		/
			备皮		/
			□ 其他:______________________________		/
			适应证:______________________________		/
					/
					/
					/
					/
					/
					/
					/
					/
					/
					/

使用方法:(1) 无盖章或签字的医嘱无效。(2) 长期医嘱由粗线边缘,临时医嘱由细线边缘起写,务求端正。(3) 临时医嘱要写明时间。(4) 停药的医嘱必须重新写明。(5) 长期医嘱每周重整一次。

注　意:(1) 限用原子笔用力书写。(2) 除非附有处方签,勿用此医嘱单。　夹存病历

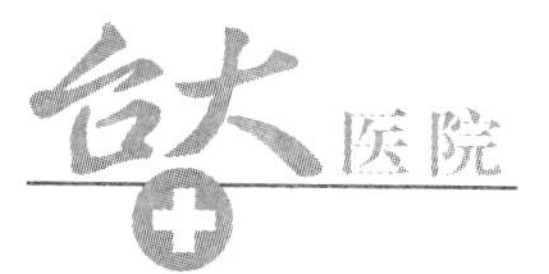

台湾大学医学院附属医院

腹腔镜子宫切除术医嘱单

病历号　　　　　　　　　　　　姓名　　　　　　　　　　　　床号　　　　　　　　　　　　第 4 页

性别	男　女	年龄		过敏记录		自费　医保

开始日期	停止日期	(长期)	(临时)	医　嘱	医师盖章	护士签字
				〈腹腔镜子宫切除术，术后医嘱〉		/
		术后　测量体温、脉搏、呼吸、血压 常规直至肛门排气				/
		禁食　直至肛门排气				/
		保留导尿并记录尿量 q8h 直至肛门排气				/
		静脉输液：____				/
		☐ 患者自控镇痛　☐ 盐酸哌替啶注射液(50 mg/ml/瓶)50 mg q4h 必要时				/
		肌内注射如果疼痛				/
		氯丙嗪(5 mg/ml/瓶)5 mg 必要时肌内注射如果呕吐				/
		如果术后 24 小时无肠鸣音，薄荷醇包 和 比沙可啶栓(10 mg/片)2 片 q4h				/
		必要时直肠给药				/
		☐ 头孢唑林(1 000 mg/瓶)1 000 mg q8h 静脉推注射 用 3 剂				/
		☐ 头孢美唑(500 mg/瓶)500 mg q8h 静脉推注射 用 3 剂				/
		☐ 其他：(医师得依病人病情更改上列药物)				/
		______________				/
		适应证：______________				/
		☐ 其他：______________				/
						/
						/
						/
						/
						/
						/
						/
						/
						/
						/
						/
						/

使用方法：(1) 无盖章或签字的医嘱无效。(2) 长期医嘱由粗线边缘，临时医嘱由细线边缘起写，务求端正。(3) 临时医嘱要写明时间。(4) 停药的医嘱必须重新写明。(5) 长期医嘱每周重整一次。

注　意：(1) 限用原子笔用力书写。(2) 除非附有处方签，勿用此医嘱单。　　夹存病历

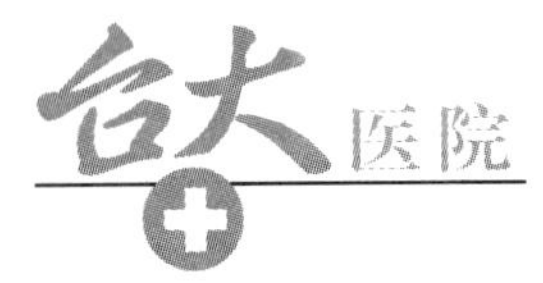

台湾大学医学院附属医院

腹腔镜子宫切除术医嘱单

病历号　　姓名　　床号　　第 5 页

性别	男　女	年龄		过敏记录		自费　医保
开始日期	停止日期	（长期）	（临时）	医嘱	医师盖章	护士签字
				〈腹腔镜子宫切除术，肛门排气后医嘱〉		/
		普通饮食				/
		常规体温、脉搏、呼吸				/
		更换敷料				/
		抗生素：				/
		□ 头孢氨苄（250 mg/片）1 片 q6h 口服 用 2 天				/
		□ 阿莫西林（250 mg/片）1 片 q8 h 口服 用 2 天				/
		对乙酰氨基酚（500 mg/片）1 片 qid 口服				/
		西甲硅油（40 mg/片）1 片 qid 必要时，口服				/
		铝碳酸镁（500 mg/片）1 片 qid 必要时，口服				/
		其他：（医师得依病人病情更改上列药物）				/
		____________________				/
		适应证：____________________				/
		拔除导尿管和静脉置管				/
		□ 其他：____________________				/
		适应证：____________________				/
						/
						/
						/
						/
						/
						/
						/
						/
						/
						/
						/
						/

使用方法：(1) 无盖章或签字的医嘱无效。(2) 长期医嘱由粗线边缘，临时医嘱由细线边缘起写，务求端正。(3) 临时医嘱要写明时间。(4) 停药的医嘱必须重新写明。(5) 长期医嘱每周重整一次。

注　意：(1) 限用原子笔用力书写。(2) 除非附有处方签，勿用此医嘱单。　夹存病历

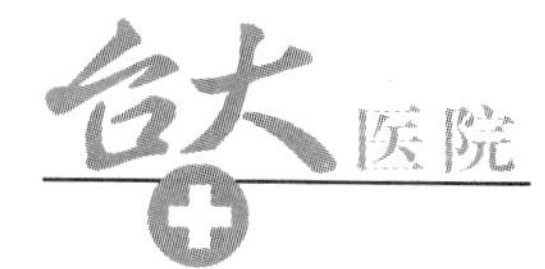

台湾大学医学院附属医院

腹腔镜子宫切除术医嘱单

病历号　　　　　　　　姓名　　　　　　　　床号　　　　　　　　第 6 页

性别	男　女	年龄		过敏记录		自费　医保

开始日期	停止日期	(长期)	(临时) 医嘱	医师盖章	护士签字
			〈腹腔镜子宫切除术,出院医嘱〉		/
			可以出院,________医师同意		/
			门诊预约单:____年____月____日,____科____午____诊,______医生		/
			对乙酰氨基酚(500 mg/片)1 片 qid 口服 3 天		/
			□ 其他:(医师得依病人病情更改上列药物)		/
			______________________________		/
			适应证:______________________________		/
			更换敷料		/
			出院状态:		/
			□ 是□ 否　体温 <37.5℃(至少 24 小时)		/
			□ 是□ 否　伤口无感染现象		/
			□ 是□ 否　能自尿且无困难		/
			□ 是□ 否　无并发症		/
			□ 是□ 否　能正常排便		/
			□ 是□ 否　完成病患宣教,包括:		/
			沐浴及个人卫生		/
			伤口的照料		/
			活动程度(包括性生活)的宣教		/
			口服药		/
			随访时间		/
					/
					/
					/
					/
					/
					/
					/

使用方法:(1) 无盖章或签字的医嘱无效。(2) 长期医嘱由粗线边缘,临时医嘱由细线边缘起写,务求端正。(3) 临时医嘱要写明时间。(4) 停药的医嘱必须重新写明。(5) 长期医嘱每周重整一次。

注　意:(1) 限用原子笔用力书写。(2) 除非附有处方签,勿用此医嘱单。　　夹存病历

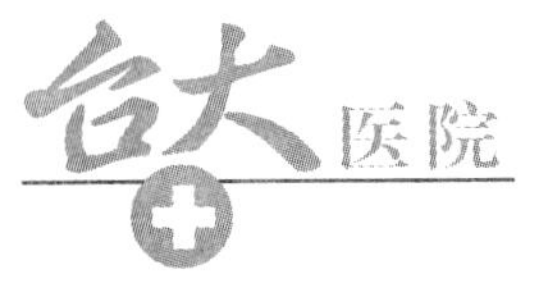

台湾大学医学院附属医院

临床路径收案标准

病历号　　姓名　　床号　　第1页

〈腹腔镜卵巢切除术　标准〉

纳入标准：

□ 诊断为附件肿瘤

排除标准：

□ 血流动力学不稳定

□ 既往或目前有严重合并症或慢性病，导致护理困难

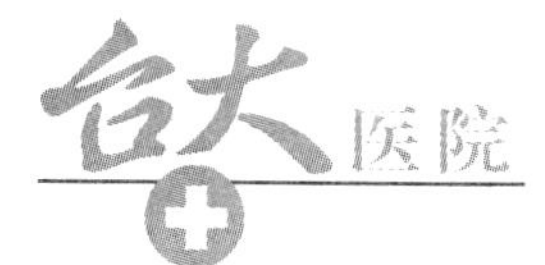

台湾大学医学院附属医院

腹腔镜卵巢切除术医嘱单

病历号　　　　　　姓名　　　　　　床号　　　　　　第 2 页

性别	男　女	年龄		过敏记录		自费　医保

开始日期	停止日期	(长期)	(临时)	医　嘱	医师盖章	护士签字
				〈腹腔镜卵巢切除术,入院医嘱〉		/
		主管医师：主治医师________/住院医师________				/
		诊断：				/
		药物过敏：□　否 □				/
		测量体温、脉搏、呼吸、血压 q8h				/
		普通饮食				/
		活动：按患者耐受程度				/
			□ 心电图			/
			□ 胸片			/
			□ 血细胞计数,血小板计数,白细胞分类计数			/
			□ 总胆红素,谷草转氨酶,尿素氮,肌酐,钠,钾,氯,餐前血糖			/
			□ 尿液分析 + 尿沉渣			/
			□ 凝血酶原时间,活化部分凝血活酶时间			/
			□ 盆腔超声检查			/
			□ 其他：________________			/
			适应证：________________			/
			请麻醉科会诊			/
		□ 其他：________________				/
		适应证：________________				/
						/
						/
						/
						/
						/
						/
						/
						/
						/
						/

使用方法：(1) 无盖章或签字的医嘱无效。(2) 长期医嘱由粗线边缘,临时医嘱由细线边缘起写,务求端正。(3) 临时医嘱要写明时间。(4) 停药的医嘱必须重新写明。(5) 长期医嘱每周重整一次。

注　　意：(1) 限用原子笔用力书写。(2) 除非附有处方签,勿用此医嘱单。　　夹存病历

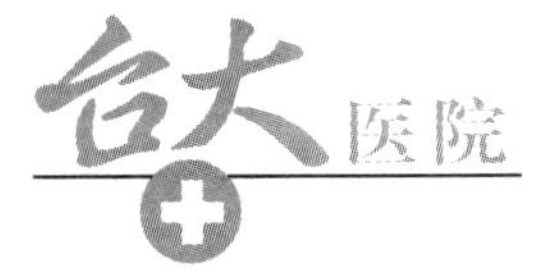

台湾大学医学院附属医院

腹腔镜卵巢切除术医嘱单

病历号　　　　　　　　　　　姓名　　　　　　　　　　　床号　　　　　　　　　　　第 3 页

性别	男　女	年龄		过敏记录		自费　医保

开始日期	停止日期	(长期)	(临时) 医嘱	医师盖章	护士签字
			〈腹腔镜卵巢切除术,术前医嘱〉		/
			午夜后禁食		/
			签署麻醉基本资料及麻醉同意书		/
			签署手术同意书、检体收集同意书		/
			2.5% 葡萄糖　0.45% 氯化钠注射液(500 ml/瓶)500 ml 静脉滴注		/
			□ 头孢唑林(1 000 mg/瓶)1 000 mg 静脉注射,将患者送至手术室前		/
					/
			□ 头孢美唑(500 mg/瓶)500 mg 静脉注射,将患者送至手术室前		/
					/
			□ 其他:(医师得依病人病情更改上列药物)		/
			______________________________		/
			适应证:______________________________		/
			准备红细胞 1 单位(血库测血型)		/
			备皮,清洁脐部		/
			碱性肥皂水灌肠　晨 6 点		/
			手术部位标记及佩戴手术手圈		/
			将患者送至手术室 □ 时间____ ,□ 携带病历等待		/
			□ 外院资料,□ 其他:________		/
			□ 其他:______________________________		/
			适应证:______________________________		/
					/
					/
					/
					/
					/
					/
					/
					/

使用方法:(1) 无盖章或签字的医嘱无效。(2) 长期医嘱由粗线边缘,临时医嘱由细线边缘起写,务求端正。(3) 临时医嘱要写明时间。(4) 停药的医嘱必须重新写明。(5) 长期医嘱每周重整一次。

注　意:(1) 限用原子笔用力书写。(2) 除非附有处方签,勿用此医嘱单。　　夹存病历

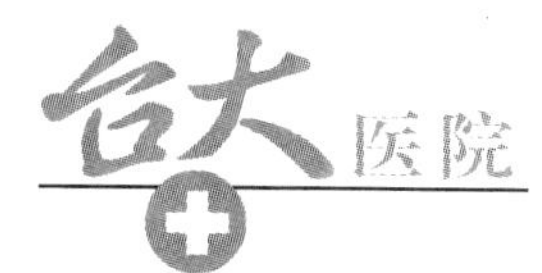

台湾大学医学院附属医院

腹腔镜卵巢切除术医嘱单

病历号　　　　　　　　　　　　姓名　　　　　　　　　　　　床号　　　　　　　　　　　　第 4 页

性别	男　女	年龄		过敏记录		自费　医保

开始日期	停止日期	(长期)	(临时)	医　嘱	医师盖章	护士签字
				〈腹腔镜卵巢切除术,术后医嘱〉		/
		测量体温、脉搏、呼吸、血压 q4 h 直至肛门排气,之后 常规测量体温、脉搏、呼吸、血压				/
		禁食　直至肛门排气,之后 普通饮食				/
		保留导尿和记录尿量 q8h 直至肛门排气				/
		静脉输液: ____				/
		□ 头孢唑林(1 000 mg/瓶)1 000 mg q8h 静脉注射,用 3 剂				/
		□ 头孢美唑(500 mg/瓶)500 mg q8h 静脉注射,用 3 剂				/
		患者自控镇痛或□ 盐酸哌替啶注射液(50 mg/ml/瓶)50 mg q4h 必要时用,肌内注射 如果疼痛				/
						/
		对乙酰氨基酚(500 mg/片)1 片 qid 口服 肛门排气后				/
		□ 其他:(医师得依病人病情更改上列药物)				/
		______________________________				/
		适应证: ______________________________				/
		拔除导尿管和静脉置管 肛门排气后				/
						/
						/
						/
						/
						/
						/
						/
						/
						/
						/
						/
						/
						/

使用方法:(1) 无盖章或签字的医嘱无效。(2) 长期医嘱由粗线边缘,临时医嘱由细线边缘起写,务求端正。
(3) 临时医嘱要写明时间。(4) 停药的医嘱必须重新写明。(5) 长期医嘱每周重整一次。

注　意:(1) 限用原子笔用力书写。(2) 除非附有处方签,勿用此医嘱单。　　　　夹存病历

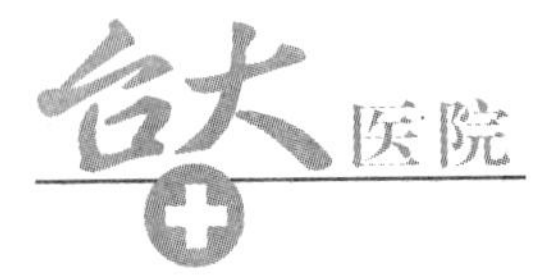

台湾大学医学院附属医院

腹腔镜卵巢切除术医嘱单

病历号　　　　姓名　　　　床号　　　　第 5 页

性别	男　女	年龄		过敏记录		自费　医保

开始日期	停止日期	（长期）	（临时）医嘱	医师盖章	护士签字
			〈腹腔镜卵巢切除术,出院医嘱〉		/
			可以出院,________医师同意		/
			门诊预约单:____年____月____日,____科____午____诊,______医生		
			对乙酰氨基酚(500 mg/片)1 片 qid 口服 3 天		/
			□ 其他:(医师得依病人病情更改上列药物)		/
			______________________________		/
			适应证:______________________________		/
			更换敷料		/
			出院状态:		/
			□ 是□ 否　体温 <37.5℃(至少 24 小时)		/
			□ 是□ 否　伤口无感染现象		/
					/
					/
					/
					/
					/
					/
					/
					/
					/
					/
					/
					/
					/
					/
					/
					/

使用方法:(1) 无盖章或签字的医嘱无效。(2) 长期医嘱由粗线边缘,临时医嘱由细线边缘起写,务求端正。(3) 临时医嘱要写明时间。(4) 停药的医嘱必须重新写明。(5) 长期医嘱每周重整一次。

注　意:(1) 限用原子笔用力书写。(2) 除非附有处方签,勿用此医嘱单。　夹存病历

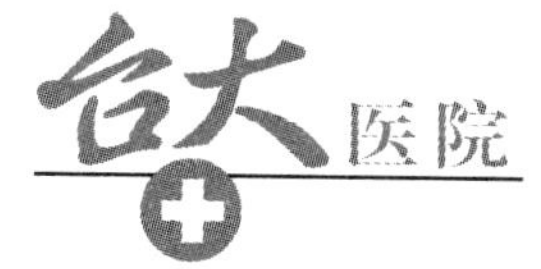

台湾大学医学院附属医院

临床路径收案标准

病历号　　　　姓名　　　　床号　　　　第 1 页

〈腹腔镜输卵管切除术　标准〉

纳入标准:

- □ 尿妊娠试验阳性
- □ 血 β-hCG 水平 >2 000 mIU/ml　子宫内无妊娠囊或子宫内外均无妊娠囊
- □ 诊断为附件包块或宫外孕

排除标准:

- □ 尿妊娠试验阴性
- □ 入院后使用抗生素治疗可疑感染
- □ 术中或术后使用成分输血
- □ 心电图异常或近 3 个月内有心肌梗死病史
- □ 胸片异常或肺功能差
- □ 血小板计数小于 $100 \times 10^9/L$
- □ 凝血酶原时间比正常值延长超过 2 秒钟
- □ 同时合并其他手术
- □ 既往或目前有严重并发症或慢性病,导致护理困难

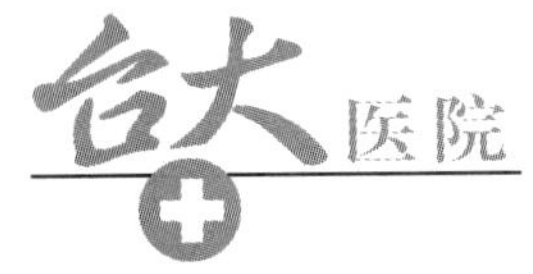

台湾大学医学院附属医院

腹腔镜输卵管切除术医嘱单

病历号　　　　姓名　　　　床号　　　　第 2 页

性别	男　女	年龄		过敏记录		自费　医保

开始日期	停止日期	(长期)	(临时) 医嘱	医师盖章	护士签字
			〈腹腔镜输卵管切除术,入院医嘱〉		/
		主管医师:主治医师____/住院医师________			/
		诊断:宫外孕			/
		药物过敏:☐ 否　☐			/
		测量体温、脉搏、呼吸、血压 q4h			/
		活动:卧床休息			/
		禁食			/
			☐ 心电图		/
			☐ 胸片		/
			☐ 血细胞计数 + 血小板计数,白细胞分类计数		/
			☐ 尿素氮,谷草转氨酶,血糖		/
			☐ 凝血酶原时间,活化部分凝血活酶时间		/
			☐ 血 β - hCG		/
			☐ 尿液分析		/
			☐ 其他:____________________		/
			适应证:____________________		/
			请麻醉科会诊		/
		☐ 其他:____________________			/
		适应证:____________________			/
					/
					/
					/
					/
					/
					/
					/
					/
					/

使用方法:(1) 无盖章或签字的医嘱无效。(2) 长期医嘱由粗线边缘,临时医嘱由细线边缘起写,务求端正。(3) 临时医嘱要写明时间。(4) 停药的医嘱必须重新写明。(5) 长期医嘱每周重整一次。

注　意:(1) 限用原子笔用力书写。(2) 除非附有处方签,勿用此医嘱单。　　夹存病历

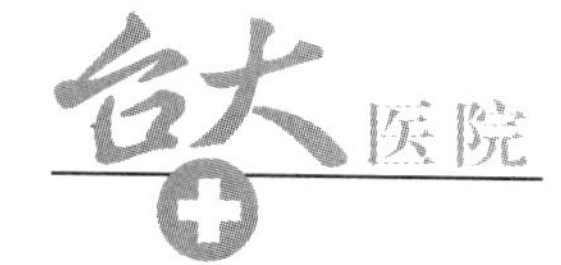

台湾大学医学院附属医院

腹腔镜输卵管切除术医嘱单

病历号　　　　　　　　　　姓名　　　　　　　　　　床号　　　　　　　　　　第 3 页

性别	男　女	年龄		过敏记录		自费　医保

开始日期	停止日期	(长期)	(临时) 医嘱	医师盖章	护士签字
			〈腹腔镜输卵管切除术,术前医嘱〉		/
			禁食		/
			签署麻醉基本资料及麻醉同意书		/
			签署手术同意书、检体收集同意书		/
			□ 自费同意书		/
			2.5%葡萄糖+0.45%氯化钠注射液(500 ml/瓶)500 ml 静脉滴注 开始时间:____		/
			预防性抗生素:		/
			□ 头孢唑林(1 000 mg/瓶)1 000 mg 静脉推注射 将患者送至手术室前		/ /
			□ 头孢美唑(500 mg/瓶)1 000 mg 静脉推注射将患者送至手术室前		/ /
			□ 其他:(医师得依病人病情更改上列药物)		/
			______________________		/
			适应证:______________________		/
			准备红细胞 1 单位(血库测血型)		/
			放置静脉留置针		/
			备皮		/
			碱性肥皂水灌肠如果患者病情稳定		/
			手术部位标记及佩戴手术手圈		/
			将患者送至手术室 □ 时间____ ,□ 携带病历等待 □ 外院资料,□ 其他:____		/ /
			□ 其他:______________________		/
			适应证:______________________		/
					/
					/
					/
					/
					/

使用方法:(1) 无盖章或签字的医嘱无效。(2) 长期医嘱由粗线边缘,临时医嘱由细线边缘起写,务求端正。(3) 临时医嘱要写明时间。(4) 停药的医嘱必须重新写明。(5) 长期医嘱每周重整一次。

注　意:(1) 限用原子笔用力书写。(2) 除非附有处方签,勿用此医嘱单。　　夹存病历

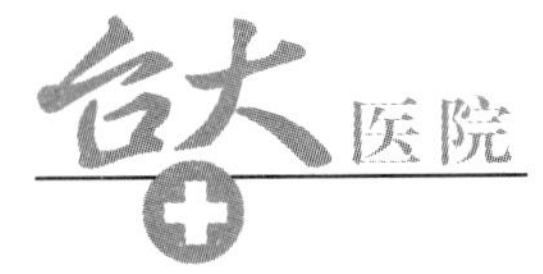

台湾大学医学院附属医院

腹腔镜输卵管切除术医嘱单

病历号　　　　姓名　　　　床号　　　　第 4 页

性别	男　女	年龄		过敏记录		自费　医保

开始日期	停止日期	(长期)	(临时) 医嘱	医师盖章	护士签字
			〈腹腔镜输卵管切除术,术后医嘱〉		/
		测量体温、脉搏、呼吸、血压 q4h 至意识清醒			/
		活动:按患者耐受程度			/
		禁食			/
		留置导尿 记录尿量 q8h 至意识清醒			/
		静脉输液:____			/
		□ 头孢唑林(1 000 mg/瓶)1 000 mg q8h 静脉推注射 用 2 剂			/
		□ 头孢美唑(500 mg/瓶)500 mg q8h 静脉推注射 用 2 剂			/
		如果疼痛 □ 患者自控镇痛或 □吗啡注射液(10 mg/1 ml/瓶)3 mg q4h 必要时肌内注射			/
					/
		□ 其他:(医师得依病人病情更改上列药物)			/
		____________			/
		适应证:____________			/
		□ 其他:____________			/
					/
					/
					/
					/
					/
					/
					/
					/
					/
					/
					/
					/
					/
					/

使用方法:(1) 无盖章或签字的医嘱无效。(2) 长期医嘱由粗线边缘,临时医嘱由细线边缘起写,务求端正。(3) 临时医嘱要写明时间。(4) 停药的医嘱必须重新写明。(5) 长期医嘱每周重整一次。

注　意:(1) 限用原子笔用力书写。(2) 除非附有处方签,勿用此医嘱单。　夹存病历

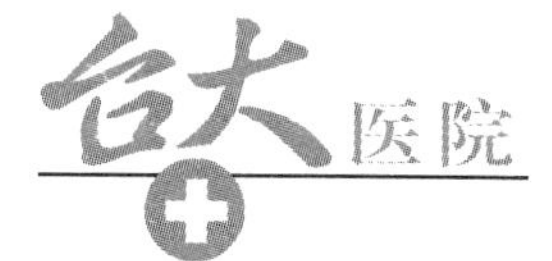

台湾大学医学院附属医院

腹腔镜输卵管切除术医嘱单

病历号　　　　　　　　　　　　姓名　　　　　　　　　　　　床号　　　　　　　　　　　　第 5 页

性别	男　　女	年龄		过敏记录		自费　　医保

开始日期	停止日期	（长期）	（临时）	医　　嘱	医师盖章	护士签字
				〈腹腔镜输卵管切除术，意识清醒后医嘱〉		/
				常规测体温、脉搏、呼吸		/
				普通饮食		/
				拔除导尿管和静脉置管		/
				抗生素：		/
				□ 头孢氨苄(250 mg/片)1 片 q6h 口服		/
				□ 阿莫西林(250 mg/片)1 片 q8 h 口服		/
				对乙酰氨基酚(500 mg/片)1 片 qid 口服		/
				其他：(医师得依病人病情更改上列药物)		/
				____________________		/
				适应证：____________________		/
						/
						/
						/
						/
						/
						/
						/
						/
						/
						/
						/
						/
						/
						/
						/
						/
						/

使用方法：(1) 无盖章或签字的医嘱无效。(2) 长期医嘱由粗线边缘，临时医嘱由细线边缘起写，务求端正。(3) 临时医嘱要写明时间。(4) 停药的医嘱必须重新写明。(5) 长期医嘱每周重整一次。

注　意：(1) 限用原子笔用力书写。(2) 除非附有处方签，勿用此医嘱单。　　　　夹存病历

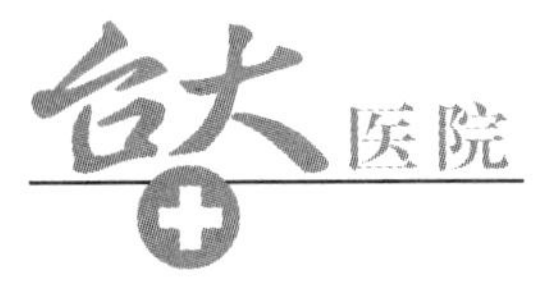

台湾大学医学院附属医院

腹腔镜输卵管切除术医嘱单

病历号　　　　　　　　　　姓名　　　　　　　　　　床号　　　　　　　　　　第 6 页

性别	男　　女	年龄		过敏记录		自费　　医保

开始日期	停止日期	(长期)	(临时)　　医　　嘱	医师盖章	护士签字
			〈腹腔镜输卵管切除术,出院医嘱〉		/
			可以出院,________医师同意		/
			门诊预约单:____年____月____日,____科____午____诊,______医生		/
			对乙酰氨基酚(500 mg/片)1 片 qid 口服 3 天		/
			□ 其他:(医师得依病人病情更改上列药物)		/
			______________________________		/
			适应证:______________________________		/
			更换敷料		/
			出院状态:		/
			□ 是□ 否　体温 <37.5℃(至少 24 小时)		/
			□ 是□ 否　伤口无感染现象		/
			□ 是□ 否　能自尿且无困难		/
			□ 是□ 否　能正常排便(出院前 24 小时内)		/
			□ 是□ 否　无并发症		/
					/
					/
					/
					/
					/
					/
					/
					/
					/
					/
					/
					/
					/

使用方法:(1) 无盖章或签字的医嘱无效。(2) 长期医嘱由粗线边缘,临时医嘱由细线边缘起写,务求端正。(3) 临时医嘱要写明时间。(4) 停药的医嘱必须重新写明。(5) 长期医嘱每周重整一次。

注　　意:(1) 限用原子笔用力书写。(2) 除非附有处方签,勿用此医嘱单。　　夹存病历

台大医院骨科部

临床路径医师篇目录

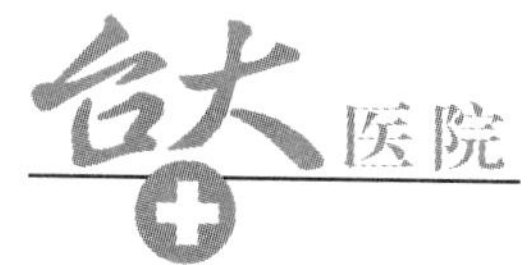

台 湾 大 学 医 学 院 附 属 医 院

临床路径收案标准

病历号　　　　　　　　　　姓名　　　　　　　　　　床号　　　　　　　　　　第 1 页

〈骨科疾患　标准〉

纳入标准：

- ☐ 膝关节病变需行全膝关节置换术
- ☐ 髋关节病变需行全髋关节置换术
- ☐ 双侧髋关节病变需行双侧全髋关节置换术
- ☐ 股骨转子间骨折
- ☐ 肱骨骨折

排除标准：

- ☐ 血友病
- ☐ 终末期肾脏疾病需行血液透析
- ☐ 血流动力学不稳定
- ☐ 心电图异常或近 3 个月内有心肌梗死病史
- ☐ 胸片异常或肺功能差
- ☐ 血小板计数小于 $100\times10^9/L$
- ☐ 凝血酶原时间比正常值延长超过 2 秒钟
- ☐ 同时合并其他手术
- ☐ 既往或目前有严重并发症或慢性病，导致护理困难

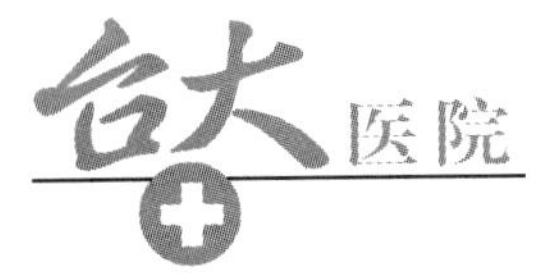

台湾大学医学院附属医院

骨科疾患医嘱单

病历号　　　　　　　　　　姓名　　　　　　　　　　床号　　　　　　　　　　第 2 页

性别	男　　女	年龄		过敏记录		自费　　医保

开始日期	停止日期	(长期)	(临时)	医　　嘱	医师盖章	护士签字
			〈骨科疾患,入院医嘱〉			/
		主管医师:主治医师____/住院医师________				/
		诊断:				/
		□ 全膝关节置换术　□ 全髋关节置换术　□ 双侧全髋关节置换术 □ 股骨转子间骨折　□ 肱骨骨折				/
		药物过敏:				/
		常规测量体温、脉搏、呼吸、血压				/
		普通饮食				/
		活动:				/
			□ 心电图,胸片			/
			□ 血细胞计数,餐前血糖,谷草转氨酶,总胆红素,尿素氮,肌酐,钠,钾,氯,尿液分析			/
			□ 其他:________________			/
			适应证:________________			/
			麻醉科医师术前访视			/
						/
						/
						/
						/
						/
						/
						/
						/
						/
						/
						/
						/
						/
						/
						/

使用方法:(1) 无盖章或签字的医嘱无效。(2) 长期医嘱由粗线边缘,临时医嘱由细线边缘起写,务求端正。(3) 临时医嘱要写明时间。(4) 停药的医嘱必须重新写明。(5) 长期医嘱每周重整一次。

注　　意:(1) 限用原子笔用力书写。(2) 除非附有处方签,勿用此医嘱单。　　夹存病历

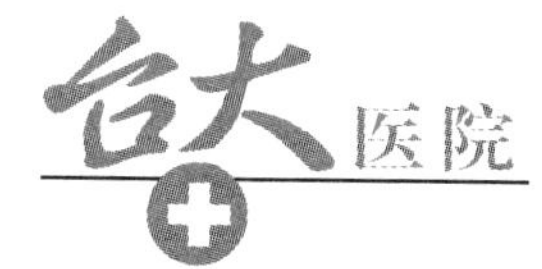

台湾大学医学院附属医院

骨科疾患医嘱单

病历号　　姓名　　床号　　第 3 页

性别	男　女	年龄		过敏记录		自费　医保	

开始日期	停止日期	(长期)	(临时) 医嘱	医师盖章	护士签字
			〈骨科疾患,术前医嘱〉		/
			禁食 □ 午夜后 □ 时间____		/
			麻醉基本资料及麻醉同意书签字		/
			手术同意书,检验标本收集同意书签字		/
			□ 签署自费同意书		/
			□ 2.5% 葡萄糖 +0.45% 氯化钠注射液(500 ml/瓶)500 ml		/
			□ 生理盐水(500 ml/瓶)500 ml		/
			静脉滴注　开始时间:________		/
			预防性抗生素送至手术室:		/
			□ 头孢唑林(1 000 mg/ 瓶)2 瓶		/
			□ 其他:____________________		/
			适应证:____________________		/
			备皮:		/
			手术前 30 分钟以葡萄糖酸洗必泰　清洗患部		/
			准备红细胞 ____单位或其他:________ 单位		/
			□ 甘油灌肠时间 ____		/
			手术部位标记及佩戴手术手圈		/
			将患者送至手术室 □ 时间____ ,□ 携带病历等待		/
			□ 外院资料,□ 其他:________		/
			□ 开刀三小时后追加一剂抗生素		/
					/
					/
					/
					/
					/
					/
					/
					/
					/

使用方法:(1) 无盖章或签字的医嘱无效。(2) 长期医嘱由粗线边缘,临时医嘱由细线边缘起写,务求端正。(3) 临时医嘱要写明时间。(4) 停药的医嘱必须重新写明。(5) 长期医嘱每周重整一次。

注　意:(1) 限用原子笔用力书写。(2) 除非附有处方签,勿用此医嘱单。　夹存病历

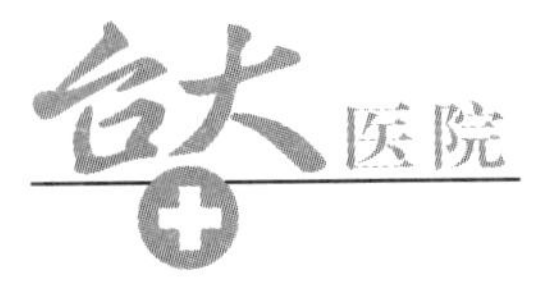

台湾大学医学院附属医院

骨科疾患医嘱单

病历号　　　　　　　　姓名　　　　　　　　床号　　　　　　　　第 4 页

性别	男　　女	年龄		过敏记录		自费　　医保

开始日期	停止日期	(长期)	(临时)	医　　嘱	医师盖章	护士签字
			〈骨科疾患,术后医嘱〉			/
		术后　测量体温、脉搏、呼吸、血压				/
		下床活动:☐ 完全　☐ 不完全　☐ 不负重				/
		☐ 体位:☐ 持续被动活动　开始时间:________				/
		饮食:____				/
		静脉输液: ☐ 2.5%葡萄糖+0.45%氯化钠(500 ml/瓶)____ml 静脉滴注 qd ____天 ☐ 生理盐水(500 ml/瓶)____ ml 静脉滴注 qd ____天 ☐ 乳酸钠林格液(500 ml/瓶)一____ml 静脉滴注 qd ____天 ☐ 台大 5 号注射液(400 ml/瓶)____ml 静脉滴注 qd ____天				/
		头孢唑林(1 000 mg/瓶)1 000 mg q8h 静脉推注射 1 天				/
		☐ 吗啡注射液(10 mg/ml/瓶)10 mg q4h 必要时用,长期医嘱 肌内注射				/
		☐ 盐酸哌替啶注射液(50 mg/ml/瓶)50 mg q4h 必要时用,长期医嘱 肌内注射				/
		☐ 患者自控镇痛				/
		☐ 布托啡诺鼻喷剂(25 mg/2.5 ml/瓶)1 喷 q4h 必要时用,长期医嘱				/
		☐ 比沙可啶栓(1 0 mg/片)2 片 q6h 直肠给药 直至肛门排气				/
		☐ 氧化镁(250 mg/片)1 片 qid 口服				/
		对乙酰氨基酚(500 mg/片)1 片 qid 口服				/
		非甾体类抗炎药:____				/
			☐ 输血:红细胞 ____单位或其他:________			/
			☐ 记录伤☐　引流量 qd			/
			☐ 术后 X 线:☐ 全髋关节置换术 摄骨盆正位 ,☐ ____膝关节正侧位,☐ 肱骨正侧位			/
		☐ 局部冰敷开始时间:____☐ 热敷　开始时间:____				/
			☐ 请康复科理疗师会诊时间:____			/
			☐ 其他:________________________			/
			适应证:________________________			/
						/

使用方法:(1) 无盖章或签字的医嘱无效。(2) 长期医嘱由粗线边缘,临时医嘱由细线边缘起写,务求端正。(3) 临时医嘱要写明时间。(4) 停药的医嘱必须重新写明。(5) 长期医嘱每周重整一次。

注　意:(1) 限用原子笔用力书写。(2) 除非附有处方签,勿用此医嘱单。　　夹存病历

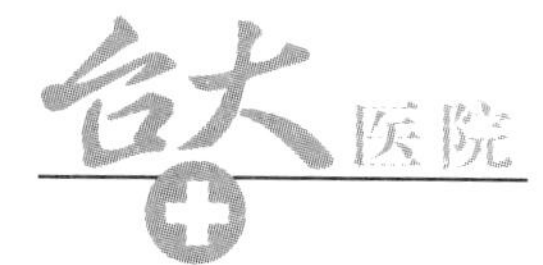

台湾大学医学院附属医院

骨科疾患医嘱单

病历号　　　　　　　　　姓名　　　　　　　　　床号　　　　　　　　　第 5 页

性别	男　女	年龄		过敏记录		自费　医保

开始日期	停止日期	(长期)	(临时) 医　嘱	医师盖章	护士签字
			〈骨科疾患,出院医嘱〉		/
			可以出院,_______医师同意		/
			门诊预约单:____年____月____日,_______医生		/
			出院带药:		/
			□ 氧化镁(250 mg/片)1 片 qid 口服 7 天		/
			对乙酰氨基酚(500 mg/片)1 片 qid 口服 7 天		/
			非甾体抗炎药口服 7 天		/
			□ 其他:____________________		/
			适应证:____________________		/
			出院状态:		/
			□ 是□ 否　生命征象稳定,体温≤37.5℃		/
			□ 是□ 否　伤口愈合良好,无红肿感染现象		/
			□ 是□ 否　患肢血液循环良好		/
			□ 是□ 否　患者可借由辅助器下床做日常活动,且康复满意		/
			□ 是□ 否　全髋置换术关节腔无红肿		/
			□ 是□ 否　全髋关节置换术患者知禁忌姿势		/
					/
					/
					/
					/
					/
					/
					/
					/
					/
					/
					/
					/

使用方法:(1) 无盖章或签字的医嘱无效。(2) 长期医嘱由粗线边缘,临时医嘱由细线边缘起写,务求端正。(3) 临时医嘱要写明时间。(4) 停药的医嘱必须重新写明。(5) 长期医嘱每周重整一次。

注　意:(1) 限用原子笔用力书写。(2) 除非附有处方签,勿用此医嘱单。　　夹存病历

台大医院泌尿部

临床路径医师篇目录

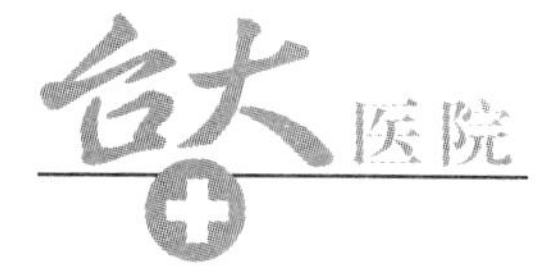

台湾大学医学院附属医院

临床路径收案标准

病历号　　　　　　　　姓名　　　　　　　　床号　　　　　　　　第 1 页

〈经尿道前列腺切除术　标准〉

纳入标准：

□ 前列腺增生伴排尿梗阻

□ 存在下尿路刺激症状

排除标准：

□ 严重尿路感染

□ 病人有无法矫正的出血性疾病

□ 病人有其他严重内科疾病无法接受开刀者

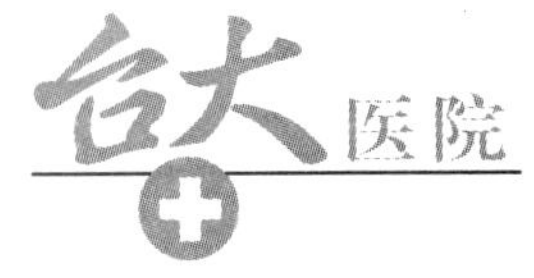

台湾大学医学院附属医院

经尿道前列腺切除术医嘱单

病历号　　　　　　　　姓名　　　　　　　　床号　　　　　　　　第 2 页

性别	男　女	年龄		过敏记录		自费　医保

开始日期	停止日期	(长期)	(临时)	医嘱	医师盖章	护士签字
				〈经尿道前列腺切除术,入院医嘱〉		/
		主管医师:主治医师________/住院医师________				/
		诊断:良性前列腺增生				/
		药物过敏:□ 否　□ ________				/
		常规测量体温、脉搏、呼吸、血压				/
		活动:按患者耐受程度				/
		饮食:□ 普通饮食　□ 糖尿病饮食:________　□ 特殊饮食:________				
			□ 心电图			/
			□ 胸片			/
			□ 血细胞计数,凝血酶原时间,活化部分凝血活酶时间			/
			□ 尿素氮,肌酐,谷草转氨酶,总胆红素,血糖,钠,钾,氯,钙			/
			□ 尿液分析			/
			□ 尿培养(如果白细胞 >5 个/高倍视野)			/
			□ 请医师评估是否有凝血系统疾病或服用抗凝血剂			/
			□ 尿流率(门诊病历无数据)			/
			□ IPSS 国际前列腺症状评分表 填写(门诊病历无数据)			/
			麻醉科医师访视			/
						/
						/
						/
						/
						/
						/
						/
						/
						/
						/
						/

使用方法:(1) 无盖章或签字的医嘱无效。(2) 长期医嘱由粗线边缘,临时医嘱由细线边缘起写,务求端正。(3) 临时医嘱要写明时间。(4) 停药的医嘱必须重新写明。(5) 长期医嘱每周重整一次。

注　意:(1) 限用原子笔用力书写。(2) 除非附有处方签,勿用此医嘱单。　　夹存病历

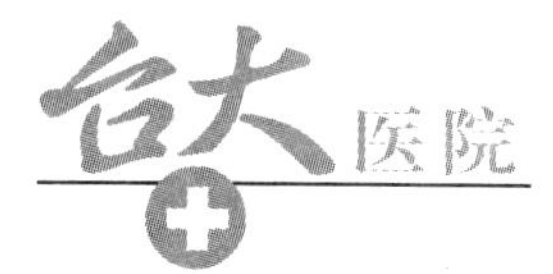

台湾大学医学院附属医院

经尿道前列腺切除术医嘱单

病历号　　　　　　　　　　姓名　　　　　　　　　　床号　　　　　　　　　　第3页

性别	男　女	年龄		过敏记录		自费　医保

开始日期	停止日期	(长期)	(临时) 医嘱	医师盖章	护士签字
			〈经尿道前列腺切除术,术前医嘱〉		/
			手术日期:____年____月____日		/
			午夜后禁食		/
			签署麻醉基本资料及麻醉同意书		/
			签署手术同意书、检验标本收集同意书		/
			□ 自费同意书		/
			2.5%葡萄糖+0.45%氯化钠注射液(500 ml/瓶)500 ml 静脉滴注 开始时间:____		/
			将预防性抗生素:送至手术室:		/
			□ 头孢唑林(1 000 mg/瓶)1 瓶		/
			□ 其他:________________		/
			适应证:________________		/
			□ 肠道准备:比沙可啶栓(10 mg/片)2 片直肠给药 术前日下午		/
			6 点		/
			□ 其他:(医师得依病人病情更改上列药物)		/
			________________		/
			适应证:________________		/
			放置静脉留置针		/
			手术部位标记及佩戴手术手圈		/
			将患者送至手术室携带病历和 □ 外院资料		/
			□ 其他:________		/
			□ 其他:________________		/
			适应证:________________		/
					/
					/
					/
					/
					/
					/

使用方法:(1) 无盖章或签字的医嘱无效。(2) 长期医嘱由粗线边缘,临时医嘱由细线边缘起写,务求端正。(3) 临时医嘱要写明时间。(4) 停药的医嘱必须重新写明。(5) 长期医嘱每周重整一次。

注　意:(1) 限用原子笔用力书写。(2) 除非附有处方签,勿用此医嘱单。　　　夹存病历

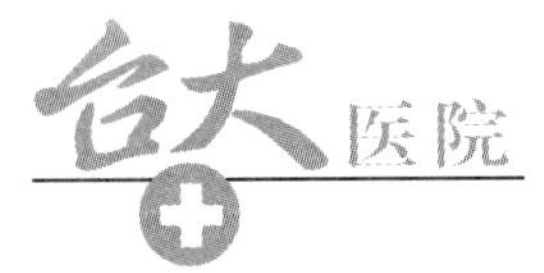

台湾大学医学院附属医院

经尿道前列腺切除术医嘱单

病历号　　　　　　　　姓名　　　　　　　　床号　　　　　　　　第4页

性别	男　女	年龄		过敏记录		自费　医保

开始日期	停止日期	(长期)	(临时) 医嘱	医师盖章	护士签字
			〈经尿道前列腺切除术,术后医嘱〉		/
		生命体征:st×1,q 1 h×1,之后病房常规			/
		□ 活动:卧床休息 直至 ___月___日___ 脊髓麻醉患者			/
		导尿管护理用四环素软膏(1%,5 g/管)qd			/
		保留导尿　持续生理盐水冲洗			/
		记录每日尿量和尿色			/
		□ 目前导尿管水囊内有___ml 液体			/
		饮食:□ 普通饮食　□ 糖尿病饮食:kcal/天　□ 特殊饮食			/
		生理盐水(1 000 ml/bag)1 000 ml qd 静脉滴注用2天			/
		头孢唑林(1 000 mg/瓶)1 000 mg q8h 静脉滴注,用2天,之后 换口服抗生			/
		素和复方新诺明(T80 mg,S 400 mg/片)2片 q12h 口服			/
		□ 对乙酰氨基酚(500 mg/片)1片 qid 口服			/
		□ 氧化镁(250 mg/片)2片 tid 口服			/
		□ 氨甲环酸(1 000 mg/10 ml/瓶)1 000 mg q8h 静脉滴注			/
		□ 东莨菪碱(20 mg/ml/瓶)20 mg q4h 必要时肌内注射			/
		□ 盐酸哌替啶注射液(50 mg/ml/瓶)50 mg q4h 必要时肌内注射 1天			/
		□ 其他:(医师得依病人病情更改上列药物)			/
		______________			/
		适应证:______________			/
		以下处方由照顾的医师根据病患情形开予:			/
		□ 停止导尿管牵引___月___日___午___			/
		□ 减少导尿管水囊体积至___ml ___月___日___午___			/
		□ 导尿管持续生理盐水冲洗 ___月___日___午___			/
		□ 拔除导尿管 ___月___日___午___ 冲洗以后			/
					/
					/
					/
					/

使用方法:(1) 无盖章或签字的医嘱无效。(2) 长期医嘱由粗线边缘,临时医嘱由细线边缘起写,务求端正。(3) 临时医嘱要写明时间。(4) 停药的医嘱必须重新写明。(5) 长期医嘱每周重整一次。

注　意:(1) 限用原子笔用力书写。(2) 除非附有处方签,勿用此医嘱单。　　夹存病历

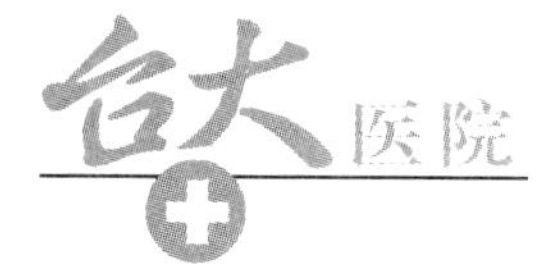

台湾大学医学院附属医院

经尿道前列腺切除术医嘱单

病历号　　　　　　　　　　姓名　　　　　　　　　　床号　　　　　　　　　　第 5 页

性别	男　女	年龄		过敏记录		自费　医保

开始日期	停止日期	(长期)	(临时)　医嘱	医师盖章	护士签字
			〈经尿道前列腺切除术,出院医嘱〉		/
			出院日期：___年___月___日,______医师同意		/
			门诊预约单：___年___月___日,___科___午___诊,____医生		/
			资料申请:□ 无;□ 诊断书份;□ 病历摘要		/
			□ 氧化镁(250 mg/片)2 片 tid 口服 7 天		/
			□ 复方新诺明(T 80 mg,S 400 mg/片)2 片 q 12h 口服 7 天		/
			□ 其他:(医师得依病人病情更改上列药物)		/
			________________		/
			适应证：________________		/
			出院状态：		/
			□ 是□ 否　病人可自行活动,可忍受尿道疼痛		/
			□ 是□ 否　已无尿管,无并发症之怀疑		/
			□ 是□ 否　病人宣教包括：		/
			服药、饮食、活动		/
			门诊追踪		/
			维持大便松软,勿便秘		/
			术后一个月内禁止骑乘脚踏车、机车等		/
			若有不正常疼痛、严重血尿、排尿困难、发烧等异常现象		/
			应立即回院诊疗		/
					/
					/
					/
					/
					/
					/
					/
					/

使用方法:(1) 无盖章或签字的医嘱无效。(2) 长期医嘱由粗线边缘,临时医嘱由细线边缘起写,务求端正。(3) 临时医嘱要写明时间。(4) 停药的医嘱必须重新写明。(5) 长期医嘱每周重整一次。

注　　意:(1) 限用原子笔用力书写。(2) 除非附有处方签,勿用此医嘱单。　　　　夹存病历

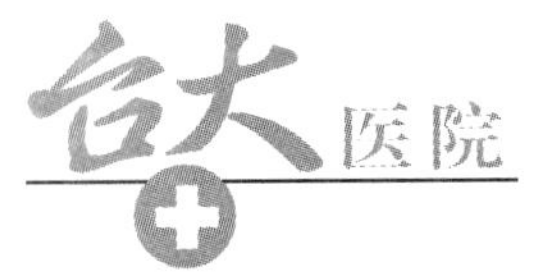

台湾大学医学院附属医院

临床路径收案标准

病历号　　　　姓名　　　　床号　　　　第 1 页

〈体外冲击波碎石术标准〉

纳入标准：

□ 输尿管结石或肾结石

排除标准：

□ 严重尿路感染

□ 病人有无法矫正的出血性疾病

□ 病人有其他严重内科疾病无法接受开刀者

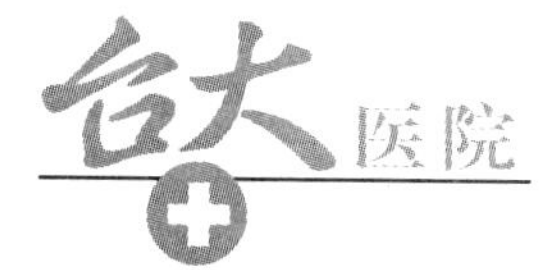

台湾大学医学院附属医院

体外震波碎石术医嘱单

病历号　　　　　　　　　　　　姓名　　　　　　　　　　　　床号　　　　　　　　　　　　第 2 页

性别	男　女	年龄		过敏记录		自费　医保

开始日期	停止日期	(长期)	(临时) 医　嘱	医师盖章	护士签字
			〈体外冲击波碎石术，入院医嘱〉		/
		主管医师：主治医师____/住院医师________			/
		诊断：输尿管结石，□ 左侧，□ 右侧，□ 双侧			/
		肾结石，□ 左侧，□ 右侧，□ 双侧			/
		药物过敏：□ 否　□ ________			/
		常规测量体温、脉搏、呼吸、血压			/
		活动：按患者耐受程度			/
		饮食：□ 普通饮食　□ 糖尿病饮食：kcal/天　□ 特殊饮食：____			/
			□ 心电图		/
			□ 胸片		/
			□ 血细胞计数，凝血酶原时间，活化部分凝血活酶时间		/
			□ 尿素氮，肌酐，尿酸，谷草转氨酶，总胆红素，血糖，钠，钾，氯，钙		/
			□ 尿液分析		/
			□ 尿培养(如果尿液分析白细胞 >5 个/高倍视野)		/
					/
					/
					/
					/
					/
					/
					/
					/
					/
					/
					/
					/
					/
					/
					/

使用方法：(1) 无盖章或签字的医嘱无效。(2) 长期医嘱由粗线边缘，临时医嘱由细线边缘起写，务求端正。(3) 临时医嘱要写明时间。(4) 停药的医嘱必须重新写明。(5) 长期医嘱每周重整一次。

注　意：(1) 限用原子笔用力书写。(2) 除非附有处方签，勿用此医嘱单。　　夹存病历

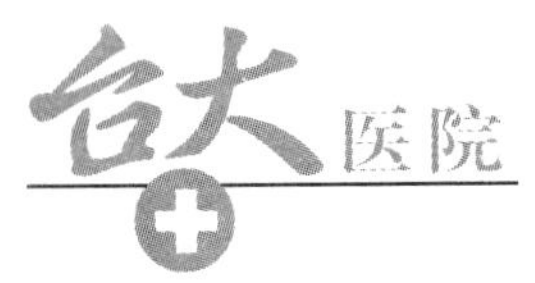

台湾大学医学院附属医院

体外震波碎石术医嘱单

病历号　　　　　　　　　　姓名　　　　　　　　　　床号　　　　　　　　　　第 3 页

性别	男　女	年龄		过敏记录		自费　医保

开始日期	停止日期	(长期)	(临时)	医　嘱	医师盖章	护士签字
				〈体外冲击波碎石术,术前医嘱〉		/
				手术日期:___年___月___日		/
				午夜后禁食		/
				签署麻醉基本资料及麻醉同意书		/
				签署手术同意书、检验标本收集同意书		/
				□ 自费同意书		/
				2.5% 葡萄糖 +0.45% 氯化钠注射液(500 ml/瓶)500 ml 静脉滴注 开始时间:___		/
				将预防性抗生素:送至手术室:		/
				□ 头孢唑林(1 000 mg/ 瓶)1 瓶		/
				□ 其他:______		/
				适应证:______		/
				□ 肠道准备:比沙可啶栓(10 mg/片)2 片直肠给药　术前日下午		/
				6 点		/
				放置静脉留置针		/
				腹部平片 ___月___日___午___		/
				手术部位标记及佩戴手术手圈		/
				将患者送至手术室　携带病历　和□ 外院资料		/
				□ 其他:___		/
				□ 其他:______		/
				适应证:______		/
				麻醉科医师访视		/
						/
						/
						/
						/
						/
						/
						/

使用方法:(1) 无盖章或签字的医嘱无效。(2) 长期医嘱由粗线边缘,临时医嘱由细线边缘起写,务求端正。(3) 临时医嘱要写明时间。(4) 停药的医嘱必须重新写明。(5) 长期医嘱每周重整一次。

注　意:(1) 限用原子笔用力书写。(2) 除非附有处方签,勿用此医嘱单。　　夹存病历

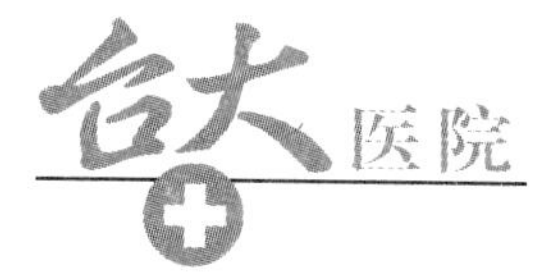

台湾大学医学院附属医院

体外震波碎石术医嘱单

病历号　　　　　　　　　　姓名　　　　　　　　　　床号　　　　　　　　　　第 4 页

性别	男　女	年龄		过敏记录		自费　医保

开始日期	停止日期	(长期)	(临时)	医　嘱	医师盖章	护士签字
				〈体外冲击波碎石术,术后医嘱〉		/
		____年____月____日				/
		□ 测体温、脉搏、呼吸、血压 st×1,q 1 h×1,之后病房常规				/
		□ 活动:按患者耐受程度,□ 卧床休息 直至____月____日 脊髓麻醉				/
		□ 术后第一天拔除导尿管				/
		□ 收集结石用于分析				/
		饮食:□ 普通饮食　□ 糖尿病饮食:____kcal/天 □ 特殊饮食:____				/
		□ 2.5% 葡萄糖+0.45%氯化钠(500 ml/瓶)1 500 ml qd 静脉滴注				/
		头孢唑林(1 000 mg/瓶)1 000 mg 静脉滴注,回病房后使用				/
		头孢氨苄(250 mg/片)1 片 qid 口服				/
		□ 对乙酰氨基酚(500 mg/片)1 片 qid 口服				/
		□ 氧化镁(250 mg/片)1 片 qid 口服				/
		□ 东莨菪碱(10 mg/片)1 片 qid 口服				/
		□ 东莨菪碱(20 mg/ml/瓶)20 mg q4h 必要时肌内注射				/
		□ 其他:(医师得依病人病情更改上列药物)				/
		________________				/
		适应证:________________				/
						/
						/
						/
						/
						/
						/
						/
						/
						/
						/
						/
						/
						/
						/

使用方法:(1) 无盖章或签字的医嘱无效。(2) 长期医嘱由粗线边缘,临时医嘱由细线边缘起写,务求端正。(3) 临时医嘱要写明时间。(4) 停药的医嘱必须重新写明。(5) 长期医嘱每周重整一次。

注　意:(1) 限用原子笔用力书写。(2) 除非附有处方签,勿用此医嘱单。　　夹存病历

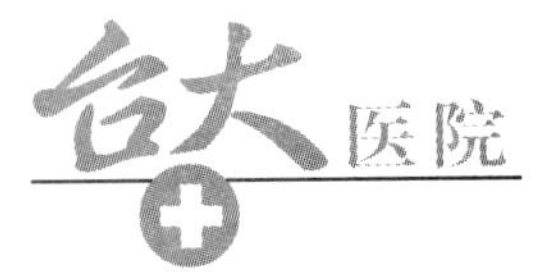

台湾大学医学院附属医院

体外震波碎石术医嘱单

病历号　　　　　　　　　　　　姓名　　　　　　　　　　　　床号　　　　　　　　　　　　第 5 页

性别	男　女	年龄		过敏记录		自费　医保

开始日期	停止日期	(长期)	(临时) 医嘱	医师盖章	护士签字
			〈体外冲击波碎石术,出院医嘱〉		/
			出院日期:___年___月___日,______医师同意		/
			门诊预约单:___年___月___日,___科___午___诊,_____医生		/
			□ 资料申请:□ 无;□ 诊断书___份;□ 病历摘要		/
			□ 对乙酰氨基酚(500 mg/片)1 片 qid 口服 3 天		/
			□ 氧化镁(250 mg/片)1 片 qid 口服 3 天		/
			□ 头孢氨苄(250 mg/片)1 片 qid 口服 3 天		/
			□ 其他:(医师得依病人病情更改上列药物)		/
			____________________		/
			适应证:____________________		/
			出院状态:		/
			□ 是□ 否　病人可自行活动,可忍受之腰部疼痛		/
			□ 是□ 否　无严重血尿		/
			□ 是□ 否　病人宣教包括:		/
			服药、饮食、活动		/
			门诊追踪		/
			若有不正常疼痛、严重血尿、发烧等异常现象,应		/
			立即回院治疗		/
					/
					/
					/
					/
					/
					/
					/
					/
					/

使用方法:(1) 无盖章或签字的医嘱无效。(2) 长期医嘱由粗线边缘,临时医嘱由细线边缘起写,务求端正。(3) 临时医嘱要写明时间。(4) 停药的医嘱必须重新写明。(5) 长期医嘱每周重整一次。

注　意:(1) 限用原子笔用力书写。(2) 除非附有处方签,勿用此医嘱单。　　夹存病历

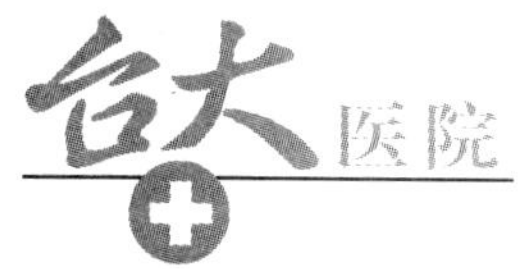

台湾大学医学院附属医院

临床路径收案标准

病历号　　姓名　　床号　　第1页

〈输尿管镜碎石及取石术　标准〉

纳入标准：

☐ 输尿管结石

排除标准：

☐ 严重尿路感染

☐ 病人有无法矫正的出血性疾病

☐ 病人有其他严重内科疾病无法接受开刀者

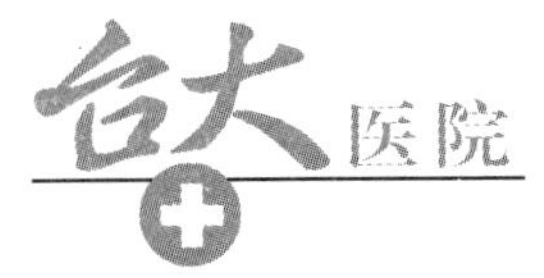

台湾大学医学院附属医院
输尿管镜碎石取石术，入院医嘱

输尿管镜碎石及取石术医嘱单

病历号　　　　　　　　　　姓名　　　　　　　　　　床号　　　　　　　　　　第 2 页

性别	男　女	年龄		过敏记录		自费　医保

开始日期	停止日期	(长期)	(临时) 医嘱	医师盖章	护士签字
			〈输尿管镜碎石及取石术，入院医嘱〉		/
		主管医师：主治医师________/住院医师________			/
		诊断：输尿管结石，☐ 左侧，☐ 右侧，☐ 双侧			/
		药物过敏：☐ 否　☐ ________			/
		常规测量体温、脉搏、呼吸、血压			/
		活动：按患者耐受程度			/
		活动：☐ 普通饮食 ☐ 糖尿病饮食：_______ kcal/天 ☐ 特殊饮食：_______			/
			☐ 心电图		/
			☐ 胸片		/
			☐ 血细胞计数，凝血酶原时间，活化部分凝血活酶时间		/
			☐ 尿素氮，肌酐，尿酸，谷草转氨酶，总胆红素，血糖，钠，钾，氯，钙		/
			☐ 尿液分析		/
			☐ 尿培养(如果尿液分析白细胞 >5/高倍视野)		/
			麻醉科医师访视		/

使用方法：(1) 无盖章或签字的医嘱无效。(2) 长期医嘱由粗线边缘，临时医嘱由细线边缘起写，务求端正。(3) 临时医嘱要写明时间。(4) 停药的医嘱必须重新写明。(5) 长期医嘱每周重整一次。

注　意：(1) 限用原子笔用力书写。(2) 除非附有处方签，勿用此医嘱单。　　　　夹存病历

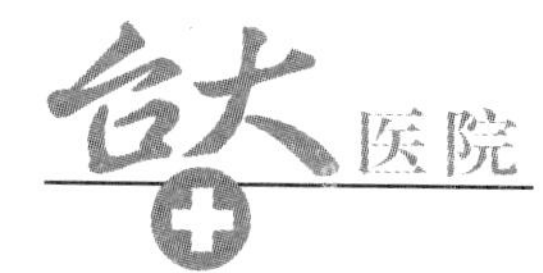

台湾大学医学院附属医院

输尿管镜碎石及取石术医嘱单

病历号　　　　　　　　　　　　姓名　　　　　　　　　　　　床号　　　　　　　　　　　　第 3 页

性别	男　女	年龄		过敏记录		自费　医保

开始日期	停止日期	(长期)	(临时) 医嘱	医师盖章	护士签字
			〈输尿管镜碎石及取石术,术前医嘱〉		/
			午夜后禁食		/
			签署麻醉基本资料及麻醉同意书		/
			签署手术同意书、检验标本收集同意书		/
			□ 自费同意书		/
			2.5% 葡萄糖 +0.45% 氯化钠注射液(500 ml/瓶) 500ml 静脉滴注 开始时间:______		/
			将预防性抗生素:送至手术室:		/
			□ 头孢唑林 (1 000 mg/瓶) 1 瓶		/
			□ 其他:________________		/
			适应证:________________		/
			□ 肠道准备:比沙可啶栓 (10 mg/片) 2 片直肠给药 术前日下午 6 点		/
					/
			其他:(医师得依病人病情更改上列药物)		/
			________________		/
			适应证:________________		/
			手术部位标记及佩戴手术手圈		/
			腹部平片 ____月____日____午____		/
			将患者送至手术室 携带病历和 □ 外院资料		/
			□ 其他:________		/
			□ 其他:________________		/
			适应证:________________		/

使用方法:(1) 无盖章或签字的医嘱无效。(2) 长期医嘱由粗线边缘,临时医嘱由细线边缘起写,务求端正。(3) 临时医嘱要写明时间。(4) 停药的医嘱必须重新写明。(5) 长期医嘱每周重整一次。

注　意:(1) 限用原子笔用力书写。(2) 除非附有处方签,勿用此医嘱单。　　　　夹存病历

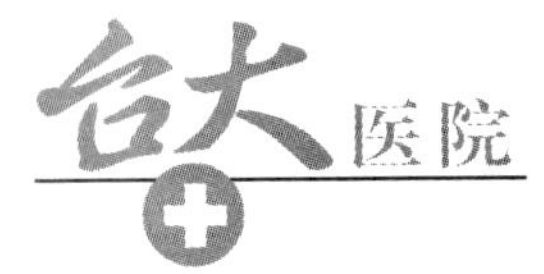

台湾大学医学院附属医院

输尿管镜碎石及取石术医嘱单

病历号　　　　姓名　　　　床号　　　　第 4 页

性别	男　女	年龄		过敏记录		自费　医保	
开始日期	停止日期	（长期）	（临时）	医嘱		医师盖章	护士签字
				〈输尿管镜碎石及取石术，术后医嘱〉			/
				□ 测量体温、脉搏、呼吸、血压 st×1，q 1 h×1，之后病房常规			/
				活动：			/
				□ 按患者耐受程度 □ 卧床休息直至 ____月____日 ____ 脊髓麻醉患者			/
				□ 收集结石用于分析			/
				饮食：□ 普通饮食 □ 糖尿病饮食：____ kcal/天 □ 特殊饮食：____			/
				用药：			/
				□ 2.5% 葡萄糖 +0.45% 氯化钠注射液（500 ml/瓶）1 500 ml qd 静脉滴注			/
				头孢唑林（1 000 mg/瓶）1 000 mg 静脉注射 回病房后，之后			/
				头孢氨苄（250 mg/片）1 片 qid 口服			/
				□ 对乙酰氨基酚（500 mg/片）1 片 qid 口服			/
				□ 氧化镁（250 mg/片）1 片 qid 口服			/
				□ 东莨菪碱（10 mg/片）1 片 qid 口服			/
				□ 东莨菪碱（20 mg/ml/瓶）20 mg q4h 必要时肌内注射			/
				其他：（医师得依病人病情更改上列药物）			/
				____________			/
				适应证：____________			/
				□ 记录尿量 qd			/
				腹部平片 ____月____日____午____			/
							/
							/
							/
							/
							/
							/
							/
							/
							/

使用方法：(1) 无盖章或签字的医嘱无效。(2) 长期医嘱由粗线边缘，临时医嘱由细线边缘起写，务求端正。
(3) 临时医嘱要写明时间。(4) 停药的医嘱必须重新写明。(5) 长期医嘱每周重整一次。

注　意：(1) 限用原子笔用力书写。(2) 除非附有处方签，勿用此医嘱单。　　夹存病历

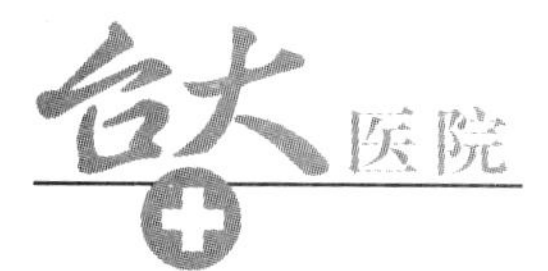

台湾大学医学院附属医院

输尿管镜碎石及取石术医嘱单

病历号　　　　　　　　　　　　姓名　　　　　　　　　　　　床号　　　　　　　　　　　　第 5 页

性别	男　女	年龄		过敏记录		自费　医保

开始日期	停止日期	(长期)	(临时) 医嘱	医师盖章	护士签字
			〈输尿管镜碎石及取石术,出院医嘱〉		/
			出院日期: ____年____月____日, 医师同意 ________		/
			门诊预约单: ____年____月____日, ____科____午____诊, 医师同意 ________		/
			□ 资料申请: □ 无; □ 诊断书____份; □ 病历摘要		/
			□ 对乙酰氨基酚 (500 mg/片) 1 片 qid 口服 3 天		/
			□ 氧化镁 (250 mg/片) 1 片 qid 口服 3 天		/
			□ 头孢氨苄 (250 mg/片) 1 片 qid 口服 3 天		/
			其他: (医师得依病人病情更改上列药物)		/
			________________________		/
			适应证: ________________________		/
			出院状态:		/
			□ 是□ 否　病人可自行活动,可忍受尿道疼痛		/
			□ 是□ 否　已无尿管,无并发症之怀疑		/
			□ 是□ 否　病人宣教包括:		/
			服药、饮食、活动		/
			门诊追踪		/
			若有不正常疼痛、严重血尿、发烧等异常现象,应立即		/
			回院治疗		/
					/
					/
					/
					/
					/
					/
					/
					/
					/

使用方法: (1) 无盖章或签字的医嘱无效。(2) 长期医嘱由粗线边缘,临时医嘱由细线边缘起写,务求端正。(3) 临时医嘱要写明时间。(4) 停药的医嘱必须重新写明。(5) 长期医嘱每周重整一次。

注　意: (1) 限用原子笔用力书写。(2) 除非附有处方签,勿用此医嘱单。　　夹存病历

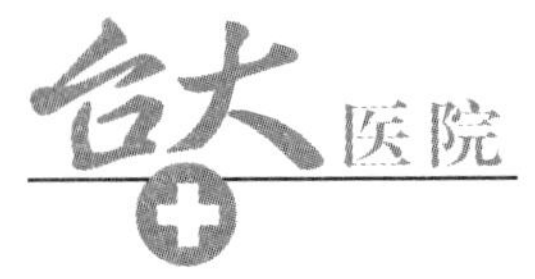

台湾大学医学院附属医院

临床路径收案标准

病历号　　　　姓名　　　　床号　　　　第 1 页

〈腹腔镜肾上腺切除术　标准〉

纳入标准:

□ 有或无功能性肾上腺肿瘤

排除标准:

□ 库欣综合征

□ 临床或形态学上疑为恶性

□ 病人有相当严重的呼吸道阻塞疾病或是相当严重的心脏病

□ 病人有无法矫正的出血性疾病

□ 病人有其他严重内科疾病无法接受开刀者

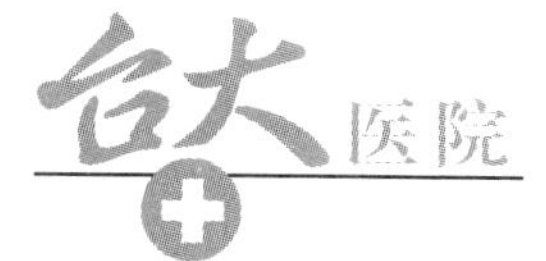

台湾大学医学院附属医院

腹腔镜肾上腺切除术医嘱单

病历号　　　　　　　　　　姓名　　　　　　　　　　床号　　　　　　　　　　第 2 页

性别	男　女	年龄		过敏记录		自费　医保
开始日期	**停止日期**	**(长期)**	**(临时)**	**医嘱**	**医师盖章**	**护士签字**
				〈腹腔镜肾上腺切除术,入院医嘱〉		/
				主管医师:主治医师________/住院医师 ________		/
				诊断:肾上腺肿瘤,☐ 左侧,☐ 右侧,☐ 双侧,		/
				☐ 无功能肾肿瘤,☐ 原发性醛固酮增多症		/
				☐ 库欣综合征,☐ 嗜铬细胞瘤		/
				药物过敏:☐ 否 ☐ ________		/
				常规测量体温、脉搏、呼吸、血压		/
				活动:按患者耐受程度		/
				饮食:☐ 普通饮食 ☐ 糖尿病饮食:____ kcal/天 ☐ 特殊饮食:____		/
				☐ 心电图		/
				☐ 胸片		/
				☐ 血细胞计数,凝血酶原时间,活化部分凝血活酶时间		/
				☐ 尿素氮,肌酐,谷草转氨酶,总胆红素,血糖,钠,钾,氯,钙		/
				☐ 其他:________________________		/
				适应证:________________________		/
				麻醉科医师访视		/
						/
						/
						/
						/
						/
						/
						/
						/
						/
						/
						/
						/

使用方法:(1) 无盖章或签字的医嘱无效。(2) 长期医嘱由粗线边缘,临时医嘱由细线边缘起写,务求端正。(3) 临时医嘱要写明时间。(4) 停药的医嘱必须重新写明。(5) 长期医嘱每周重整一次。

注　意:(1) 限用原子笔用力书写。(2) 除非附有处方签,勿用此医嘱单。　　　夹存病历

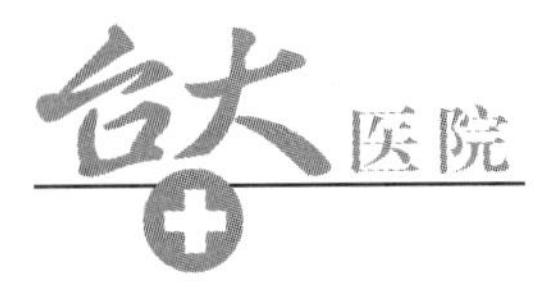

台湾大学医学院附属医院

腹腔镜肾上腺切除术医嘱单

病历号　　　　　　　　　　　　　姓名　　　　　　　　　　　床号　　　　　　　　　　　第 3 页

性别	男　女	年龄		过敏记录		自费　医保

开始日期	停止日期	(长期)	(临时) 医嘱	医师盖章	护士签字
			〈腹腔镜肾上腺切除术,术前医嘱〉		/
			午夜后禁食		/
			签署麻醉基本资料及麻醉同意书		/
			签署手术同意书、检体收集同意书		/
			□ 自费同意书		/
			2.5% 葡萄糖 +0.45% 氯化钠（500 ml/瓶）500 ml 静脉滴注		/
			开始时间 ____（肾上腺肿瘤,非嗜铬细胞瘤）		/
			生理盐水(1 000 ml/袋)2 000 ml 静脉滴注 入院当日,之后保持		/
			80 ml/h 的滴速 手术当日(嗜铬细胞瘤)		/
			将预防性抗生素:送至手术室:		/
			□ 头孢唑林（1 000 mg/瓶）1 瓶		/
			□ 其他: ____________		/
			适应证: ____________		/
			□ 氢化可的松(100 mg/瓶)2 瓶送至手术室		/
			□ 肠道准备:柠檬酸镁口服液(250 ml/瓶)		/
			500 ml 口服术前日下午 6 点		/
			□ 备血:浓缩红细胞 2 单位		/
			□ 预定 ICU(嗜铬细胞瘤或高危病人)		/
			放置静脉留置针		/
			手术部位标记及佩戴手术手圈		/
			□ 将患者送至手术室前放置鼻胃管		/
			将患者送至手术室携带病历和 □ 外院资料		/
			□ 其他: ________		/
			其他:（医师得依病人病情更改上列药物）		/
			____________________		/
			适应证: ____________________		/
					/
					/

使用方法:(1) 无盖章或签字的医嘱无效。(2) 长期医嘱由粗线边缘,临时医嘱由细线边缘起写,务求端正。(3) 临时医嘱要写明时间。(4) 停药的医嘱必须重新写明。(5) 长期医嘱每周重整一次。

注　意:(1) 限用原子笔用力书写。(2) 除非附有处方签,勿用此医嘱单。　　　　夹存病历

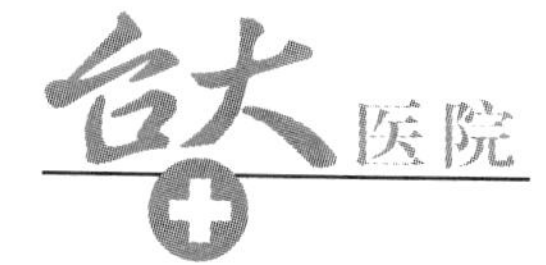

台 湾 大 学 医 学 院 附 属 医 院

腹腔镜肾上腺切除术医嘱单

病历号　　　　姓名　　　　床号　　　　第 4 页

性别	男　女	年龄		过敏记录		自费　医保

开始日期	停止日期	(长期)	(临时)	医　嘱	医师盖章	护士签字
				〈腹腔镜肾上腺切除术,术后医嘱〉		/
				□ 测量体温、脉搏、呼吸、血压 按 ICU 常规(嗜铬细胞瘤或高危病人)		/
				□ 患者从 ICU 返回病房后请通知主治医师		/
				(嗜铬细胞瘤或高危病人)		/
				□ 测量体温、脉搏、呼吸、血压 返回病房后即刻和 2 小时后,之后		/
				按病房常规(肾上腺肿瘤,非嗜铬细胞瘤)		/
				□ 活动:按患者耐受程度		/
				□ 回病房后 4 小时拔除鼻胃管 之后 尝试饮水,如果无呕吐,之后软食 按		/
				患者耐受程度 术后第 1 天		/
				□ 术后第 1 天拔除尿管		/
				头孢唑林(1 000 mg/瓶)1 000 mg st 静脉注射 回病房后		/
				2.5% 葡萄糖 +0.45% 氯化钠(500 ml/瓶)2 000 ml qd 静脉滴注		/
				□ 口氢化可的松(100 mg/瓶)200 mg 放于生理盐水(500 ml/瓶)500 ml 静脉滴		/
				注 手术当日 24 小时,之后 100 mg 放于生理盐水(500 ml/瓶)500 ml 静脉滴		/
				注 术后第 1 天 24 小时,之后 醋酸可的松(25 mg/片)1 片 上午 8 点,0.5 片		/
				下午 4 点 口服 开始时间 术后第 2 天(库欣综合征)		/
				□ 吗啡注射液(10 mg/ml/瓶)10 mg q4 h 必要时静脉注射		/
				□ 对乙酰氨基酚(500 mg/片)1 片 qid 口服		/
				□ 氧化镁(250 mg/片)1 片 qid 口服		/
				其他:(医师得依病人病情更改上列药物)		/
				________________		/
				适应证:________________		/
				□ 记录尿量 qd		/
				□ 记录引流量 qd		/
						/
						/
						/
						/

使用方法:(1) 无盖章或签字的医嘱无效。(2) 长期医嘱由粗线边缘,临时医嘱由细线边缘起写,务求端正。
(3) 临时医嘱要写明时间。(4) 停药的医嘱必须重新写明。(5) 长期医嘱每周重整一次。

注　意:(1) 限用原子笔用力书写。(2) 除非附有处方签,勿用此医嘱单。　　夹存病历

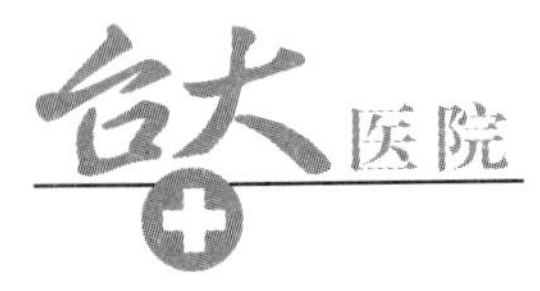

台湾大学医学院附属医院

腹腔镜肾上腺切除术医嘱单

病历号　　　　　　　　　　姓名　　　　　　　　　　床号　　　　　　　　　　第 5 页

性别	男　女	年龄		过敏记录		自费　医保

开始日期	停止日期	(长期)	(临时)	医　嘱	医师盖章	护士签字
				〈腹腔镜肾上腺切除术,出院医嘱〉		/
				出院日期:____年____月____日,医师同意 ________		/
				门诊预约单:____年____月____日,____科____午____诊,医生 ______		/
				□ 资料申请:□ 无;□ 诊断书____份;□ 病历摘要		/
				□ 对乙酰氨基酚(500 mg/片)1 片 qid 口服 3 天		/
				□ 氧化镁(250 mg/片)1 片 qid 口服 3 天		/
				□ 醋酸可的松(25 mg/片)1 片 q8am,0.5 片 q4pm 口服 用3 天		/
				(库欣综合征)		/
				其他:(医师得依病人病情更改上列药物)		/
				________________________		/
				适应证:__________________		/
				出院状态:		/
				□ 是□ 否　病人可自行活动,可忍受伤口的疼痛		/
				□ 是□ 否　已无引流管,无并发病之怀疑		/
				□ 是□ 否　病人宣教包括:		/
				服药、饮食、活动		/
				伤口护理		/
				门诊追踪		/
				若有不正常疼痛、发烧等异常现象应立即回院治疗		/
						/
						/
						/
						/
						/
						/
						/
						/
						/

使用方法:(1) 无盖章或签字的医嘱无效。(2) 长期医嘱由粗线边缘,临时医嘱由细线边缘起写,务求端正。
(3) 临时医嘱要写明时间。(4) 停药的医嘱必须重新写明。(5) 长期医嘱每周重整一次。
注　意:(1) 限用原子笔用力书写。(2) 除非附有处方签,勿用此医嘱单。　　夹存病历

台大医院耳鼻喉部

临床路径医师篇目录

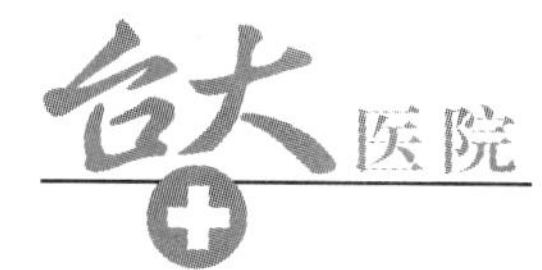

台湾大学医学院附属医院

临床路径收案标准

病历号　　姓名　　床号　　第 1 页

〈鼻中隔鼻道成形术　标准〉

纳入标准：

☐ 诊断为慢性肥厚性鼻炎伴鼻中隔偏曲

排除标准：

☐ 恶性肿瘤

☐ 贫血，Hb < 100 g/L

☐ 血流动力学不稳定

☐ 心电图异常或近 3 个月内有心肌梗死病史

☐ 胸片异常或肺功能差

☐ 血小板计数小于 $100 \times 10^9/L$

☐ 凝血酶原时间比正常值延长超过 2 秒钟

☐ 同时合并其他手术

☐ 既往或目前有严重并发症或慢性病，导致护理困难

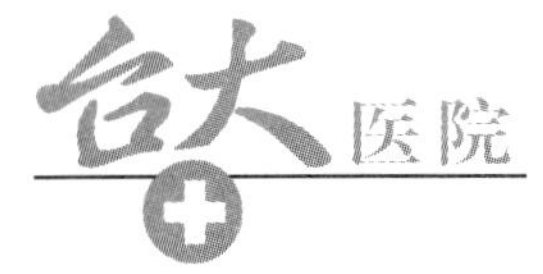

台湾大学医学院附属医院

鼻中隔鼻道成形术医嘱单

病历号　　　　　　　　　　姓名　　　　　　　　　　床号　　　　　　　　　　第 2 页

性别	男　女	年龄		过敏记录		自费　医保

开始日期	停止日期	(长期)	(临时)	医嘱	医师盖章	护士签字
				〈**鼻中隔鼻道成形术,入院医嘱**〉		/
		主管医师:主治医师________/住院医师 ________				/
		诊断: □ 慢性鼻炎(472.0), □ 鼻中隔偏曲(470)				/
		药物过敏:				/
		常规测量体温、脉搏、呼吸、血压				/
		活动:按患者耐受程度				/
		普通饮食				/
				□ 心电图		/
				□ 胸片		/
				□ 血细胞计数,血小板计数,凝血酶原时间,活化部分凝血活酶时间,白细胞分类计数		/
				□ 总胆红素,谷草转氨酶,尿素氮,肌酐,钠,钾,氯,餐前血糖		/
				□ 其他: ____________________		/
				适应证: ____________________		/
						/
						/
						/
						/
						/
						/
						/
						/
						/
						/
						/
						/
						/
						/
						/

使用方法:(1) 无盖章或签字的医嘱无效。(2) 长期医嘱由粗线边缘,临时医嘱由细线边缘起写,务求端正。(3) 临时医嘱要写明时间。(4) 停药的医嘱必须重新写明。(5) 长期医嘱每周重整一次。

注　意:(1) 限用原子笔用力书写。(2) 除非附有处方签,勿用此医嘱单。　　夹存病历

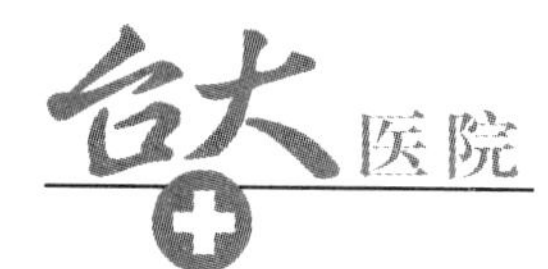

台湾大学医学院附属医院

鼻中隔鼻道成形术医嘱单

病历号　　　　　　　　　　　　姓名　　　　　　　　　　　　床号　　　　　　　　　　　　第 3 页

性别	男　　女	年龄		过敏记录		自费　　医保

开始日期	停止日期	(长期)	(临时)　医　　嘱	医师盖章	护士签字
			〈**鼻中隔鼻道成形术,术前医嘱**〉		/
			午夜后禁食		/
			麻醉基本资料及麻醉同意书签字		/
			手术同意书、检验标本收集同意书签字		/
			2.5% 葡萄糖 +0.45% 氯化钠(500 ml/瓶)500 ml 静脉滴注		/
			在手术室		/
			头孢唑林(1 000 mg/瓶)1 000 mg 静脉注射 在手术室		/
			□ 盐酸哌替啶注射液(50 mg/ml/瓶) ________ mg 肌内注射		/
			□ 其他: ____________________		/
			适应证: ____________________		/
			放置静脉留置针		/
			手术部位标记及佩戴手术手圈		/
			将患者送至手术室 □ 时间 ________, □ 携带病历和所有资料		/
			等待		/
					/
					/
					/
					/
					/
					/
					/
					/
					/
					/
					/
					/
					/
					/

使用方法:(1) 无盖章或签字的医嘱无效。(2) 长期医嘱由粗线边缘,临时医嘱由细线边缘起写,务求端正。(3) 临时医嘱要写明时间。(4) 停药的医嘱必须重新写明。(5) 长期医嘱每周重整一次。

注　　意:(1) 限用原子笔用力书写。(2) 除非附有处方签,勿用此医嘱单。　　夹存病历

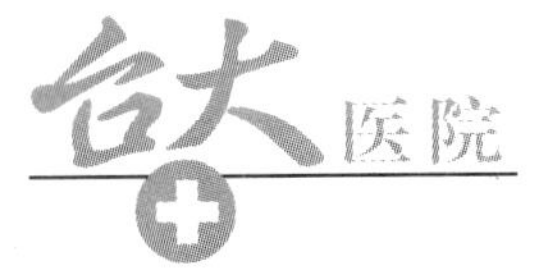

台湾大学医学院附属医院

鼻中隔鼻道成形术医嘱单

病历号　　　　　　　　　姓名　　　　　　　　　床号　　　　　　　　　第 4 页

性别	男　　女	年龄		过敏记录		自费　　医保
开始日期	停止日期	(长期)	(临时)	医　嘱	医师盖章	护士签字
				〈鼻中隔鼻道成形术,术后医嘱〉		/
		术后测量体温、脉搏、呼吸、血压				/
		活动:禁止剧烈活动				/
		禁食 4 小时之后 进食冷食				/
		盐酸哌替啶注射液(50 mg/ml/瓶) □ 50 mg, □ 25 mg q6h 必要时肌内注射				/
		头孢唑林(1 000 mg/ 瓶)1 000 mg q8h 静脉注射 用 2 剂,之后				/
		头孢氨苄(250 mg/ 片)1 片 q6h 口服 用 2 天				/
		对乙酰氨基酚(500 mg/片)1 片 qid 口服				/
		布克力嗪(25 mg/片)1 片 bid 口服				/
		2.5% 葡萄糖 +0.45% 氯化钠注射液(500 ml/瓶)500 ml 即刻静脉滴注				/
		其他:(医师得依病人病情更改上列药物)				/
		______________				/
		适应证:______________				/
			冰敷一天			/
						/
						/
						/
						/
						/
						/
						/
						/
						/
						/
						/
						/
						/
						/
						/

使用方法:(1) 无盖章或签字的医嘱无效。(2) 长期医嘱由粗线边缘,临时医嘱由细线边缘起写,务求端正。(3) 临时医嘱要写明时间。(4) 停药的医嘱必须重新写明。(5) 长期医嘱每周重整一次。

注　　意:(1) 限用原子笔用力书写。(2) 除非附有处方签,勿用此医嘱单。　　夹存病历

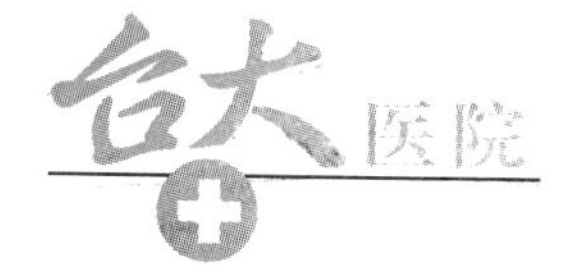

台湾大学医学院附属医院

鼻中隔鼻道成形术医嘱单

病历号　　　　　姓名　　　　　床号　　　　　第 5 页

性别	男　女		年龄		过敏记录	自费　医保	
开始日期	停止日期	(长期)	(临时)	医嘱		医师盖章	护士签字
				〈鼻中隔鼻道成形术,出院医嘱〉			/
				可以出院,医师同意 ________			/
				门诊预约单:____年____月____日,医师 ________			/
				出院带药:			/
				对乙酰氨基酚(500 mg/片)1 片 qid 口服 3 天			/
				布克力嗪(25 mg/片)1 片 bid 口服 3 天			/
				其他:(医师得依病人病情更改上列药物)			/
				____________			/
				适应证:____________			/
				出院状态:			/
				□ 是□ 否　出院日病人生命体征稳定			/
				□ 是□ 否　无鼻出血或感染			/
				□ 是□ 否　病人可忍受伤口的疼痛			/
				□ 是□ 否　病人宣教包括:			/
				饮食指导			/
				门诊随访			/
				若有不正常出血、头痛、发烧应立即回院治疗			/
							/
							/
							/
							/
							/
							/
							/
							/
							/
							/
							/
							/
							/

使用方法:(1) 无盖章或签字的医嘱无效。(2) 长期医嘱由粗线边缘,临时医嘱由细线边缘起写,务求端正。(3) 临时医嘱要写明时间。(4) 停药的医嘱必须重新写明。(5) 长期医嘱每周重整一次。

注　意:(1) 限用原子笔用力书写。(2) 除非附有处方签,勿用此医嘱单。　　夹存病历

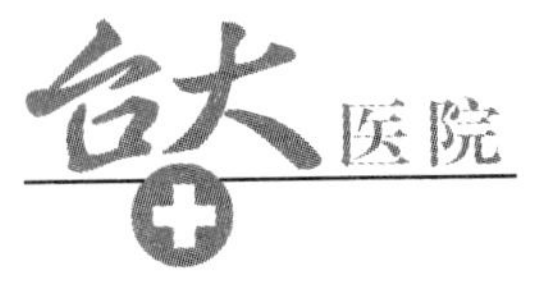

台湾大学医学院附属医院

临床路径收案标准

病历号　　　　姓名　　　　床号　　　　第 1 页

〈颚扁桃摘除术　标准〉

纳入标准:

- ☐ 诊断为慢性扁桃体炎、扁桃体肥大、良性扁桃体肿瘤

排除标准:

- ☐ 恶性肿瘤
- ☐ 血流动力学不稳定
- ☐ 心电图异常或近 3 个月内有心肌梗死病史
- ☐ 胸片异常或肺功能差
- ☐ 血小板计数小于 $100 \times 10^9/L$
- ☐ 凝血酶原时间比正常值延长超过 2 秒钟
- ☐ 同时合并其他手术
- ☐ 既往或目前有严重并发症或慢性病,导致护理困难

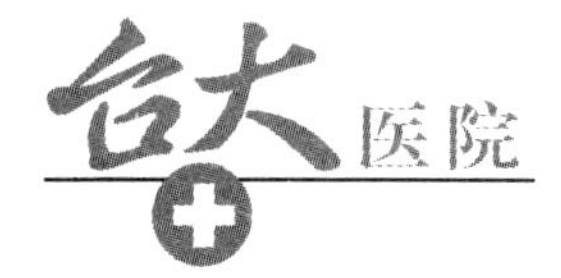

台湾大学医学院附属医院

颚扁桃摘除术医嘱单

病历号　　　　　　　　　　　　　姓名　　　　　　　　　　　　　床号　　　　　　　　　　　　　第 2 页

性别	男　女	年龄		过敏记录		自费　医保

开始日期	停止日期	(长期)	(临时)	医　嘱	医师盖章	护士签字
			〈颚扁桃摘除术,入院医嘱〉			/
		主管医师:主治医师________/住院医师________				/
		诊断:				/
		药物过敏:				/
		常规测量体温、脉搏、呼吸、血压				/
		活动:按患者耐受程度				/
		普通饮食				/
			□ 心电图			/
			□ 胸片			/
			□ 血细胞计数,血小板计数,凝血酶原时间,活化部分凝血活酶时间			/
			□ 总胆红素,谷草转氨酶,尿素氮,肌酐,钠,钾,氯,餐前血糖			/
			□ 其他:____________			/
			适应证:____________			/
			麻醉科医师术前访视			/
						/
						/
						/
						/
						/
						/
						/
						/
						/
						/
						/
						/
						/
						/

使用方法:(1) 无盖章或签字的医嘱无效。(2) 长期医嘱由粗线边缘,临时医嘱由细线边缘起写,务求端正。(3) 临时医嘱要写明时间。(4) 停药的医嘱必须重新写明。(5) 长期医嘱每周重整一次。

注　意:(1) 限用原子笔用力书写。(2) 除非附有处方签,勿用此医嘱单。　　夹存病历

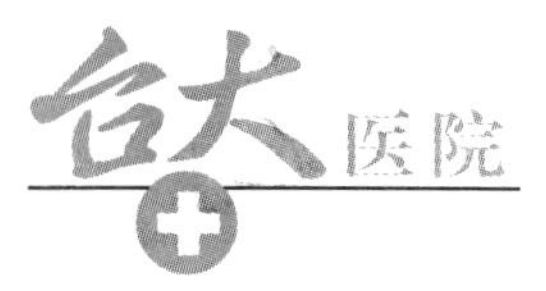

台湾大学医学院附属医院

颚扁桃摘除术医嘱单

病历号　　　　姓名　　　　床号　　　　第 3 页

性别	男　女		年龄		过敏记录		自费　医保

开始日期	停止日期	(长期)	(临时) 医嘱	医师盖章	护士签字
			〈颚扁桃摘除术,术前医嘱〉		/
			午夜后禁食		/
			签署麻醉基本资料及麻醉同意书		/
			签署手术同意书、检验标本收集同意书		/
			乳酸钠林格液(500 ml/瓶)500 ml 静脉滴注 开始时间 ____		/
			头孢唑林(1 000 mg/瓶)1 000 mg 静脉注射 在手术室		/
			其他:(医师得依病人病情更改上列药物)		/
			____________		/
			适应证:____________		/
			刷牙及清洁口腔		/
			放置静脉留置针		/
			佩戴手术手圈		/
			将患者送至手术室 □ 时间 ____, □ 携带病历和所有资料等待		/
					/
					/
					/
					/
					/
					/
					/
					/
					/
					/
					/
					/
					/
					/
					/
					/

使用方法:(1) 无盖章或签字的医嘱无效。(2) 长期医嘱由粗线边缘,临时医嘱由细线边缘起写,务求端正。(3) 临时医嘱要写明时间。(4) 停药的医嘱必须重新写明。(5) 长期医嘱每周重整一次。

注　意:(1) 限用原子笔用力书写。(2) 除非附有处方签,勿用此医嘱单。　　夹存病历

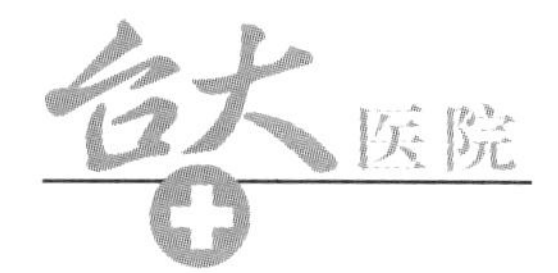

台湾大学医学院附属医院

颚扁桃摘除术医嘱单

病历号　　　　　　　　　　姓名　　　　　　　　　　床号　　　　　　　　　　第 4 页

性别	男　女	年龄		过敏记录		自费　医保

开始日期	停止日期	(长期)	(临时)	医　嘱	医师盖章	护士签字
				〈颚扁桃摘除术,术后医嘱〉		/
		术后测量体温、脉搏、呼吸、血压				/
		活动：禁止剧烈活动				/
		禁食 6 小时之后冷流质饮食				/
		乳酸钠林格液(500 ml/瓶)1 000 ml qd 静脉滴注 1 天				/
		盐酸哌替啶注射液(50 mg/ml/瓶) □ 50 mg, □ 25 mg q6h 必要时肌内注射				/
		盐酸丁丙诺啡含片(0.2 mg/片)1 片(间隔 >6h)必要时用,口服				/
		可待因(30 mg/片)1 片 q6h 口服				/
		氧化镁(250 mg/片)1 片 q6h 口服				/
			头孢唑林(1 000 mg/瓶)1 000 mg q8h 静脉滴注,用 2 剂			/
			其他：(医师得依病人病情更改上列药物)			/
			____________________			/
			适应证：____________________			/
			冰敷一天			/
						/
						/
						/
						/
						/
						/
						/
						/
						/
						/
						/
						/
						/
						/

使用方法：(1) 无盖章或签字的医嘱无效。(2) 长期医嘱由粗线边缘,临时医嘱由细线边缘起写,务求端正。(3) 临时医嘱要写明时间。(4) 停药的医嘱必须重新写明。(5) 长期医嘱每周重整一次。

注　意：(1) 限用原子笔用力书写。(2) 除非附有处方签,勿用此医嘱单。　　夹存病历

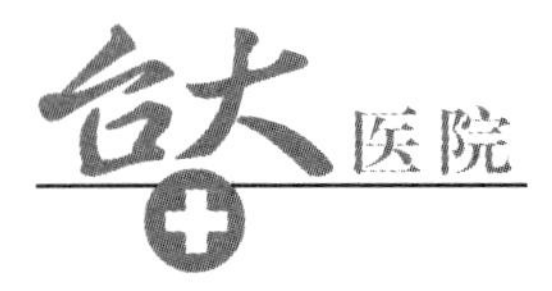

台湾大学医学院附属医院

颚扁桃摘除术医嘱单

病历号　　姓名　　床号　　第 5 页

性别	男　女	年龄		过敏记录		自费　医保

开始日期	停止日期	(长期)	(临时) 医嘱	医师盖章	护士签字
			〈颚扁桃摘除术,出院医嘱〉		/
			可以出院,医师同意________		/
			门诊预约单:____年____月____日,医生 ________		/
			出院带药:		/
			对乙酰氨基酚(500 mg/片)1 片 qid 口服 3 天		/
			其他:(医师得依病人病情更改上列药物)		/
			________________________		/
			适应证:________________________		/
			出院状态:		/
			□ 是□ 否　出院日病人生命体征稳定		/
			□ 是□ 否　伤口无出血或感染		/
			□ 是□ 否　病人可忍受伤口的疼痛		/
			□ 是□ 否　进食情况可,无脱水现象		/
			□ 是□ 否　病人宣教包括:		/
			口腔卫生		/
			饮食指导		/
			门诊随访		/
			若有不正常疼痛、出血、发烧应立即回院治疗		/
					/
					/
					/
					/
					/
					/
					/
					/
					/
					/

使用方法:(1) 无盖章或签字的医嘱无效。(2) 长期医嘱由粗线边缘,临时医嘱由细线边缘起写,务求端正。(3) 临时医嘱要写明时间。(4) 停药的医嘱必须重新写明。(5) 长期医嘱每周重整一次。

注　　意:(1) 限用原子笔用力书写。(2) 除非附有处方签,勿用此医嘱单。　　夹存病历

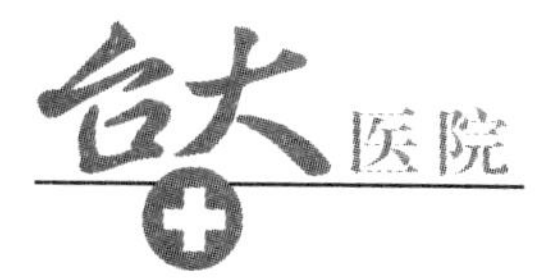

台湾大学医学院附属医院

临床路径收案标准

病历号　　　　　　　　　　　姓名　　　　　　　　　　　床号　　　　　　　　　　　第 1 页

〈喉直达镜声带或会厌软骨肿瘤切除术　标准〉

纳入标准：

☐ 诊断为喉部、会厌或舌根疾病

排除标准：

☐ 恶性肿瘤

☐ 血流动力学不稳定

☐ 心电图异常或近 3 个月内有心肌梗死病史

☐ 胸片异常或肺功能差

☐ 血小板计数小于 $100 \times 10^9/L$

☐ 凝血酶原时间比正常值延长超过 2 秒钟

☐ 同时合并其他手术

☐ 既往或目前有严重并发症或慢性病，导致护理困难

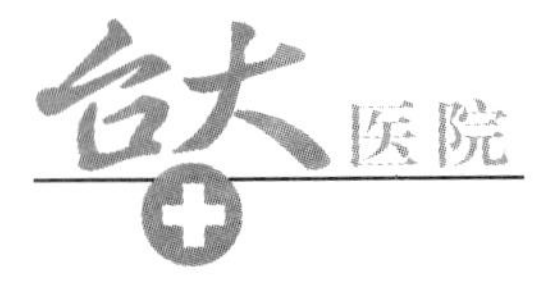

台湾大学医学院附属医院

喉直达镜声带或会厌软骨肿瘤切除术医嘱单

病历号　　　　　　　　　　　　姓名　　　　　　　　　　　　床号　　　　　　　　　　　　第 2 页

性别	男　　女	年龄		过敏记录		自费　　医保
开始日期	停止日期	(长期)	(临时)	医　　嘱	医师盖章	护士签字
			〈喉直达镜声带或会厌软骨肿瘤切除术,入院医嘱〉			/
		主管医师:主治医师________/住院医师________				/
		诊断:				/
		药物过敏:				/
		常规测量体温、脉搏、呼吸、血压				/
		活动:按患者耐受程度				/
		普通饮食				/
			□ 心电图			/
			□ 胸片			/
			□ 血细胞计数,血小板计数,凝血酶原时间,活化部分凝血活酶时间			/
			□ 总胆红素,谷草转氨酶,尿素氮,肌酐,钠,钾,氯,餐前血糖			/
			□ 其他:______________________			/
			适应证:______________________			/
			麻醉科医师术前访视			/
						/
						/
						/
						/
						/
						/
						/
						/
						/
						/
						/
						/
						/
						/

使用方法:(1) 无盖章或签字的医嘱无效。(2) 长期医嘱由粗线边缘,临时医嘱由细线边缘起写,务求端正。(3) 临时医嘱要写明时间。(4) 停药的医嘱必须重新写明。(5) 长期医嘱每周重整一次。

注　　意:(1) 限用原子笔用力书写。(2) 除非附有处方签,勿用此医嘱单。　　夹存病历

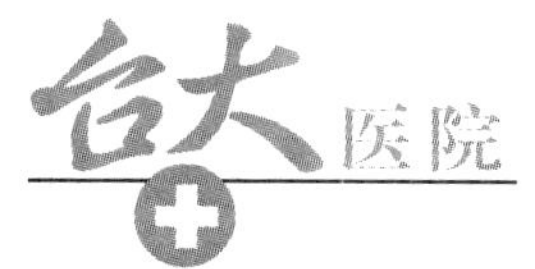

台湾大学医学院附属医院

喉直达镜声带或会厌软骨肿瘤切除术医嘱单

病历号　　　　　　　　　　　　姓名　　　　　　　　　　　　床号　　　　　　　　　　　　第 3 页

性别	男　女	年龄		过敏记录		自费　医保

开始日期	停止日期	(长期)	(临时)	医　嘱	医师盖章	护士签字
				〈**喉直达镜声带或会厌软骨肿瘤切除术,术前医嘱**〉		/
				午夜后禁食		/
				签署麻醉基本资料及麻醉同意书		/
				签署手术同意书、检验标本收集同意书		/
				乳酸钠林格液(500 ml/瓶)500 ml 静脉滴注 开始时间____		/
				其他:(医师得依病人病情更改上列药物)		/
				____________________		/
				适应证:____________________		/
				放置静脉留置针于右手		/
				佩戴手术手圈		/
				将患者送至手术室 □ 时间 ____,□ 携带病历和所有资料等待		/
						/
						/
						/
						/
						/
						/
						/
						/
						/
						/
						/
						/
						/
						/
						/
						/
						/

使用方法:(1) 无盖章或签字的医嘱无效。(2) 长期医嘱由粗线边缘,临时医嘱由细线边缘起写,务求端正。(3) 临时医嘱要写明时间。(4) 停药的医嘱必须重新写明。(5) 长期医嘱每周重整一次。

注　　意:(1) 限用原子笔用力书写。(2) 除非附有处方签,勿用此医嘱单。　　夹存病历

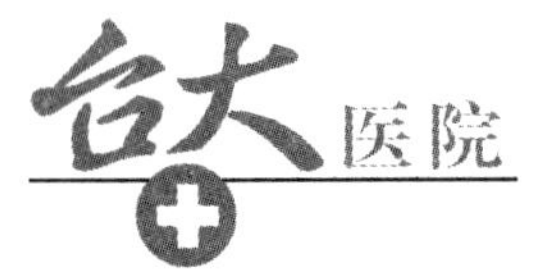

台湾大学医学院附属医院

喉直达镜声带或会厌软骨肿瘤切除术医嘱单

病历号　　　　　　姓名　　　　　　床号　　　　　　第4页

性别	男　女	年龄		过敏记录		自费　医保	
开始日期	停止日期	(长期)	(临时)	医嘱		医师盖章	护士签字
			〈喉直达镜声带或会厌软骨肿瘤切除术,术后医嘱〉				/
		术后测量体温、脉搏、呼吸、血压					/
		活动:除噤声外,其余无限制					/
		禁食__ 小时之后冷食					/
		对乙酰氨基酚(500 mg/片)1 片 qid 口服					/
		头孢氨苄(250 mg/片)1 片 q6h 口服					/
		泼尼松龙(5 mg/片)1 片 qid 口服					/
		铝碳酸镁(500 mg/片)1 片 qid 口服					/
		其他:(医师得依病人病情更改上列药物)					/
		________________________________					/
		适应证:________________________________					/
							/
							/
							/
							/
							/
							/
							/
							/
							/
							/
							/
							/
							/
							/
							/
							/
							/

使用方法:(1) 无盖章或签字的医嘱无效。(2) 长期医嘱由粗线边缘,临时医嘱由细线边缘起写,务求端正。(3) 临时医嘱要写明时间。(4) 停药的医嘱必须重新写明。(5) 长期医嘱每周重整一次。

注　　意:(1) 限用原子笔用力书写。(2) 除非附有处方签,勿用此医嘱单。　　　夹存病历

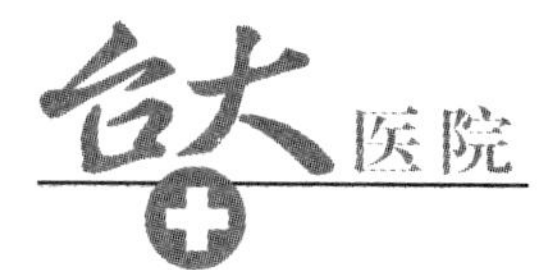

台湾大学医学院附属医院

喉直达镜声带或会厌软骨肿瘤切除术医嘱单

病历号　　　　　　　　姓名　　　　　　　　床号　　　　　　　　第 5 页

性别	男　　女		年龄		过敏记录		自费　　医保

开始日期	停止日期	(长期)	(临时) 医嘱	医师盖章	护士签字
			〈喉直达镜声带或会厌软骨肿瘤切除术，出院医嘱〉		/
			可以出院，医生同意 ________		/
			门诊预约单：____年____月____日，医生 ________		/
			出院带药：		/
			对乙酰氨基酚(500 mg/片)1 片 qid 口服 3 天		/
			头孢氨苄(250 mg/片)1 片 q6h 口服 3 天		/
			泼尼松龙(5 mg/片)1 片 qid 口服 3 天		/
			铝碳酸镁(500 mg/片)1 片 qid 口服 3 天		/
			其他：(医师得依病人病情更改上列药物)		/
			________________________		/
			适应证：________________________		/
			出院状态：		/
			□ 是□ 否　出院日病人生命体征稳定		/
			□ 是□ 否　伤口无出血、感染		/
			□ 是□ 否　无呼吸困难		/
					/
					/
					/
					/
					/
					/
					/
					/
					/
					/
					/
					/
					/

使用方法：(1) 无盖章或签字的医嘱无效。(2) 长期医嘱由粗线边缘，临时医嘱由细线边缘起写，务求端正。(3) 临时医嘱要写明时间。(4) 停药的医嘱必须重新写明。(5) 长期医嘱每周重整一次。

注　意：(1) 限用原子笔用力书写。(2) 除非附有处方签，勿用此医嘱单。　　夹存病历

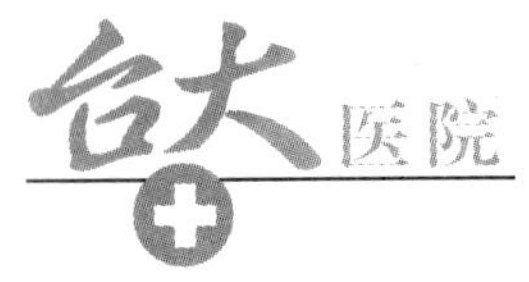

台湾大学医学院附属医院

临床路径收案标准

病历号　　　　　　　　　　姓名　　　　　　　　　　床号　　　　　　　　　　第 1 页

〈内视镜功能鼻窦手术(双侧)　标准〉

纳入标准:

□ 诊断为慢性鼻窦炎伴或不伴息肉

排除标准:

□ 恶性肿瘤

□ 脑脊液鼻漏

□ 贫血,血红蛋白 <100 g/L

□ 血流动力学不稳定

□ 心电图异常或近 3 个月内有心肌梗死病史

□ 胸片异常或肺功能差

□ 血小板计数小于 100×10^9/L

□ 凝血酶原时间比正常值延长超过 2 秒钟

□ 同时合并其他手术

□ 既往或目前有严重并发症或慢性病,导致护理困难

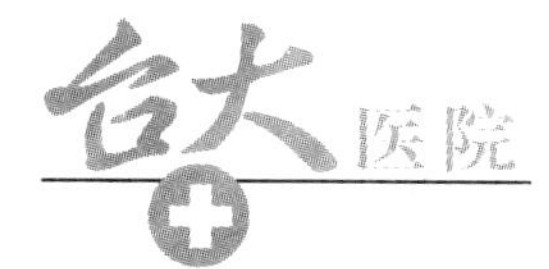

台湾大学医学院附属医院

内视镜功能鼻窦手术(双侧)医嘱单

病历号　　　　　　　　　　　　姓名　　　　　　　　　　　　床号　　　　　　　　　　　　第 2 页

性别	男　女	年龄		过敏记录		自费　医保

开始日期	停止日期	(长期)	(临时)	医嘱	医师盖章	护士签字
				〈内视镜功能鼻窦手术(双侧),入院医嘱〉		/
		主治医师:________/住院医师 ________				/
		诊断:慢性鼻窦炎				/
		药物过敏:				/
		常规测量体温、脉搏、呼吸、血压				/
		活动:按患者耐受程度				/
		普通饮食				/
			□ 心电图			/
			□ 胸片			/
			□ 血细胞计数,血小板计数,凝血酶原时间,活化部分凝血活酶时间,白细胞分类计数			/
			□ 总胆红素,谷草转氨酶,尿素氮,肌酐,钠,钾,氯,餐前血糖			/
			□ 其他:________________________			/
			适应证:________________________			/
			麻醉科医师术前访视			/
						/
						/
						/
						/
						/
						/
						/
						/
						/
						/
						/
						/
						/
						/

使用方法:(1) 无盖章或签字的医嘱无效。(2) 长期医嘱由粗线边缘,临时医嘱由细线边缘起写,务求端正。(3) 临时医嘱要写明时间。(4) 停药的医嘱必须重新写明。(5) 长期医嘱每周重整一次。

注　意:(1) 限用原子笔用力书写。(2) 除非附有处方签,勿用此医嘱单。　　夹存病历

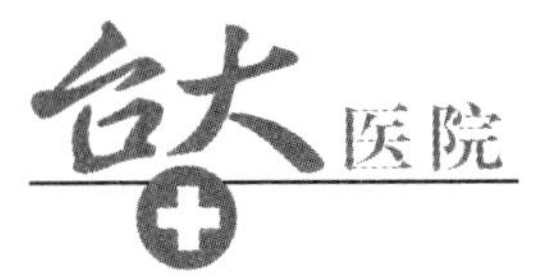

台湾大学医学院附属医院

内视镜功能鼻窦手术(双侧)医嘱单

病历号　　姓名　　床号　　第 3 页

性别	男　女	年龄		过敏记录		自费　医保

开始日期	停止日期	(长期)	(临时) 医嘱	医师盖章	护士签字
			〈内视镜功能鼻窦手术(双侧),术前医嘱〉		/
			午夜后禁食		/
			签署麻醉基本资料及麻醉同意书		/
			签署手术同意书、检验标本收集同意书		/
			乳酸钠林格液(500 ml/瓶)500 ml 静脉滴注 将患者送至手术室前		/
					/
			头孢唑林(1 000 mg/ 瓶)1 000 mg 静脉注射 在手术室		/
			其他:(医师得依病人病情更改上列药物)		/
			______________________________		/
			适应证:______________________________		/
			放置静脉留置针		/
			手术部位标记及佩戴手术手圈		/
			将患者送至手术室 □ 时间 ______,□ 携带病历和所有资料等待		/
					/
					/
					/
					/
					/
					/
					/
					/
					/
					/
					/
					/
					/
					/
					/
					/

使用方法:(1) 无盖章或签字的医嘱无效。(2) 长期医嘱由粗线边缘,临时医嘱由细线边缘起写,务求端正。(3) 临时医嘱要写明时间。(4) 停药的医嘱必须重新写明。(5) 长期医嘱每周重整一次。

注　意:(1) 限用原子笔用力书写。(2) 除非附有处方签,勿用此医嘱单。　夹存病历

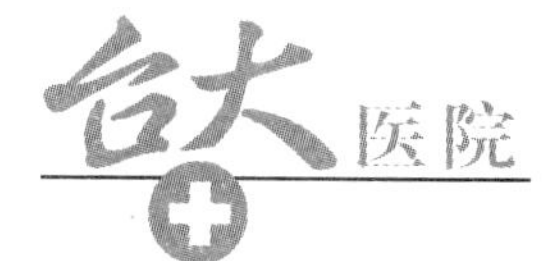

台湾大学医学院附属医院

内视镜功能鼻窦手术(双侧)医嘱单

病历号　　　　　　　　　　　　姓名　　　　　　　　　　　　床号　　　　　　　　　　　　第 4 页

性别	男　女	年龄		过敏记录		自费　医保	

开始日期	停止日期	(长期)	(临时) 医　嘱	医师盖章	护士签字
			〈内视镜功能鼻窦手术(双侧),术后医嘱〉		/
		术后 测量体温、脉搏、呼吸、血压			/
		活动: 禁止剧烈活动			/
		禁食 6 小时之后冷食			/
		乳酸钠林格液(500 ml/瓶)1 000 ml qd 静脉滴注			/
		盐酸哌替啶注射液(50 mg/ml/瓶) □ 50 mg, □ 25 mg q6h 必要时肌内注射			/
		头孢唑林(1 000 mg/瓶)1 000 mg q8h 静脉注射 用 2 剂,之后			/
		头孢氨苄(250 mg/片)1 片 q6h 口服 用 2 天			/
		对乙酰氨基酚(500 mg/片)1 片 qid 口服			/
		布克力嗪(25 mg/片)1 片 bid 口服			/
		其他:(医师得依病人病情更改上列药物)			/
		______________________			/
		适应证: ______________________			/
			冰敷一天		/
					/
					/
					/
					/
					/
					/
					/
					/
					/
					/
					/
					/
					/
					/
					/

使用方法:(1) 无盖章或签字的医嘱无效。(2) 长期医嘱由粗线边缘,临时医嘱由细线边缘起写,务求端正。(3) 临时医嘱要写明时间。(4) 停药的医嘱必须重新写明。(5) 长期医嘱每周重整一次。

注　　意:(1) 限用原子笔用力书写。(2) 除非附有处方签,勿用此医嘱单。　　　　夹存病历

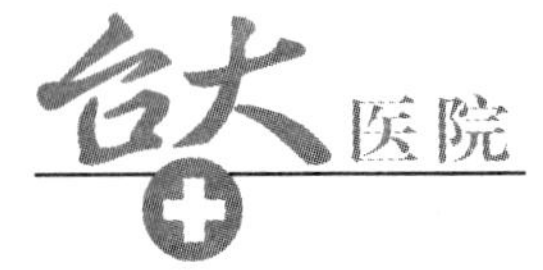

台湾大学医学院附属医院

内视镜功能鼻窦手术(双侧)医嘱单

病历号 姓名 床号 第5页

性别	男 女	年龄		过敏记录		自费 医保

开始日期	停止日期	(长期)	(临时) 医嘱	医师盖章	护士签字
			〈内视镜功能鼻窦手术(双侧),出院医嘱〉		/
			可以出院,医师同意 ________		/
			门诊预约单:____年____月____日,医生 ________		/
			出院带药:		/
			对乙酰氨基酚(500 mg/片)1 片 qid 口服 3 天		/
			布克力嗪(25 mg/片)1 片 bid 口服 3 天		/
			头孢氨苄(250 mg/片)1 片 q6h 口服 7 天		/
			其他:(医师得依病人病情更改上列药物)		/
			________________________________		/
			适应证:________________________________		/
			出院状态:		/
			□ 是□ 否 出院日病人生命体征稳定		/
			□ 是□ 否 无鼻出血或感染		/
			□ 是□ 否 病人可忍受伤口的疼痛		/
			□ 是□ 否 病人宣教包括:		/
			饮食指导		/
			门诊随访		/
			若有不正常出血、头痛、发烧应立即回院治疗		/
					/
					/
					/
					/
					/
					/
					/
					/
					/
					/

使用方法:(1) 无盖章或签字的医嘱无效。(2) 长期医嘱由粗线边缘,临时医嘱由细线边缘起写,务求端正。(3) 临时医嘱要写明时间。(4) 停药的医嘱必须重新写明。(5) 长期医嘱每周重整一次。

注 意:(1) 限用原子笔用力书写。(2) 除非附有处方签,勿用此医嘱单。 夹存病历

台大医院眼科部

临床路径医师篇目录

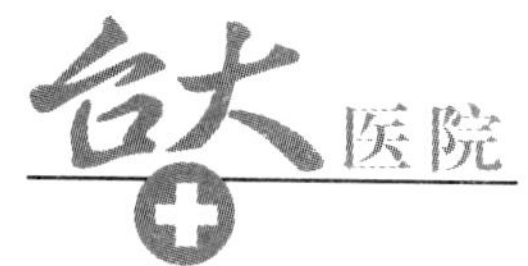

台湾大学医学院附属医院

临床路径收案标准

病历号　　　　　　　　　　姓名　　　　　　　　　　床号　　　　　　　　　　第1页

〈水晶体囊内外摘除术并水晶体植入术　标准〉

纳入标准：

☐ 单侧白内障手术

排除标准：

☐ 双侧白内障手术，没有放置人工晶状体，白内障合并其他手术（例如：合并角膜移植或视网膜手术、小梁切除术）

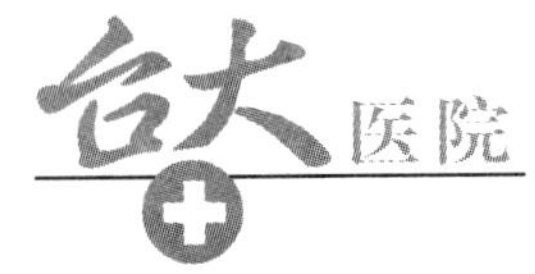

台湾大学医学院附属医院

水晶体囊内外摘除术并水晶体植入术医嘱单

病历号　　　　　　　　　　　　姓名　　　　　　　　　　　　床号　　　　　　　　　　　　第 2 页

性别	男　女	年龄		过敏记录		自费　医保

开始日期	停止日期	(长期)	(临时)	医嘱	医师盖章	护士签字
			〈水晶体囊内外摘除术并水晶体植入术,入院医嘱〉			/
		主管医师:主治医师________/住院医师________				/
		诊断:白内障 □ 左眼, □ 右眼				/
		药物过敏: □ 否 □ ________				/
		常规测量体温、脉搏、呼吸、血压				/
		活动:按患者耐受程度				/
		普通饮食				/
		□ 其他: ________________________				/
		适应证: ________________________				/
						/
						/
						/
						/
						/
						/
						/
						/
						/
						/
						/
						/
						/
						/
						/
						/
						/
						/
						/

使用方法:(1) 无盖章或签字的医嘱无效。(2) 长期医嘱由粗线边缘,临时医嘱由细线边缘起写,务求端正。(3) 临时医嘱要写明时间。(4) 停药的医嘱必须重新写明。(5) 长期医嘱每周重整一次。

注　　意:(1) 限用原子笔用力书写。(2) 除非附有处方签,勿用此医嘱单。　　　　夹存病历

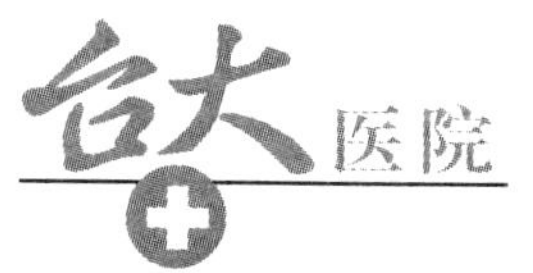

台湾大学医学院附属医院

水晶体囊内外摘除术并水晶体植入术医嘱单

病历号　　　　　　　　姓名　　　　　　　　床号　　　　　　　　第3页

性别	男　女	年龄		过敏记录		自费　医保
开始日期	停止日期	(长期)	(临时)	医　嘱	医师盖章	护士签字
				〈**水晶体囊内外摘除术并水晶体植入术,术前医嘱**〉		/
				签署麻醉基本资料及麻醉同意书		/
				签署手术同意书、□ 检验标本收集同意书		/
				□ 签署自费同意书		/
				手术部位标记及佩戴手术手圈		/
				送病人至开刀房前使用下列药物:		/
				托吡卡胺滴眼液(0.4%,5 ml/瓶)1 滴 q5min 3 次		/
				□ 右眼, □ 左眼		/
				去氧肾上腺素滴眼液(10%,5 ml/瓶)1 滴 q5min 3 次		/
				□ 右眼, □ 左眼		/
				□ 乙酰唑胺(250 mg/片)1 片 口服		/
				□ 对乙酰氨基酚(500 mg/片)1 片 口服		/
				□ 氧化镁(250 mg/片)1 片 口服		/
				□ 地西泮(5 mg/片)1 片 口服		/
				将患者送至手术室 □ 时间 ______, □ 携带病历和所有资料等待		/
				并且带下列药		/
				庆大霉素注射液(80 mg/2 ml/瓶)1 瓶		/
				他米松磷酸钠注射液(4 mg/ml/瓶)1 瓶		/
				Maxitrol Oph Oint(3.5 g/管)1 管		/
				□ 四环素眼膏(1%,5 g/管)1 管		/
				其他:(医师得依病人病情更改上列药物)		/
				______________________________		/
				适应证:______________________		/
						/
						/
						/
						/
						/

使用方法:(1) 无盖章或签字的医嘱无效。(2) 长期医嘱由粗线边缘,临时医嘱由细线边缘起写,务求端正。(3) 临时医嘱要写明时间。(4) 停药的医嘱必须重新写明。(5) 长期医嘱每周重整一次。

注　　意:(1) 限用原子笔用力书写。(2) 除非附有处方签,勿用此医嘱单。　　夹存病历

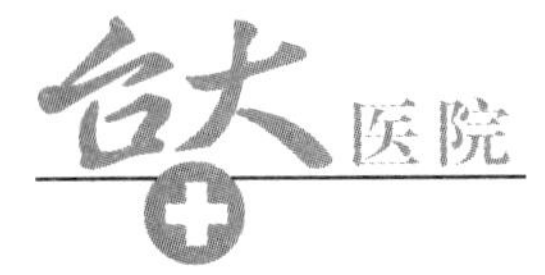

台湾大学医学院附属医院

水晶体囊内外摘除术并水晶体植入术医嘱单

病历号　　　　　　　　姓名　　　　　　　　床号　　　　　　　　第 4 页

性别	男　女	年龄		过敏记录		自费　医保

开始日期	停止日期	(长期)	(临时) 医嘱	医师盖章	护士签字
			〈水晶体囊内外摘除术并水晶体植入术,术后医嘱〉		/
		头孢氨苄(250 mg/片)1 片 qid 口服			/
		对乙酰氨基酚(500 mg/片)1 片 qid 口服			/
		氧化镁(250 mg/片)1 片 qid 口服			/
		乙酰唑胺(250 mg/片)0.5 片 qid 口服			/
		地西泮(5 mg/片)1 片 hs 口服			/
		庆大霉素滴眼液(0.3 %,5 ml/瓶)1 滴 qid			/
		□ 右眼, □ 左眼			/
		倍他米松磷酸钠滴眼液(0.1 %,5 ml/瓶)1 滴____			/
		□ 右眼, □ 左眼			/
		托吡卡胺滴眼液(0.4%,5 ml/瓶)1 滴 ____			/
		□ 右眼, □ 左眼			/
		□ 目施妥(3.5 g/管)1 滴 hs			/
		□ 右眼, □ 左眼			/
		□ 四环素眼膏(1 %,5g/管)1 滴 hs			/
		□ 右眼, □ 左眼			/
		更换敷料 qd			/
		其他:(医师得依病人病情更改上列药物)			/
		______________________			/
		适应证: ______________________			/
					/
					/
					/
					/
					/
					/
					/
					/

使用方法:(1) 无盖章或签字的医嘱无效。(2) 长期医嘱由粗线边缘,临时医嘱由细线边缘起写,务求端正。(3) 临时医嘱要写明时间。(4) 停药的医嘱必须重新写明。(5) 长期医嘱每周重整一次。

注　意:(1) 限用原子笔用力书写。(2) 除非附有处方签,勿用此医嘱单。　　夹存病历

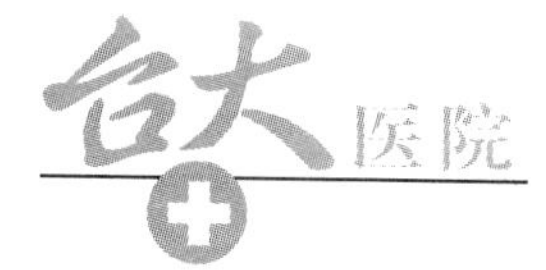

台湾大学医学院附属医院

水晶体囊内外摘除术并水晶体植入术医嘱单

病历号　　　　　　　　　　姓名　　　　　　　　　　床号　　　　　　　　　　第 5 页

性别	男　女		年龄		过敏记录	自费　医保	
开始日期	停止日期	(长期)	(临时)	医　嘱		医师盖章	护士签字
				〈水晶体囊内外摘除术并水晶体植入术,出院医嘱〉			/
				出院日期:____年____月____日,医师同意________			/
				门诊预约单:____年____月____日(上午/下午)____诊,医生____			/
				出院诊断:白内障 □ 右眼, □ 左眼			/
				□ 出院诊断书____份			/
				头孢氨苄(250 mg/片)1 片 qid 口服 用 2 天			/
				对乙酰氨基酚(500 mg/片)1 片 qid 口服 用 2 天			/
				氧化镁(250 mg/片)1 片 qid 口服 用 2 天			/
				乙酰唑胺(250 mg/片)0.5 片:id 口服 2 dap			/
				地西泮(5 mg/片)1 片 hs 口服 用 2 天			/
				庆大霉素滴眼液(0.3%,5 ml/瓶)1 滴 ____			/
				□ 右眼, □ 左眼			/
				倍他米松磷酸钠滴眼液(0.1%,5 ml/瓶)1 滴 ____			/
				□ 右眼, □ 左眼			/
				托吡卡胺滴眼液(0.4%,5 ml/瓶),1 滴 ____			/
				□ 右眼, □ 左眼			/
				□ 目施妥(3.5 g/管)1 滴 hs			/
				□ 右眼, □ 左眼			/
				□ 四环素眼膏(1%,5 g/管)1 滴 hs			/
				□ 右眼, □ 左眼			/
				其他:(医师得依病人病情更改上列药物)			/
				________________			/
				适应证:________________			/
				出院状态:			/
				□ 是□ 否　手术伤口稳定			/
				□ 是□ 否　前房深度良好			/
				□ 是□ 否　无眼内感染迹象			/
				□ 是□ 否　了解正确点药方法			/
				□ 是□ 否　患眼无严重疼痛			/

使用方法:(1) 无盖章或签字的医嘱无效。(2) 长期医嘱由粗线边缘,临时医嘱由细线边缘起写,务求端正。(3) 临时医嘱要写明时间。(4) 停药的医嘱必须重新写明。(5) 长期医嘱每周重整一次。

注　意:(1) 限用原子笔用力书写。(2) 除非附有处方签,勿用此医嘱单。　　夹存病历

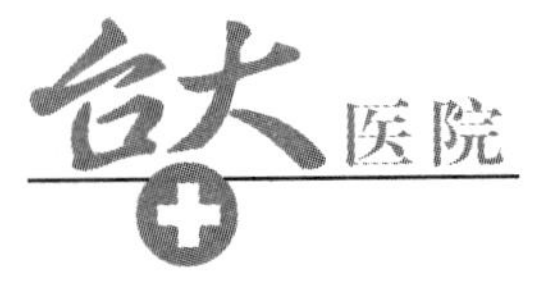

台湾大学医学院附属医院

临床路径收案标准

病历号　　　　　　　　　　　　　姓名　　　　　　　　　　　　　床号　　　　　　　　　　　　　第 1 页

〈青光眼小梁切除术　标准〉

纳入标准：

☐ 医学上不能控制的青光眼

排除标准：

☐ 眼前房出血，受伤破裂，浅前房，脉络膜脱离，感染

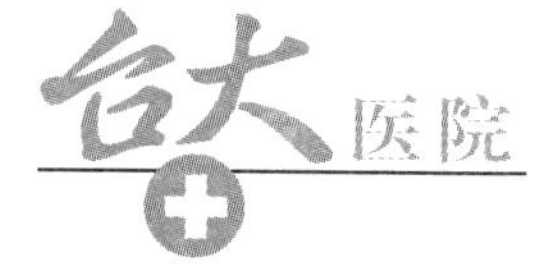

台湾大学医学院附属医院

青光眼小梁切除术医嘱单 ☐ 全身麻醉 ☐ 局部麻醉

病历号　　　　姓名　　　　床号　　　　第2页

性别	男　女	年龄		过敏记录		自费　医保	

开始日期	停止日期	(长期)	(临时) 医嘱	医师盖章	护士签字
			〈青光眼小梁切除术,入院医嘱〉		/
		主管医师:主治医师 ______/住院医师 ______			/
		诊断:			/
		药物过敏:☐ 否 ☐ ______			/
		常规测量体温、脉搏、呼吸、血压			/
		活动:按患者耐受程度			/
		普通饮食			/
			☐ 心电图		/
			☐ 胸片		/
			☐ 血细胞计数,血小板计数		/
			☐ 总胆红素,谷草转氨酶,尿素氮,肌酐,钠,钾,氯		/
			☐ 餐前血糖		/
			☐ 其他: ______		/
			适应证: ______		/
			☐ 麻醉科医师术前访视		/
			目前用药(自备):		/
			降眼压药(自备):		/
			右眼: ___		/
			左眼: ___		/
					/
					/
					/
					/
					/
					/
					/
					/
					/
					/

使用方法:(1) 无盖章或签字的医嘱无效。(2) 长期医嘱由粗线边缘,临时医嘱由细线边缘起写,务求端正。(3) 临时医嘱要写明时间。(4) 停药的医嘱必须重新写明。(5) 长期医嘱每周重整一次。

注　意:(1) 限用原子笔用力书写。(2) 除非附有处方签,勿用此医嘱单。　　夹存病历

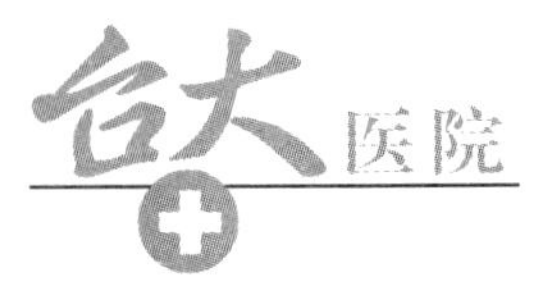

台湾大学医学院附属医院

青光眼小梁切除术医嘱单　□ 全身麻醉　□ 局部麻醉

病历号　　　　　　　　姓名　　　　　　　　床号　　　　　　　　第 3 页

性别	男　女	年龄		过敏记录		自费　医保

开始日期	停止日期	(长期)	(临时)　医嘱	医师盖章	护士签字
			〈青光眼小梁切除术,术前医嘱〉		/
			□ 午夜后禁食		/
			签署麻醉基本资料及麻醉同意书		/
			签署手术同意书、□ 检验标本收集同意书		/
			□ 签署自费同意书		/
			手术部位标记及佩戴手术手圈		/
			□ 乳酸钠林格液(500 ml/瓶)500 ml 静脉滴注 开始时间____		/
			□ 局麻:对乙酰氨基酚(500 mg/片)1 片、氧化镁(250 mg/片)1		/
			片、地西泮(5 mg/片)1 片		/
			□ 修剪眼睫毛		/
			□ 右眼, □ 左眼		/
			送病人至开刀房前使用下列药物:		/
			□ 毛果芸香碱滴眼液(2%,10 ml/瓶)1 滴____		/
			□ 右眼, □ 左眼		/
			将患者送至手术室 □ 时间 ______, □ 携带病历和所有资料等待		/
			并且带下列药		/
			目施妥(3.5 g/管)1 管		/
			丝裂霉素 C(2 mg/瓶)1 瓶		/
			其他:(医师得依病人病情更改上列药物)		/
			____________________		/
			适应证:____________________		/
					/
					/
					/
					/
					/
					/
					/

使用方法:(1) 无盖章或签字的医嘱无效。(2) 长期医嘱由粗线边缘,临时医嘱由细线边缘起写,务求端正。(3) 临时医嘱要写明时间。(4) 停药的医嘱必须重新写明。(5) 长期医嘱每周重整一次。

注　意:(1) 限用原子笔用力书写。(2) 除非附有处方签,勿用此医嘱单。　　夹存病历

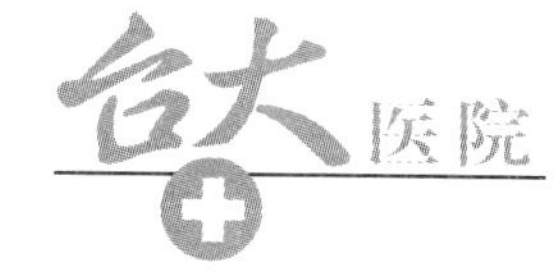

台湾大学医学院附属医院

青光眼小梁切除术医嘱单 □ 全身麻醉 □ 局部麻醉

病历号　　　　　　　　　　姓名　　　　　　　　　　床号　　　　　　　　　　第 4 页

性别	男　女	年龄		过敏记录		自费　医保

开始日期	停止日期	(长期)	(临时) 医嘱	医师盖章	护士签字
			〈青光眼小梁切除术,术后医嘱〉		/
		头孢氨苄(250 mg/ 片)1 片 qid 口服 用5 天			/
		对乙酰氨基酚(500 mg/片)1 片 qid 口服 用5 天			/
		氧化镁(250 mg/片)1 片 qid 口服 用5 天			/
		地西泮(5 mg/片)1 片 hs 口服 用5 天			/
		庆大霉素滴眼液(0.3% ,5 ml/瓶)1 滴 qid			/
		□ 右眼, □ 左眼			/
		倍他米松磷酸钠滴眼液(0.1% ,5 ml/瓶)1 滴 ____			/
		□ 右眼, □ 左眼			/
		托吡卡胺滴眼液(0.4% ,5 ml/瓶)1 滴 ____			/
		□ 右眼, □ 左眼			/
		目施妥(3.5g/管)1 滴 hs			/
		□ 右眼, □ 左眼			/
		更换敷料 qd			/
		其他:(医师得依病人病情更改上列药物)			/
		____________________			/
		适应证: ____________________			/
					/
					/
					/
					/
					/
					/
					/
					/
					/
					/
					/

使用方法:(1) 无盖章或签字的医嘱无效。(2) 长期医嘱由粗线边缘,临时医嘱由细线边缘起写,务求端正。(3) 临时医嘱要写明时间。(4) 停药的医嘱必须重新写明。(5) 长期医嘱每周重整一次。

注　意:(1) 限用原子笔用力书写。(2) 除非附有处方签,勿用此医嘱单。　　夹存病历

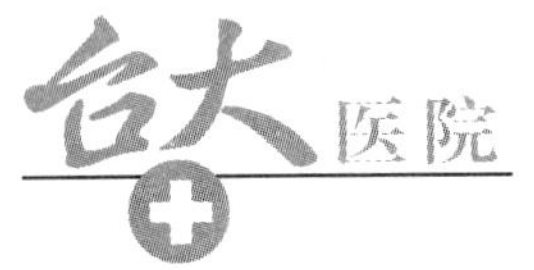

台湾大学医学院附属医院

青光眼小梁切除术医嘱单 ☐ 全身麻醉 ☐ 局部麻醉

病历号 姓名 床号 第 5 页

性别	男 女	年龄		过敏记录		自费 医保

开始日期	停止日期	(长期)	(临时)	医嘱	医师盖章	护士签字
				〈青光眼小梁切除术,出院医嘱〉		/
				出院日期:____年____月____日,医师同意 ________		/
				门诊预约单:___年___月___日(上午/下午)___诊,医生 ________		/
				出院诊断:青光眼 ☐ 右眼, ☐ 左眼		/
				☐ 出院诊断书______份		/
				出院带药:		/
				☐ 头孢氨苄(250 mg/片)1 片 qid 口服 用5 天		/
				☐ 对乙酰氨基酚(500 mg/片)1 片 qid 口服 用5 天		/
				☐ 氧化镁(250 mg/片)1 片 qid 口服 用5 天		/
				☐ 地西泮(5 mg/片)1 片 hs 口服 用5 天		/
				=手术眼 ☐ 右眼, ☐ 左眼:		/
				庆大霉素滴眼液(0.3%,5 ml/瓶)1 滴 ____		/
				☐ 右眼, ☐ 左眼		/
				倍他米松磷酸钠滴眼液(0.1%,5 ml/瓶)1 滴 ____		/
				☐ 右眼, ☐ 左眼		/
				托吡卡胺-M 滴眼液(0.4%,5 ml/瓶)1 滴 ____		/
				☐ 右眼, ☐ 左眼		/
				目施妥(3.5 g/管)1 滴 hs		/
				☐ 右眼, ☐ 左眼		/
				其他:(医师得依病人病情更改上列药物)		/
				____________________		/
				适应证:____________________		/
				出院状态:		/
				☐ 是☐ 否 手术伤口稳定		/
				☐ 是☐ 否 前房深度良好		/
				☐ 是☐ 否 无眼内感染迹象		/
				☐ 是☐ 否 了解正确点药方法		/
						/

使用方法:(1) 无盖章或签字的医嘱无效。(2) 长期医嘱由粗线边缘,临时医嘱由细线边缘起写,务求端正。(3) 临时医嘱要写明时间。(4) 停药的医嘱必须重新写明。(5) 长期医嘱每周重整一次。

注 意:(1) 限用原子笔用力书写。(2) 除非附有处方签,勿用此医嘱单。 夹存病历

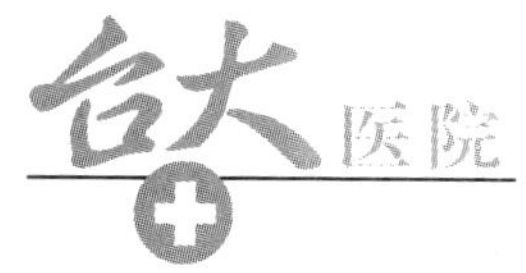

台湾大学医学院附属医院

临床路径收案标准

病历号　　　　　　　　　　　姓名　　　　　　　　　　　床号　　　　　　　　　　　第 1 页

〈斜视　标准〉

纳入标准：

□ 斜视

排除标准：

□ 肉毒素注射

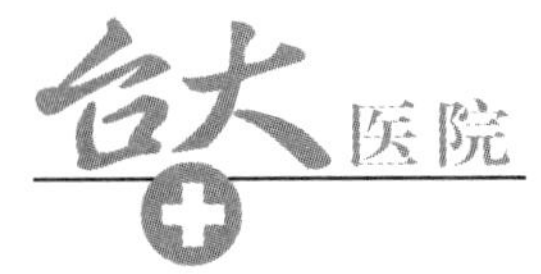

台湾大学医学院附属医院

斜视医嘱单 □ 全身麻醉 □ 局部麻醉

病历号 姓名 床号 第2页

性别	男 女	年龄		过敏记录		自费 医保

开始日期	停止日期	(长期)	(临时) 医嘱	医师盖章	护士签字
			〈斜视,入院医嘱〉		/
		主管医师:主治医师________/住院医师 ________			/
		诊断:			/
		药物过敏:□ 否 □ ________			/
		常规测量体温、脉搏、呼吸、血压			/
		活动 :按患者耐受程度			/
		普通饮食			/
			□ 心电图		/
			□ 胸片		/
			□ 血细胞计数,血小板计数		/
			□ 总胆红素,谷草转氨酶,尿素氮,肌酐,钠,钾,氯		/
			□ 餐前血糖		/
			□ 其他:________________________		/
			适应证:________________________		/
			□ 麻醉科医师术前访视		/
					/
					/
					/
					/
					/
					/
					/
					/
					/
					/
					/
					/
					/

使用方法:(1) 无盖章或签字的医嘱无效。(2) 长期医嘱由粗线边缘,临时医嘱由细线边缘起写,务求端正。(3) 临时医嘱要写明时间。(4) 停药的医嘱必须重新写明。(5) 长期医嘱每周重整一次。

注 意:(1) 限用原子笔用力书写。(2) 除非附有处方签,勿用此医嘱单。 夹存病历

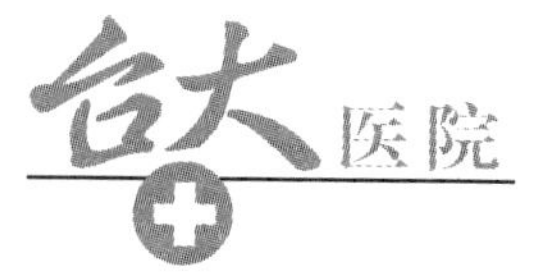

台湾大学医学院附属医院

斜视医嘱单 □ 全身麻醉 □ 局部麻醉

病历号　　　　姓名　　　　床号　　　　第 3 页

性别	男　女		年龄		过敏记录		自费　医保

开始日期	停止日期	(长期)	(临时)	医嘱	医师盖章	护士签字
				〈斜视,术前医嘱〉		/
				□ 午夜后禁食		/
				签署麻醉基本资料及麻醉同意书		/
				签署手术同意书、□ 检验标本收集同意书		/
				□ 签署自费同意书		/
				手术部位标记及佩戴手术手圈		/
				□ 乳酸钠林格液(500 ml/瓶)500 ml 静脉滴注开始时间____		/
				□ 局麻:对乙酰氨基酚(500 mg/片)1 片、氧化镁(250 mg/片)1		/
				片、地西泮(5 mg/片)1 片		/
				□ 修剪眼睫毛		/
				□ 右眼, □ 左眼		/
				将患者送至手术室 □ 时间 ____, □ 携带病历和所有资料等待		/
				并且带下列药		/
				□ 四环素眼膏(1%,5 g/管)1 管		/
				□ 目施妥(3.5 g/管)1 管		/
				其他:(医师得依病人病情更改上列药物)		/
				____________________		/
				适应证:____________________		/
						/
						/
						/
						/
						/
						/
						/
						/
						/
						/
						/
						/

使用方法:(1) 无盖章或签字的医嘱无效。(2) 长期医嘱由粗线边缘,临时医嘱由细线边缘起写,务求端正。(3) 临时医嘱要写明时间。(4) 停药的医嘱必须重新写明。(5) 长期医嘱每周重整一次。

注　意:(1) 限用原子笔用力书写。(2) 除非附有处方签,勿用此医嘱单。　　夹存病历

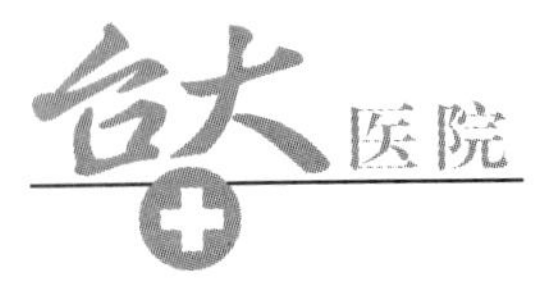

台湾大学医学院附属医院

斜视医嘱单 □ 全身麻醉 □ 局部麻醉

病历号　　　　姓名　　　　床号　　　　第 4 页

性别	男　女	年龄		过敏记录		自费　医保

开始日期	停止日期	(长期)	(临时)　医　嘱	医师盖章	护士签字
			〈斜视,术后医嘱〉		/
		□ 头孢氨苄(250 mg/片)1 片 qid 口服			/
		□ 头孢氨苄混悬液(1 500 mg/60 ml/瓶) ____ ml qid 口服			/
		□ 对乙酰氨基酚(500 mg/片)1 片 qid 口服			/
		□ 对乙酰氨基酚(80 mg/片) ____ 片 qid 口服			/
		□ 氧化镁(250 mg/片)1 片 qid 口服			/
		□ 地西泮(5 mg/片)1 片 hs 口服			/
		□ 布洛芬混悬液(20 mg/此,60 ml/瓶) ____ ml qid 口服			/
		□ 荷福泰松滴眼液(5 ml/瓶)1 滴 qid			/
		□ 右眼, □ 左眼			/
		□ 四环素眼膏(1%,5 g/管)1 滴 hs			/
		□ 右眼, □ 左眼			/
		□ 目施妥(3.5 g/管)1 滴 hs			/
		□ 右眼, □ 左眼			/
		□ 更换敷料 qd			/
		□ 右眼, □ 左眼			/
		其他:(医师得依病人病情更改上列药物)			/
		______________________			/
		适应证:______________________			/
					/
					/
					/
					/
					/
					/
					/
					/
					/

使用方法:(1) 无盖章或签字的医嘱无效。(2) 长期医嘱由粗线边缘,临时医嘱由细线边缘起写,务求端正。(3) 临时医嘱要写明时间。(4) 停药的医嘱必须重新写明。(5) 长期医嘱每周重整一次。

注　意:(1) 限用原子笔用力书写。(2) 除非附有处方签,勿用此医嘱单。　　夹存病历

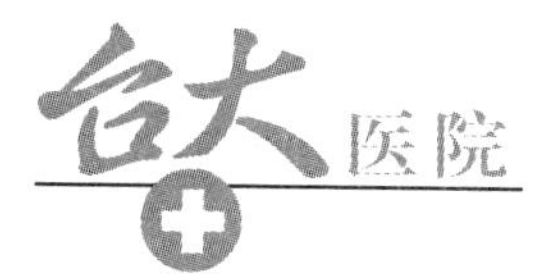

台湾大学医学院附属医院

斜视医嘱单 □ 全身麻醉 □ 局部麻醉

病历号　　　　姓名　　　　床号　　　　第 5 页

性别	男　女	年龄		过敏记录		自费　医保	

开始日期	停止日期	(长期)	(临时) 医嘱	医师盖章	护士签字
			〈斜视,出院医嘱〉		/
			出院日期:___年___月___日,医师同意 ________		/
			门诊预约单:___年___月___日(上午/下午)___诊,医生 ________		/
			出院诊断:		/
			□ 出院诊断书____份		/
			□ 头孢氨苄(250 mg/片)1 片 qid 口服		/
			□ 头孢氨苄 Susp(1 500 mg/60 ml/瓶) ________ ml qid 口服		/
			□ 对乙酰氨基酚(500 mg/片)1 片 qid 口服		/
			□ 对乙酰氨基酚(80 mg/片)1 片 qid 口服		/
			□ 氧化镁(250 mg/片)1 片 qid 口服		/
			□ 地西泮(5 mg/片)1 片 hs 口服		/
			□ 布洛芬混悬液(20 mg/1 ml,60 ml/瓶) ________ ml qid 口服		/
			□ 荷福泰松滴眼液(5 ml/瓶)1 滴 qid		/
			□ 右眼,□ 左眼		/
			□ 四环素眼膏(1 %,5 g/管)1 滴 hs		/
			□ 目施妥(3.5 g/管)1 滴 hs		/
			□ 右眼,□ 左眼		/
			其他:(医师得依病人病情更改上列药物)		/
			________________________________		/
			适应证:________________________________		/
			出院状态:		/
			□ 是□ 否　手术伤口稳定		/
			□ 是□ 否　前房深度良好		/
			□ 是□ 否　无眼内感染迹象		/
			□ 是□ 否　了解正确点药方法		/
					/
					/
					/

使用方法:(1) 无盖章或签字的医嘱无效。(2) 长期医嘱由粗线边缘,临时医嘱由细线边缘起写,务求端正。(3) 临时医嘱要写明时间。(4) 停药的医嘱必须重新写明。(5) 长期医嘱每周重整一次。

注　　意:(1) 限用原子笔用力书写。(2) 除非附有处方签,勿用此医嘱单。　　夹存病历

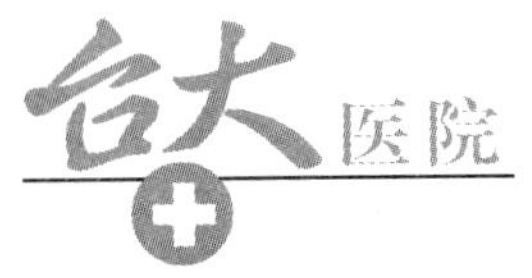

台湾大学医学院附属医院

临床路径收案标准

病历号　　　　　　姓名　　　　　　床号　　　　　　第 1 页

〈甲状腺眼疾眼窝减压术　标准〉

纳入标准：

□ 甲状腺性突眼眼窝减压术

排除标准：

□ 甲状腺相关性斜视或眼睑手术

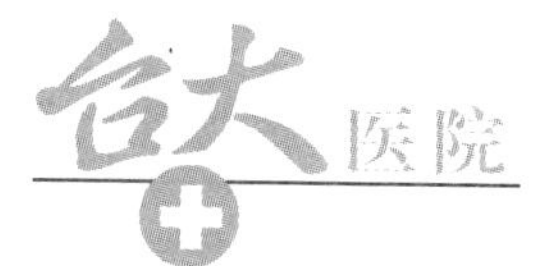

台湾大学医学院附属医院

甲状腺眼疾眼窝减压术医嘱单

病历号　　　　　　　　姓名　　　　　　　　床号　　　　　　　　第 2 页

性别	男　女	年龄		过敏记录		自费　医保

开始日期	停止日期	(长期)	(临时)	医嘱	医师盖章	护士签字
				〈甲状腺眼疾眼窝减压术,入院医嘱〉		/
		主管医师:主治医师________/住院医师________				/
		诊断:				/
		药物过敏:□ 否 □ ________				/
		常规测量体温、脉搏、呼吸、血压				/
		活动:按患者耐受程度				/
		普通饮食				/
			□ 心电图			/
			□ 胸片			/
			□ CT			/
			□ 血细胞计数,血小板计数			/
			□ 总胆红素,谷草转氨酶,尿素氮,肌酐,钠,钾,氯			/
			□ 餐前血糖			/
			□ 其他: ________________			/
			适应证: ________________			/
			□ 麻醉科医师术前访视			/
						/
						/
						/
						/
						/
						/
						/
						/
						/
						/
						/

使用方法:(1) 无盖章或签字的医嘱无效。(2) 长期医嘱由粗线边缘,临时医嘱由细线边缘起写,务求端正。(3) 临时医嘱要写明时间。(4) 停药的医嘱必须重新写明。(5) 长期医嘱每周重整一次。

注　意:(1) 限用原子笔用力书写。(2) 除非附有处方签,勿用此医嘱单。　　　夹存病历

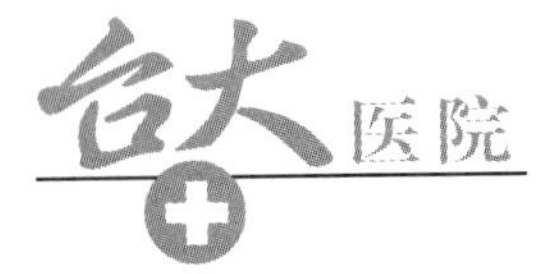

台湾大学医学院附属医院

甲状腺眼疾眼窝减压术医嘱单

病历号　　　　　　　　姓名　　　　　　　　床号　　　　　　　　第 3 页

性别	男　　女	年龄		过敏记录		自费　　医保

开始日期	停止日期	(长期)	(临时) 医嘱	医师盖章	护士签字
			〈甲状腺眼疾眼窝减压术,术前医嘱〉		/
			□ 午夜后禁食		/
			签署麻醉基本资料及麻醉同意书		/
			签署手术同意书、□ 检验标本收集同意书		/
			□ 签署自费同意书		/
			手术部位标记及佩戴手术手圈		/
			□ 乳酸钠林格液(500 ml/瓶)500 ml 静脉滴注 开始时间 ____		/
			将患者送至手术室 □ 时间 ______，□ 携带病历和所有资料等		/
			待,并且带下列药		/
			目施妥(3.5 g/管)1 管		/
			其他:(医师得依病人病情更改上列药物)		/
			________________________________		/
			适应证:________________________________		/
					/
					/
					/
					/
					/
					/
					/
					/
					/
					/
					/
					/
					/
					/
					/

使用方法:(1) 无盖章或签字的医嘱无效。(2) 长期医嘱由粗线边缘,临时医嘱由细线边缘起写,务求端正。(3) 临时医嘱要写明时间。(4) 停药的医嘱必须重新写明。(5) 长期医嘱每周重整一次。

注　　意:(1) 限用原子笔用力书写。(2) 除非附有处方签,勿用此医嘱单。　　夹存病历

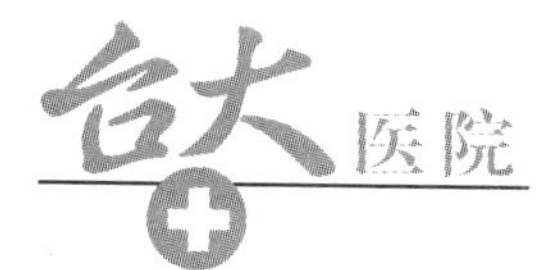

台湾大学医学院附属医院

甲状腺眼疾眼窝减压术医嘱单

病历号　　　　姓名　　　　床号　　　　第 4 页

性别	男　女	年龄		过敏记录		自费　医保

开始日期	停止日期	(长期)	(临时) 医嘱	医师盖章	护士签字
			〈甲状腺眼疾眼窝减压术,术后医嘱〉		/
		冰袋:□ 右眼,□ 左眼,□ 双眼			/
		建议维持头抬高姿势			/
		头孢唑林(1 000 mg/瓶)1 000 mg q8h 静脉注射 3 天			/
		(清洁污染手术后)			/
		氧化镁(250 mg/片)1 片 qid 口服 用5 天			/
		双氯芬酸钠(100 mg/片)1 片 qd 口服 用5 天			/
		布克力嗪(25 mg/片)1 片 bid 口服 用5 天			/
		地西泮(5 mg/片)1 片 hs 口服 3 天			/
		泼尼松龙(5 mg/片)2 片 bid 口服 7 天			/
		氟米龙滴眼液(0.1 %,5 ml/瓶)1 滴 qid			/
		□ 右眼,□ 左眼,□ 双眼,停药如果压力恢复			/
		目施妥(3.5 g/管)1 滴 即刻			/
		□ 右眼,□ 左眼,□ 双眼,停药如果压力恢复			/
		更换敷料 qd			/
		其他:(医师得依病人病情更改上列药物)			/
					/
		________________			/
		适应证:________________			/
					/
					/
					/
					/
					/
					/
					/
					/
					/
					/
					/

使用方法:(1) 无盖章或签字的医嘱无效。(2) 长期医嘱由粗线边缘,临时医嘱由细线边缘起写,务求端正。(3) 临时医嘱要写明时间。(4) 停药的医嘱必须重新写明。(5) 长期医嘱每周重整一次。

注　意:(1) 限用原子笔用力书写。(2) 除非附有处方签,勿用此医嘱单。　　夹存病历

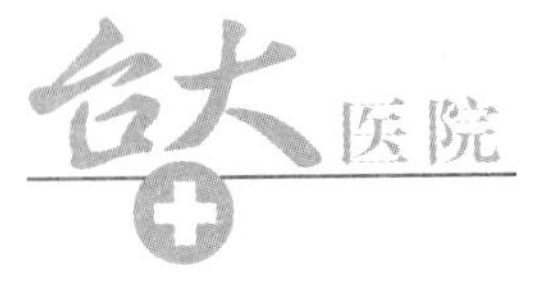

台湾大学医学院附属医院

甲状腺眼疾眼窝减压术医嘱单

病历号　　　　　　　　　　姓名　　　　　　　　　　床号　　　　　　　　　　第 5 页

性别	男　女	年龄		过敏记录		自费　医保

开始日期	停止日期	(长期)	(临时)	医　嘱	医师盖章	护士签字
				〈甲状腺眼疾眼窝减压术,出院医嘱〉		/
				出院日期:____年____月____日,医师同意 ________		/
				门诊预约单:___年___月___日(上午/下午)___诊,医生 ________		/
				出院诊断:		/
				□ 出院诊断书____份		/
				头孢氨苄(250 mg/片)1 片 qid 口服 3 天		/
				□ 对乙酰氨基酚(500 mg/片)1 片 qid 口服 3 天		/
				□ 氧化镁(250 mg/片)1 片 qid 口服 3 天		/
				□ 泼尼松龙(5 mg/片)2 片 bid 口服 7 天		/
				□ 氟米龙滴眼液(0.1 %,5 ml/瓶)1 滴 qid		/
				□ 右眼, □ 左眼, □ 双眼		/
				□ 目施妥(3.5 g/管)1 滴 hs		/
				□ 右眼, □ 左眼, □ 双眼		/
				其他:(医师得依病人病情更改上列药物)		/
				________________		/
				适应证:________________		/
				出院状态:		/
				□ 是□ 否　手术伤口稳定		/
				□ 是□ 否　前房深度良好		/
				□ 是□ 否　无眼内感染迹象		/
				□ 是□ 否　了解正确点药方法		/
				□ 是□ 否　患眼无严重疼痛		/
						/
						/
						/
						/
						/
						/

使用方法:(1) 无盖章或签字的医嘱无效。(2) 长期医嘱由粗线边缘,临时医嘱由细线边缘起写,务求端正。(3) 临时医嘱要写明时间。(4) 停药的医嘱必须重新写明。(5) 长期医嘱每周重整一次。

注　　意:(1) 限用原子笔用力书写。(2) 除非附有处方签,勿用此医嘱单。　　夹存病历

台大医院精神医学部

临床路径医师篇目录

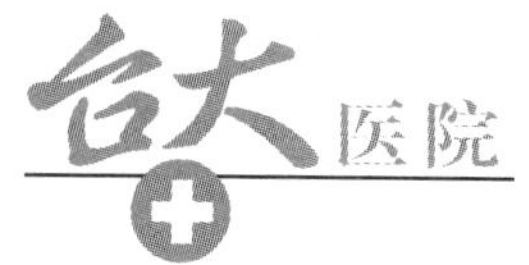

台 湾 大 学 医 学 院 附 属 医 院

临床路径收案标准

病历号　　　　　　　　姓名　　　　　　　　床号　　　　　　　　第 1 页

〈忧郁症　标准〉

纳入标准：

- □ 严重抑郁

排除标准：

- □ 非严重性抑郁

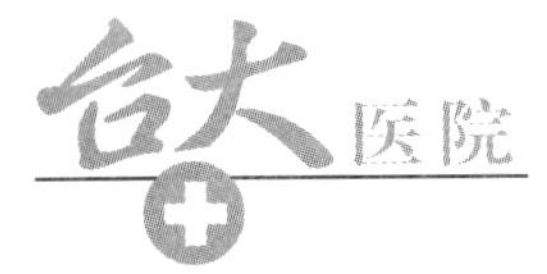

台湾大学医学院附属医院

忧郁症医嘱单

病历号　　　　　　　　　　　　姓名　　　　　　　　　　　　床号　　　　　　　　　　　　第 2 页

性别	男　　女	年龄		过敏记录		自费　　医保

开始日期	停止日期	(长期)	(临时)	医　　嘱	医师盖章	护士签字
			〈忧郁症，入院医嘱〉			/
		主管医生：主治医师________/住院医生________				/
		诊断：				/
		外出医嘱：				/
		按病房常规测量生命体征				/
		饮食：				/
		诊断面谈即刻				/
		每星期心理生理检查 1 次				/
		每星期进行 1 次再教育性个体心理治疗				/
		每星期进行 5 次支持性个体心理治疗				/
		每星期进行 1 次强化个体心理治疗				/
		每星期进行 4 次支持性小组心理治疗				/
		每星期 5 次精神病护理				/
			住院病人特殊护理 长期备用医嘱			/
			每天 1 次特殊药物治疗 ×7 天			/
		住院病人行为治疗				/
		每星期进行 5 次活动疗法				/
		每星期进行 3 次一般职业治疗				/
		每星期进行 1 次特殊职业治疗				/
		家庭治疗　长期备用医嘱				/
			□ 社会功能评估 ×2（入院时和出院时）			/
			□ 行为矫正计划 ×1（入院时）			/
			□ 行为矫正评估 × 3（入院时和出院时）			/
			□ 每天进行生物反馈疗法 ×12 天			/
			□ 检查血常规 + 白细胞分类/计数，钠、氯、钾、钙、谷草转氨酶、总胆红素			/
			□ 检查甲状腺素、促甲状腺激素、梅毒、心电图、胸片、尿液分析、医嘱			/
			□ 检查血清尿素氮、肌酐、尿酸、胆固醇、甘油三酯			/
						/

使用方法：(1) 没有签章或签字的医嘱无效。(2) 长期医嘱由粗线边缘，临时医嘱由细线边缘起写，务求端正。(3) 临时医嘱要写明时间。(4) 停药的医嘱必须重新写明。(5) 长期医嘱每周重整一次。

注　　意：(1) 限用原子笔用力书写。(2) 除非附有处方签，勿用此医嘱单。　　夹存病历

台大医院皮肤部

临床路径医师篇目录

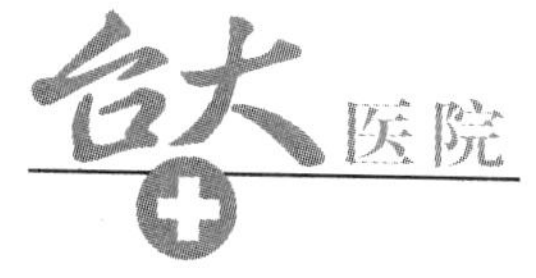

台湾大学医学院附属医院

临床路径收案标准

病历号　　　　　　　　　　　　姓名　　　　　　　　　　　　床号　　　　　　　　　　　　第1页

〈蜂窝织炎　标准〉

纳入标准：

- □ 蜂窝织炎

排除标准：

- □ 免疫抑制患者
- □ 动物或人咬伤
- □ 病变部位不在四肢
- □ 有外周动脉疾病或静脉功能不全病史
- □ 合并骨髓炎
- □ 青霉素或头孢菌素过敏

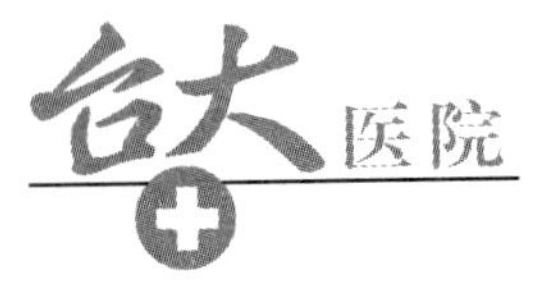

台湾大学医学院附属医院

蜂窝织炎医嘱单

病历号　　　　姓名　　　　床号　　　　第 2 页

性别	男　女	年龄		过敏记录		自费　医保

开始日期	停止日期	(长期)	(临时) 医嘱	医师盖章	护士签字
			〈蜂窝织炎,入院医嘱〉		/
		主管医师:主治医师________/住院医师 ________			/
		诊断:蜂窝织炎,部位: ________			/
		□ 其他: ________________________________			/
		并发症: □ 淋巴管炎 □ 淋巴结病 □ 疖/痈 □ 脚癣 □ 甲癣 □ 其他: ________			/ / /
		药物过敏:			/
		常规测量体温、脉搏、呼吸、血压			/
		活动:卧床休息 肢体抬高			/
		普通饮食:			/
		□ 苯唑西林钠(500 mg/瓶)2 000 mg q6h 静推用 7 天 如果降钙素原检测结果阴性,则用药剂量根据体重和肝功能调整			/ / /
		□ 头孢唑林(1 000 mg/瓶)1 000 mg q8h 静推 用 7 天 剂量可根据体重和肌酐清除率			/ /
		□ 对乙酰氨基酚(500 mg/片)1 片 qid 口服			/
		□ 静脉输液: ____			/
		伤口换药: □ 氯霉素软膏 □ 四环素软膏 □ 优碘软膏			/ /
		□ 其他: ______________________________			/
		适应证: ______________________________			/
			□ 降钙素原检测: ________		/
			□ 如果体温 >38.3 ℃则进行血培养		/
			□ 伤口(水泡或溃疡)细菌培养		/
			□ 伤口(水泡或溃疡)真菌培养		/
			标记红斑边缘		/
					/

使用方法:(1) 无盖章或签字的医嘱无效。(2) 长期医嘱由粗线边缘,临时医嘱由细线边缘起写,务求端正。(3) 临时医嘱要写明时间。(4) 停药的医嘱必须重新写明。(5) 长期医嘱每周重整一次。

注　意:(1) 限用原子笔用力书写。(2) 除非附有处方签,勿用此医嘱单。　　夹存病历

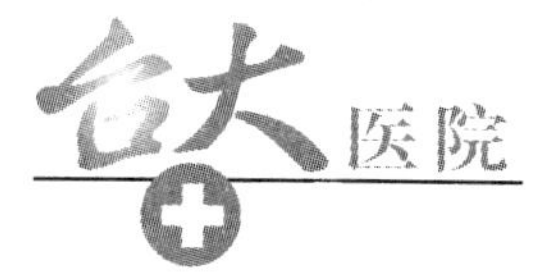

台湾大学医学院附属医院

蜂窝织炎医嘱单

病历号　　　　　　　　　　　姓名　　　　　　　　　　　床号　　　　　　　　　　　第 3 页

性别	男　女	年龄		过敏记录		自费　医保

开始日期	停止日期	(长期)	(临时)	医嘱	医师盖章	护士签字
				〈蜂窝织炎,出院医嘱〉		/
				可以出院医师同意________		/
				门诊预约单:____年____月____日,医生 ________		/
				☐ 双氯西林钠(250 mg/片)2 片 q6h 口服 餐前		/
				用 ________ 天		/
				☐ 头孢氨苄(250 mg/片)1 片 q6h 口服餐前用_______ 天		/
				剂量可根据体重和肌酐清除率		/
				外用药:		/
				☐ 氯霉素软膏		/
				☐ 四环素软膏		/
				☐ 优碘软膏		/
				其他:医师得依病人病情增加下列药物:		/
				________________________		/
				适应证:__________________		/
				出院状态:		/
				☐ 是☐ 否　出院日病人生命体征正常		/
				☐ 是☐ 否　伤口痊愈		/
						/
						/
						/
						/
						/
						/
						/
						/
						/
						/
						/

使用方法:(1) 无盖章或签字的医嘱无效。(2) 长期医嘱由粗线边缘,临时医嘱由细线边缘起写,务求端正。
(3) 临时医嘱要写明时间。(4) 停药的医嘱必须重新写明。(5) 长期医嘱每周重整一次。

注　意:(1) 限用原子笔用力书写。(2) 除非附有处方签,勿用此医嘱单。　　夹存病历

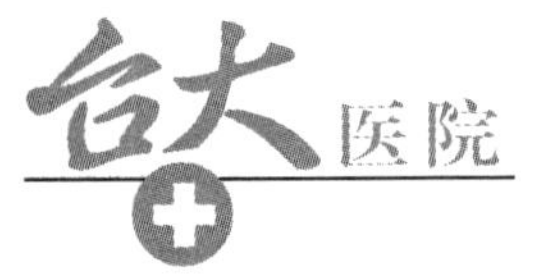

台湾大学医学院附属医院

临床路径收案标准

病历号 姓名 床号 第1页

〈带状疱疹(Ⅵ) 标准〉

纳入标准:

☐ 眼部带状疱疹(包括脉络膜新生血管膜形成)

排除标准:

☐ 患者病变部位有严重溃疡

☐ 角膜严重受累

☐ 带状疱疹扩散

☐ 肾功能不全

☐ 患者对阿昔洛韦过敏

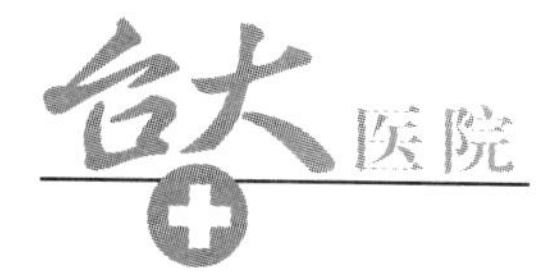

台湾大学医学院附属医院

带状疱疹(V1)医嘱单

病历号　　　　姓名　　　　床号　　　　第 2 页

性别	男　女	年龄		过敏记录		自费　医保	
开始日期	停止日期	(长期)	(临时)	医嘱		医师盖章	护士签字
				〈**带状疱疹 1 型,入院医嘱**〉			/
		主管医师:主治医师________/住院医师________					/
		诊断:					/
		药物过敏:□ 否 □ ________					/
		常规测量体温、脉搏、呼吸、血压					/
		活动:按患者耐受程度					/
		普通饮食					/
		阿昔洛韦注射液(250 mg/瓶)500 mg 放于 100 ml 生理盐水 q8 h 静脉注射					/
		缓慢静滴超过 1 小时 用 6 天					/
		对乙酰氨基酚(500 mg/片)1 片 qid 口服 用 6 天					/
		铝碳酸镁(500 mg/片)1 片 qid 口服 用 6 天					/
		四环素眼膏(1 %,5 g/管)1 管(一日 2 次外用)					/
		其他:医师得依病人病情增加下列药物:					/
		________________					/
		适应证:________________					/
			□ 心电图				/
			□ 胸片				/
			□ 血细胞计数,尿素氮,肌酐,谷草转氨酶,钠,钾,餐前血糖				/
			□ 请眼科医师会诊				/
							/
							/
							/
							/
							/
							/
							/
							/
							/

使用方法:(1) 无盖章或签字的医嘱无效。(2) 长期医嘱由粗线边缘,临时医嘱由细线边缘起写,务求端正。(3) 临时医嘱要写明时间。(4) 停药的医嘱必须重新写明。(5) 长期医嘱每周重整一次。

注　意:(1) 限用原子笔用力书写。(2) 除非附有处方签,勿用此医嘱单。　　夹存病历

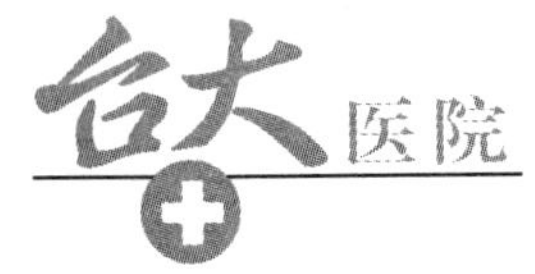

台湾大学医学院附属医院

带状疱疹(V1)医嘱单

病历号　　　　姓名　　　　床号　　　　第 3 页

性别	男　女	年龄		过敏记录		自费　医保

开始日期	停止日期	(长期)	(临时) 医嘱	医师盖章	护士签字
			〈带状疱疹 1 型,出院医嘱〉		/
			可以出院,医师同意 ________		/
			门诊断预约单:____年____月____日,医生 ________		/
			□ 眼科医师门诊随访		/
			出院带药:		/
			□ 对乙酰氨基酚(500 mg/片)1 片 qid 口服 3 天		/
			□ 铝碳酸镁(500 mg/片)1 片 qid 口服 3 天		/
			□ 四环素眼膏(1 %,5 g/管)1 管		/
			(一日 2 次外用)		/
			其他:医师得依病人病情增加下列药物:		/
			________________________		/
			适应证:________________________		/
			出院状态:		/
			□ 是□ 否　出院日病人生命体征稳定		/
			□ 是□ 否　伤口痊愈		/
			□ 是□ 否　疹后神经痛		/
			□ 是□ 否　眼角膜溃疡		/
					/
					/
					/
					/
					/
					/
					/
					/
					/
					/
					/

使用方法:(1) 无盖章或签字的医嘱无效。(2) 长期医嘱由粗线边缘,临时医嘱由细线边缘起写,务求端正。(3) 临时医嘱要写明时间。(4) 停药的医嘱必须重新写明。(5) 长期医嘱每周重整一次。

注　　意:(1) 限用原子笔用力书写。(2) 除非附有处方签,勿用此医嘱单。　　夹存病历

台大医院康复部

临床路径医师篇目录

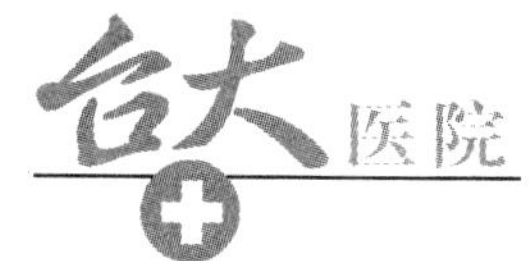

台湾大学医学院附属医院

临床路径收案标准

病历号　　　　姓名　　　　床号　　　　第 1 页

〈静脉肾盂造影　标准〉

纳入标准:

☐ 脊髓损伤伴神经源性膀胱

排除标准:

☐ 肺炎,受压溃疡,尿路感染,附睾炎,睾丸炎

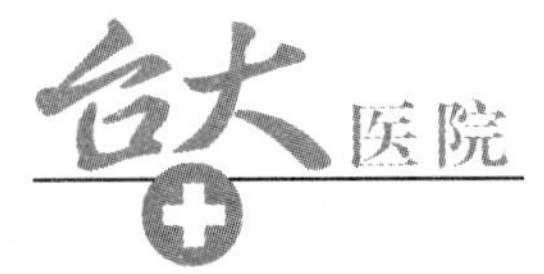

台湾大学医学院附属医院

脊髓损伤患者神经性膀胱并发尿路感染医嘱单

病历号　　　　　　　　　　姓名　　　　　　　　　　床号　　　　　　　　　　第2页

性别	男　女	年龄		过敏记录		自费　医保	
开始日期	停止日期	(长期)	(临时)	医　嘱		医师盖章	护士签字
				〈静脉肾盂造影,入院医嘱〉			/
		主管医师:主治医师________/住院医师________					/
		诊断:脊髓损伤伴					/
		药物过敏:					/
		常规测量体温、脉搏、呼吸、血压					/
		普通饮食					/
			□ 心电图				/
			□ 胸片,腹部平片				/
			□ 血细胞计数+白细胞分类				/
			□ 谷草转氨酶/谷丙转氨酶,碱性磷酸酶,C反应蛋白,尿素氮/肌酐,总蛋白,总胆固醇,甘油三酯,钠,钾,钙,餐前血糖,β_2微球蛋白				/
							/
			□ 尿液分析,尿培养,尿渗透压,微量白蛋白,24小时内生肌酐清除率,大便隐血				/
							/
			□ 安排静脉尿路造影+排泄性尿路造影				/
			□ 冰水试验				/
			□ 膀胱内压图				/
			□ 测残余尿				/
			□ 其他:________________				/
			适应证:________________				/
							/
							/
							/
							/
							/
							/
							/
							/
							/

使用方法:(1) 无盖章或签字的医嘱无效。(2) 长期医嘱由粗线边缘,临时医嘱由细线边缘起写,务求端正。(3) 临时医嘱要写明时间。(4) 停药的医嘱必须重新写明。(5) 长期医嘱每周重整一次。

注　意:(1) 限用原子笔用力书写。(2) 除非附有处方签,勿用此医嘱单。　　夹存病历

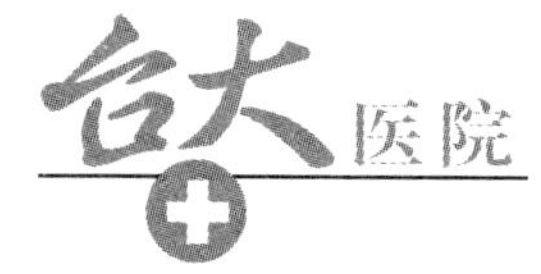

台湾大学医学院附属医院

脊髓损伤患者神经性膀胱并发尿路感染医嘱单

病历号　　　　姓名　　　　床号　　　　第 3 页

性别	男　女	年龄		过敏记录		自费　医保

开始日期	停止日期	(长期)	(临时)	医　嘱	医师盖章	护士签字
				〈静脉肾盂造影,术前医嘱〉		/
				检查前准备:		/
				早餐后禁食 □ 时间:____		/
				签署泌尿道摄影检查同意书		/
				无渣饮食 开始时间 ________ 晚		/
				晚餐流质饮食开始时间 ________		/
				□ 比沙可啶片(5 mg/片)2 片 bid 口服 时间 9am,1pm 日期 _______		/
				□ 聚乙二醇电解质 1 包 放于 1 000 ml 水中 口服		/
				时间 6pm 日期 ________		/
				□ 比沙可啶栓(10 mg/片)1 片 必要时用,长期医嘱直肠给药 ______ 早餐		/
				留置导尿		/
				将患者送至 X 线室并携带病历 ________		/
				□ 其他: ________________________		/
				适应证: ________________________		/
						/
						/
						/
						/
						/
						/
						/
						/
						/
						/
						/
						/
						/
						/

使用方法:(1) 无盖章或签字的医嘱无效。(2) 长期医嘱由粗线边缘,临时医嘱由细线边缘起写,务求端正。(3) 临时医嘱要写明时间。(4) 停药的医嘱必须重新写明。(5) 长期医嘱每周重整一次。

注　意:(1) 限用原子笔用力书写。(2) 除非附有处方签,勿用此医嘱单。　　夹存病历

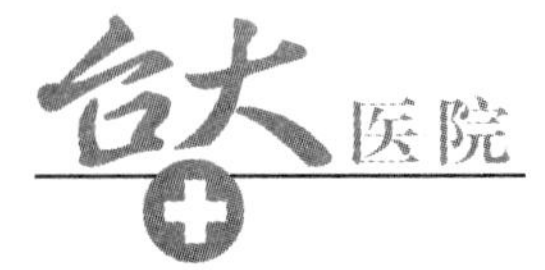

台湾大学医学院附属医院

脊髓损伤患者神经性膀胱并发尿路感染医嘱单

病历号　　　　　　　　　　姓名　　　　　　　　　　床号　　　　　　　　　　第 4 页

性别	男　女		年龄		过敏记录		自费　医保

开始日期	停止日期	(长期)	(临时) 医　嘱	医师盖章	护士签字
			〈静脉肾盂造影,出院医嘱〉		/
			可以出院,医师同意______		/
			门诊预约单:___年___月___日,医生 ______		/
			□ 其他:______________________		/
			适应证:______________________		/
			出院状态:		/
			□ 是□ 否　出院日病人生命体征稳定		/
			□ 是□ 否　膀胱及肠道功能恢复,正常解尿、饮食		/
					/
					/
					/
					/
					/
					/
					/
					/
					/
					/
					/
					/
					/
					/
					/
					/
					/
					/
					/
					/
					/
					/

使用方法:(1) 无盖章或签字的医嘱无效。(2) 长期医嘱由粗线边缘,临时医嘱由细线边缘起写,务求端正。
(3) 临时医嘱要写明时间。(4) 停药的医嘱必须重新写明。(5) 长期医嘱每周重整一次。

注　意:(1) 限用原子笔用力书写。(2) 除非附有处方签,勿用此医嘱单。　　　　夹存病历

台大医院麻醉部

临床路径医师篇目录

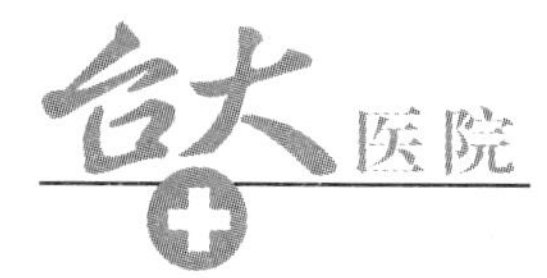

台湾大学医学院附属医院

临床路径收案标准

病历号　　　　　　　　　　　　姓名　　　　　　　　　　　　床号　　　　　　　　　　　　第 1 页

〈植入性中央静脉装置(Port-A)门诊手术　标准〉

纳入标准:

☐ 化疗

☐ 其他 ____________

排除标准:

☐ (中央)静脉阻塞

☐ 出血倾向

☐ 白细胞过低____________

☐ 已知感染____________

☐ 其他____________

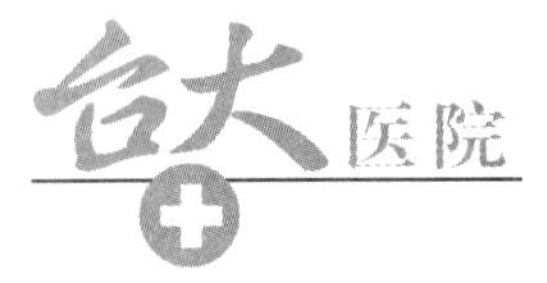

台湾大学医学院附属医院

植入性中央静脉装置(Port-A)门诊手术医嘱单

病历号 姓名 床号 第2页

性别	男 女	年龄		过敏记录		自费 医保

开始日期	停止日期	(长期)	(临时)	医嘱	医师盖章	护士签字
				〈植入性中央静脉装置(Port-A)门诊手术,入院医嘱〉		/
		主管医师:主治医师________/住院医师________				/
		诊断:				/
		药物过敏:□ 否 □ ________				/
		常规测量体温、脉搏、呼吸、血压				/
		活动:按患者耐受程度				/
				□ 心电图		/
				□ 胸片		/
				□ 血细胞计数,凝血酶原时间,活化部分凝血活酶时间		/
				□ 其他:____________________		/
				适应证:____________________		/
						/
						/
						/
						/
						/
						/
						/
						/
						/
						/
						/
						/
						/
						/
						/
						/
						/

使用方法:(1) 无盖章或签字的医嘱无效。(2) 长期医嘱由粗线边缘,临时医嘱由细线边缘起写,务求端正。(3) 临时医嘱要写明时间。(4) 停药的医嘱必须重新写明。(5) 长期医嘱每周重整一次。

注 意:(1) 限用原子笔用力书写。(2) 除非附有处方签,勿用此医嘱单。 夹存病历

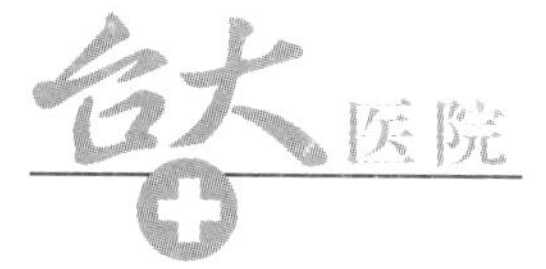

台湾大学医学院附属医院

植入性中央静脉装置(Port-A)门诊手术医嘱单

病历号　　　　　　　　　　姓名　　　　　　　　　　床号　　　　　　　　　　第 3 页

性别	男　女		年龄		过敏记录		自费　医保
开始日期	停止日期	(长期)	(临时)	医嘱		医师盖章	护士签字
				〈植入性中央静脉装置(Port-A)门诊手术,术前医嘱〉			/
				午夜后禁食 术前日			/
				签署麻醉基本资料及麻醉同意书			/
				签署手术同意书			/
				生理盐水 500 ml 静脉滴注 开始时间 ________			/
				头孢唑林(1 000 mg/瓶)1 000 mg 切皮前 30 分钟 静脉注射			/
				其他:(医师得依病人病情更改上列药物)			/
				____________________			/
				适应证:________________			/
				放置静脉留置针 □ 右手　□ 左手			/
				佩戴手术手圈			/
				将患者送至手术室 □ 时间________, □ 携带病历和所有资料等待			/
							/
							/
							/
							/
							/
							/
							/
							/
							/
							/
							/
							/
							/
							/
							/
							/

使用方法:(1) 无盖章或签字的医嘱无效。(2) 长期医嘱由粗线边缘,临时医嘱由细线边缘起写,务求端正。
(3) 临时医嘱要写明时间。(4) 停药的医嘱必须重新写明。(5) 长期医嘱每周重整一次。

注　意:(1) 限用原子笔用力书写。(2) 除非附有处方签,勿用此医嘱单。　　夹存病历

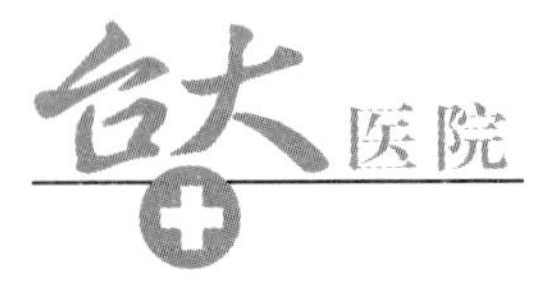

台湾大学医学院附属医院

植入性中央静脉装置(Port-A)门诊手术医嘱单

病历号　　　　　　　　　　姓名　　　　　　　　　　床号　　　　　　　　　　第 4 页

性别	男　女	年龄		过敏记录		自费　医保

开始日期	停止日期	(长期)	(临时)	医嘱	医师盖章	护士签字
				〈植入性中央静脉装置(Port-A)门诊手术,术后医嘱〉		/
				术后 测量体温、脉搏、呼吸、血压		/
				活动:除手术侧手臂限大旋转外,其余无限制		/
				禁食 ____小时之后 冷食		/
				纳布啡(10 mg/ml/瓶)10 mg q6h 必要时用,静脉注射		/
				其他:(医师得依病人病情更改上列药物)		/
				______________________		/
				适应证:______________________		/
						/
						/
						/
						/
						/
						/
						/
						/
						/
						/
						/
						/
						/
						/
						/
						/
						/
						/
						/
						/

使用方法:(1) 无盖章或签字的医嘱无效。(2) 长期医嘱由粗线边缘,临时医嘱由细线边缘起写,务求端正。
(3) 临时医嘱要写明时间。(4) 停药的医嘱必须重新写明。(5) 长期医嘱每周重整一次。
注　意:(1) 限用原子笔用力书写。(2) 除非附有处方签,勿用此医嘱单。　　夹存病历

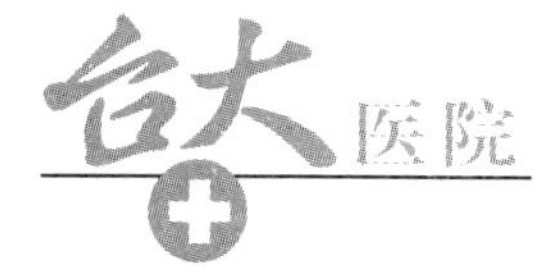

台湾大学医学院附属医院

植入性中央静脉装置(Port-A)门诊手术医嘱单

病历号　　　　　　　　　　　　姓名　　　　　　　　　　　　床号　　　　　　　　　　　　第5页

性别	男　　女	年龄		过敏记录		自费　　医保

开始日期	停止日期	(长期)	(临时) 医　　嘱	医师盖章	护士签字
			〈植入性中央静脉装置(Port-A)门诊手术,出院医嘱〉		/
			可以出院,医师同意 ________		/
			门诊预约单:____年____月____日,医生 ________		/
			出院带药:		/
			对乙酰氨基酚(500 mg/片)1 片 qid 口服 3 天		/
			头孢氨苄(250 mg/ 片)1 片 q6h 口服 3 天		/
			铝碳酸镁(500 mg/片)1 片 qid 口服 3 天		/
			其他:(医师得依病人病情更改上列药物)		/
			____________________		/
			适应证:____________________		/
			出院状态:		/
			□ 是□ 否　离院前病人生命体征稳定		/
			□ 是□ 否　伤口无出血、感染		/
			□ 是□ 否　无眩晕、呕吐		/
					/
					/
					/
					/
					/
					/
					/
					/
					/
					/
					/
					/
					/

使用方法:(1) 无盖章或签字的医嘱无效。(2) 长期医嘱由粗线边缘,临时医嘱由细线边缘起写,务求端正。(3) 临时医嘱要写明时间。(4) 停药的医嘱必须重新写明。(5) 长期医嘱每周重整一次。

注　意:(1) 限用原子笔用力书写。(2) 除非附有处方签,勿用此医嘱单。　　夹存病历